华西口腔住院医师手册

（第二版）

主　编　华成舸

编　者　（按姓氏笔画排序）

王　艳　　王诗达　　龙　虎　　任家银

华成舸　　刘　畅　　刘云通　　刘航航

刘媛媛　　汤亚玲　　李　佳　　李　雪

李小兵　　李津乐　　杨　禾　　杨　阳

杨晓庆　　吴芳龙　　邹　静　　张　琼

张雪峰　　周　红　　郑庆华　　胡　沛

钟亦思　　高　攀　　黄　波　　黄　萍

黄静远　　曹钰彬　　彭怡然　　葛　林

蒋　丽　　游　梦

　中国协和医科大学出版社

北　京

图书在版编目（CIP）数据

华西口腔住院医师手册 / 华成舸主编. —2版. —北京：中国协和医科大学出版社，2023.10

ISBN 978-7-5679-2264-8

Ⅰ.①华⋯ Ⅱ.①华⋯ Ⅲ.①口腔疾病－诊疗－手册 Ⅳ.①R78-62

中国国家版本馆CIP数据核字（2023）第184575号

华西口腔住院医师手册（第二版）

主　　编：	华成舸
责任编辑：	张秋艳
封面设计：	邱晓俐
责任校对：	张　麓
责任印制：	张　岱

出版发行	**中国协和医科大学出版社**
	（北京市东城区东单三条9号　邮编100730　电话010－65260431）
网　　址：	www.pumcp.com
经　　销：	新华书店总店北京发行所
印　　刷：	三河市龙大印装有限公司

开　　本：	787mm×1092mm　　1/32
印　　张：	14.375
字　　数：	515千字
版　　次：	2023年10月第2版
印　　次：	2023年10月第1次印刷
定　　价：	58.00元

ISBN 978-7-5679-2264-8

（版权所有，侵权必究，如有印装质量问题，由本社发行部调换）

第二版前言

医学是一门实践性很强的学科，口腔学科更是如此，目前随着学科的发展，亚专业分工日趋精细，同时学科之间的交叉融合也日益深入，这需要临床医师具备全科意识和基本知识，尤其是在住院医师阶段，面对烦琐的临床工作，一本能较为全面介绍口腔科各专业及进展的口袋书，实属必要。

同时，随着住院医师规范化培训的开展，口腔住院医师在口腔各亚专业间轮转，也需要一本便于借鉴的工具书，以快速熟悉各专业科室的业务。得益于住院医师规范化培训，国内口腔全科得以迅速发展，逐渐显现出专业融合、系统发展的趋势，因此，在医院日常培训中也需要一本能贴近临床实际和临床进展前沿的参考书。

基于上述考虑，四川大学华西口腔医院利用学科的优势，借鉴《协和内科住院医师手册》的经验，由四川大学华西口腔医院原副院长石冰教授主编出版了第一版《华西口腔住院医师手册》。第一版出版7年来，在使用过程中我们收到了大量的建设性的意见和建议，同时随着学科的迅猛发展，临床新技术、新材料、新进展不断涌现，需要对第一版进行修订和再版，以适应临床和教学的实际需要。

在综合考虑口腔医学临床工作和第一版《华西口腔住院医师手册》在实际使用中的一些经验后，第二版做了较大的调整。首先，考虑到工作性质的特殊性，将口腔颌面外科有关病房工作内容和口腔病理学中有关肿瘤的大部分内容从本书剥离并单独成书，希望对口腔颌面外科住院医师和专科医师更有帮助。其次，增加了培养临床思维能力的内容，以适应目前住院医师培训对临床思辨能力要求的提升。再次，我们加强了部分实际操作方面的经验总结，增补一些对临床操作中的重点和细节的论述。最后，提升了循证医学及其成果应用的重要性，并参考了近年来取得的临床证据，对相关内容进行了更新。

感谢本书第一版的主编石冰教授和第一版的编写团队作

出的卓越贡献，感谢参与第二版编写的所有医师，以及为本书的修订贡献了才智的所有住院医师！

希望本书能对广大口腔科住院医师和基层口腔医学工作者有所帮助，也非常希望能听到更多对本书的建议。

华成舸

2023年7月

第一版前言

口腔医学是医学的重要组成部分，因其临床操作面广泛、医师独立操作性强、涉及的学科内容多等，从而形成了鲜明的学科特点。口腔临床医学学科的分布在综合医院多以全科或较大专科的形式存在，而在口腔专科医院又多以亚专科的形式分布，因此，如何能将口腔临床医学各学科最常见的疾病特点与技术操作融为一体，使其成为在不同类型医院工作的口腔临床医师，特别是低年资口腔医师在临床工作过程中的"口袋书"，是我们努力编写这本手册的宗旨。

今年口腔住院医师规范化培训即将在全国展开，口腔临床医学已细分为口腔全科专业、口腔颌面外科专业、口腔内科专业、口腔修复科专业、口腔正畸科专业、口腔颌面影像科专业和口腔病理科等七个专业。笔者在为口腔医学分专业安排培训计划的过程中发现，无论何种口腔医学专业的培训，其中本专科培训的时间仅占全部培训的1/3左右，而其他口腔专科的培训却占去很大部分时间，这就意味着各口腔医学专科的培训内容具有很强的共性，所以在本书编写过程中将口腔各专科住院医师规范化培训中的共性部分集中编著，以有利于指导住院医师在培训过程中的使用。

四川大学华西口腔医院具有逾百年的口腔医师培养历史，积累了丰富的临床、教学经验。应中国协和医科大学出版社的邀请，特组织本院一批年富力强、在临床一线工作、掌握临床最新进展的中青年专家，以国家口腔住院医师规范化培训大纲为指针，尽可能精练地阐述了临床最实用的理论与技术操作规范。

本手册在编写上，为了便于读者查阅和做到简明扼要，按照规范化培训轮转专科的要求进行分科目撰写，同时又将诊断与临床操作等技术规范进行了分类总结。鉴于目前各专科的专著和详尽培训教材已经很多，为了使读者在临床工作中，用最少的时间查阅到所需的临床知识，我们删去了无须医师在临床一线即刻需要查阅的一些基础理论知识。

1

如何让临床一线医师最有效率地使用该手册，始终是我们努力的方向。我们将在此次编写的基础上，根据读者的反馈意见，不断地进行修订与完善，更好地为广大口腔临床医师服务。

石　冰
于四川大学华西口腔医院
2015年4月20日

目 录

绪　　论

一、口腔专业特点

口腔医学是以牙齿及相关组织疾病诊治为核心的针对口腔颌面部疾病开展临床诊治和相关研究的学科。在其学科发展的过程中逐渐形成了其特点，口腔医师在临床实践过程中应对本专业特点有明确的认识，才能较好地完成临床工作和持续的自我提升。

（一）口腔疾病与全身健康密切相关

由于学科发展的历史原因，在西方国家牙科一直是独立于医学之外的学科。在我国现代医学发展的过程中，前辈们已经认识到了牙科应作为医学的一个重要组成部分，所以在我国当代医学教育体系中，口腔医学是作为医学的一个学科设置和发展的。出于与国际惯例接轨的需要，口腔医学成为了与临床医学并列的执业大类，口腔医师成为了一个独立的执业类别。作为口腔医师，必须要有清晰的认知：以牙齿为核心的口腔健康是与全身健康状况密切相关的，口腔医师应有基础的临床医学的知识，并在临床实践中关注患者的全身健康状况。

（二）口腔医学是操作性极强的学科

作为口腔医学的核心，牙科疾病常无法通过药物治疗根治，绝大多数情况下需要医师进行手术性操作才能治疗。这也是现代口腔医学得益于麻醉学、新材料和先进器械等方面的进步而获得较大发展并成熟的主要原因，同时也是口腔新技术常与新材料或器械相辅相成的原因。所以，口腔医师要高度重视临床操作，除了对自身操作技术精益求精外，还要密切关注口腔医学器械和材料方面的进展，客观、理性地对临床新材料、新器械进行评判并合理应用。

（三）口腔医学亚专业间既密切相关又差异极大

口腔医学实际上是一个单纯以解剖部位进行命名的学科，而亚学科则是以疾病及治疗方法差异进行区分的，所以口腔医学中的亚学科间的差异几乎与临床医学的二级学科一致，其临床治疗手段，尤其是材料、器械等方面的差异极大，各个亚专业的临床实践中的操作都有较为显著的专业特点，故而需要专门的学习和培训。但因其工作对象常为同一部位或器官，所以疾病和治疗措施相互之间密切相关，几乎没有一个亚专业可以单独发展或开业。因此，在工作中应关注各个亚专业的进展，尤其是随着新材料和新技术的发展而变更的临床指南，以便为患者提供更好的治疗及与其他专业医师融洽配合。

本书主要面对的是口腔全科医师以及接受基础阶段培训的各专科医师，考虑到口腔医学的上述特点，本书以口腔全科医师的角度涵盖各临床专科主要疾病和技术，以便住院医师能在全面了解口腔医学各亚专业的情况下开展工作。

二、诊疗基本原则

（一）坚持系统检查，避免孤证诊断

临床上发生漏诊和误诊的最常见原因是未经系统追查病史和全面检查即作出基于单一症状或体征的主观诊断，即孤证诊断，这也是临床发生治疗错误的常见原因。临床思维能力最基本的是建立正确的诊断，而完成正确诊断需要扎实的基础理论知识和系统的临床实践，这是近现代医师培养的基本原则，也是住院医师培训的主要目的。临床实践要与理论学习密切结合，主动实践和主动学习对于正确的临床思维方式的建立极为重要。清代著名医家陆懋修曾提出"读书而不临证，不可以为医；临证而不读书，亦不可以为医"。

在医学专业教科书中，对于每一种疾病的论述都是从流行病学、病因、症状和体征、辅助检查、鉴别诊断和治疗及预后等方面展开的，而临床诊断依据也应该从疾病流行病学、可能的病因、临床症状（病史）、查体发现和辅助检查等方面进行展开，并进行必要的鉴别诊断。这也是病历书写尤其是住院病历中首次病程志书写的提纲和要求。在临床实践中坚持对每一例病患的诊断均从上述五大方面进行全面检查和分析，是培养临床思维能力必经的也是唯一的途径，尤其是在从事临床工作初期，养成良好的思维习惯决定着今后可能达到的高度和成就。

而在某些专业，比如修复和正畸专业，其诊断相对较为明确，临床思维的全面性和系统性则体现在对患者及病情进行的分析是否全面，患者的年龄、性别、职业和社会角色需求、全身健康状况、缺损或畸形的原因和局部特点是拟定恰当治疗方案的基础。

（二）正确处理主诉疾病与非主诉疾病之间的关系

口腔是一个多器官复合解剖部位，尤其是牙齿，每颗牙都是一个独立的器官，正常情况下成年人有32颗恒牙，多颗牙甚至全部牙齿有疾病是非常常见的，所以治疗时患者主诉疾病或主诉牙可能不是口腔内最严重的疾病。从医学伦理和医疗法规角度考量，我们治疗时应首要处理主诉疾病，但是实际工作中，会有不处理其他牙无法处理主诉牙的情况（如阻生第三磨牙导致邻牙牙体破坏），也有主诉牙疾病并不严重而其他牙有较为严重的疾病

等情况。如果不跟病患进行充分的沟通直接处理非主诉牙，可能引起医患纠纷，不利于建立健康的医患信任关系。所以，原则上我们应首要处置主诉疾病，对需要同期处理相关的其他牙齿应充分告知后再做治疗，对于其他比较严重的疾病应充分告知病情并由患者自行决定是否同期治疗。

（三）治疗方案应权衡获益和风险

从理论上来说，所有疾病的治疗方案都有获益与风险两个方面，所以所有治疗及费用均应告知患者并获得知情同意。在制订治疗方案时应考虑以下内容：

（1）诊断是否明确，治疗是否针对该诊断。

（2）该治疗是否是针对主诉疾病，若非主诉病，患者是否知晓并同意。

（3）该治疗是否符合现行诊疗规范、指南或专家共识。

（4）患者有背景性疾病时，口腔专科治疗是否与背景性疾病相互影响。

（5）对于治疗效果不确定或风险较大的治疗，应评估治疗的紧迫性、疗效不佳时是否有补救措施或后续治疗，患者是否能承受相关的风险。由于患者个人或家属的知识背景、理解和承受能力的差异，对并发症或后遗症的接受能力是不同的。

（6）涉及多个牙位或多种疾病而需要多项治疗时，应充分考虑不同治疗间的影响，按轻重缓急合理安排。

（7）有多个治疗方案时，应在与患者充分沟通的基础上，慎重权衡获益与风险。

（8）诊断性治疗应考虑是否需要，若无效是否会造成严重的不良影响。

临床思维的条理性和全面性是在临床实践中通过训练不断完善的，体现在日常的诊疗工作中，也体现在病历书写中。病历中主诉—现病史—查体—诊断—治疗应该形成完整的、自恰的逻辑链条，故而病历书写是非常重要的临床思维培训的手段和医师能力的体现。

（四）以循证的态度对待自身和其他医师的临床经验

从20世纪60年代以来，发端于临床流行病学的循证医学逐渐发展并被临床从业者广泛认可，至世纪之交，循证医学在临床实践和临床研究中的重要性得到了充分的重视。但在临床实践过程中，仍有不少医师凭借自身的有限的或未经总结归纳的个案来"积累经验"，也有不少年轻医师轻易采信未经论证的"专家意见"或其他医院的经验，导致自身知识体系的不完整和自相矛盾，进而影响到其临床决策。所以，我们提倡用科学的循证方法来解决临床问题，对已有循证依据的问题可结合患者实际情况和自身经验进行应用，对尚未有确切循证证据的问题可开展临床研究来解决，即使对自身临床经验的总结，也应遵循基本的科学原则，全面、系统地总结，切忌简单粗暴的"个案推广"。

（华成舸）

第一章　口腔急诊科

第一节　疼痛的鉴别诊断与处置

一、概述

　　症状是疾病的临床表现，单独的一个症状都不能成为诊断的唯一依据，以症状为导向进行诊断时，必须全面考虑该症状的性质及其与其他症状的关系。在此特以疼痛为例，对临床症状的解读进行梳理。

　　疼痛是临床最常见的主诉症状，也是患者对疾病最直接的感受，对疼痛症状进行鉴别是临床常用的诊断思路。导致疼痛的病因可归纳为"四大类"——按发生频次依次为：炎症、外伤、肿瘤和原发性。在对疼痛进行鉴别时，主要从疼痛的"三要素"和"六维度"（表1-1-1）结合临床检查和辅助检查进行辨证分析。其中疼痛部位往往是患者的第一主诉，本节将以口腔颌面部不同部位的疼痛来进行分析。

第一章　口腔急诊科

表1-1-1　疼痛的三要素和六维度

核心要素	维度	解读
部位	原发部位	原发部位在何处；是否确定；是否局限；有无牵涉痛等
	牵涉部位	是否为牵涉痛；诱发或自发等
性质	疼痛性质	疼痛的类型、轻重程度等
	影响因素	诱发、加重或缓解的影响因素，时间影响因素
时间	发作时间	症状首发时间、每次发作的时间点（夜间加重或缓解等）
	持续时间	症状存在的时间，每次发作持续的时间等

> Tip：任何要素都不可忽略，六个维度和病史都应清晰，否则容易误诊、漏诊。

　　（一）牙及牙槽部疼痛

　　1. 部位/牙位明确　　直接检查疼痛部位牙龈和牙体。询问病史及外伤史。必要时行X线检查。

　　发病时间较短者常见病症：

　　（1）牙周炎、冠周炎、根尖周炎、口腔溃疡。

　　（2）外伤、牙拔除术后等，牙拔除术后注意鉴别干槽症、线头反应和间隙感染。

发病时间较长者常见病症：

（1）慢性牙周炎、根尖周炎、黏膜疾病。

（2）颌骨或牙龈肿瘤。

（3）各种原因导致的骨髓炎。

2. 部位/牙位不明确 仔细询问和检查以确定疼痛部位，当患者表述不清时，应用镊子或棉签，进行指向性查找。如果怀疑是牙髓炎，因其具有定位不准确的特点，故应仔细检查同侧上下颌所有牙位，尤其是上颌第三磨牙，常有位置变异隐匿，应仔细检查。

发病时间较短者常见病症：

（1）急慢性牙髓炎、牙本质过敏。

（2）心绞痛或心肌梗死（表现为左下颌牙及皮肤黏膜的放射痛）。

（3）颌骨内生性骨疣或骨纤维病变。

发病时间较长者常见病症：

（1）慢性牙髓炎、牙本质过敏、牙髓结石。

（2）三叉神经痛、颞下颌关节痛、B族维生素缺乏、贫血。

（3）颌骨中央性肿瘤、上颌窦肿瘤、颞下或颅底区肿瘤（牵涉牙槽部位引起疼痛）。

（二）口内黏膜疼痛

口内黏膜疼痛时一定要仔细询问和检查确定疼痛部位，不能单纯依靠患者叙述来定位、定性。口内黏膜疼痛因部位不同，常见病症不同。鉴别要点除疼痛的时间、性质外，还要结合临床查体。

1. 舌背或舌缘黏膜疼痛

常见病症：

（1）常见黏膜病，如口疮、扁平苔藓、真菌感染。

（2）创伤性溃疡、肿瘤（鳞状细胞癌）。

2. 舌根部疼痛

常见病症：

（1）急性咽炎、扁桃体炎、叶状乳头或轮廓乳头炎。

（2）肿瘤。

（3）舌咽神经痛、茎突综合征。

3. 舌腹口底黏膜疼痛

常见病症：

（1）肿瘤、黏膜溃疡。

（2）下颌下腺导管结石伴感染、特发性舌下腺炎。

4. 颊部黏膜疼痛

常见病症：

（1）常见黏膜病，如口疮、扁平苔藓、真菌感染。

（2）三叉神经痛、贫血。

（3）肿瘤、创伤性溃疡。

5. 腭部黏膜疼痛

常见病症：

（1）上颌牙根尖周炎、创伤、黏膜疾病。

（2）上颌窦炎、上颌窦癌。

（3）腭部肿瘤（如腺样囊性癌和黏液表皮样癌等）、茎突综合征。

（三）颌面部皮肤痛

颌面部皮肤的疼痛原因常见为局部外伤、炎症等，局部无明显病变者需要考虑三叉神经痛等特发性痛。

1. 常见病症

（1）皮肤外伤、烫伤、疖痈、带状疱疹、丹毒等。

（2）三叉神经痛。

（3）上颌窦癌、下颌骨中央性癌等。

2. 特发性痛 特发性痛的疼痛部位不仅限于面部，但由于患者主诉指向常在面部，故在此叙述。

（1）特发性痛应完全排除炎症、创伤和肿瘤性疾病引起的疼痛才能诊断。

（2）常继发于炎症、创伤或手术后。症状常与体征分离，患者常以个性化的方式镇痛。

（3）注意与心绞痛、癔症、毒瘾发作等相鉴别。

（4）可行诊断性治疗，比如局部麻醉和理疗等。其他的侵袭性操作慎行。

（四）关节区及面侧深部疼痛

详细询问病史，尽可能找到疼痛的原发部位。关节区疼痛与面侧深部疼痛常伴随发生，需要进行鉴别。

1. 关节区疼痛 颞下颌关节区疼痛常由颞下颌关节紊乱、外伤等原因导致。怀疑颞下颌关节紊乱者，需要系统检查关节情况，包括临床检查和必要的影像学检查。

常见病症：

（1）颞下颌关节紊乱、颞下颌关节外伤。

（2）中耳炎或外耳道炎。

（3）髁突或颞下区肿瘤。

2. 面侧深部疼痛 面侧深部疼痛常由炎症或肿瘤导致。

（1）牙源性感染或手术后，面侧深部引流区淋巴结的肿痛常呈放射状，可牵涉咽旁乃至半侧面部疼痛。

（2）间隙感染引起的深部疼痛呈持续性、剧烈性，伴有不同程度的红肿、体温升高和血象异常，结合相关间隙的触诊可以明确诊断。

（3）颞下区或颅底部位肿瘤引起的深部疼痛早期呈间断性，之后间歇期越来越短，疼痛程度也逐步加重，抗感染治疗可能有短暂效果，但不会有根本性好转。

二、常见急性牙痛的鉴别诊断

牙痛是口腔疾病最常见、最主要的症状，是许多口腔疾病诊断治疗的重要依据。必须详细询问有关病史及做针对性的检查，才能确定牙痛的病因。

（一）病史要点

1. 现病史 包括疼痛的部位、时间、性质、促发因素以及近期是否正在接受牙病治疗。

2. 既往史及系统回顾 了解牙齿是否曾进行治疗；是否有邻近或相关组织的病史，如有无上颌窦炎、化脓性中耳炎、颌骨骨髓炎、颞下颌关节痛、冠心病、高血压、血管神经性头痛等；是否正处于月经期、围绝经期，有无颌面部肿瘤及放疗史等。

（二）检查

1. 视诊及探诊

（1）疼痛侧上下颌牙齿有无龋坏，应仔细检查牙齿的隐蔽部位，如邻面近颈部、与邻牙的重叠或相嵌处、义齿基牙、不良修复体边缘的牙齿、冠套已破损的牙齿。

（2）牙有无充填物，充填物边缘与牙体是否密合，有咬合接触的上下颌牙是否含有不同金属的充填物或修复体。

（3）牙体缺陷，有无牙颈部楔状缺损、重度磨耗、牙隐裂、畸形中央尖、牙釉质内陷、牙折等。

（4）牙周情况，有无牙周袋，龈乳头有无红肿或坏死，牙周有无红肿，面部及唇颊沟、上腭有无肿胀，张口度是否正常，有无已感染的拔牙创面。

2. 叩诊 垂直及侧向叩击牙齿时，有无不适或疼痛。

3. 咬诊 正中及侧方殆时，有无早接触或咬合疼痛。

4. 牙髓温度试验 牙髓温度试验是对牙髓感觉的测试。以低于10℃为冷刺激，高于60℃为热刺激，牙髓有病变时，对冷、热刺激可表现敏感，但有时可出现假阳性反应，故诊断时只能用作参考。

5. 扪诊 可疑患牙的根尖部有无压痛或肿胀；颞颌关节区

有无弹响及压痛；上颌窦前壁有无压痛；颌下淋巴结是否肿大，有无压痛。

6. 麻醉测试法　当急性牙髓炎无法确定疼痛牙部位时，可在疼痛发作时施行局部麻醉，如麻醉后疼痛消失，表明痛源就在麻醉区，反之则表明痛源不在麻醉区。

7. 影像学检查　有助于发现隐蔽部位的龋洞，了解充填物与髓腔的距离、充填物与洞壁间有无密度降低区；有无髓石，牙内吸收、牙根外吸收，牙根折裂，根分岔，根尖周及牙槽骨组织有无病变，有无埋伏牙压迫牙根；上颌窦及颌骨内有无肿物；颞下颌关节有无异常。

8. 其他检查　在排除牙源性及口腔邻近部位的病变引起的牙痛后，必要时可根据病史请有关科室会诊做进一步检查，确定牙痛是否与心脏、血液或精神等全身疾病有关。

（三）常见急性牙痛的鉴别诊断

见表1-1-2。

表1-1-2　常见急性牙痛的鉴别诊断

病症	特点	口腔检查	全身状况
深龋	遇冷、热刺激时牙痛，刺激去除后疼痛立即消失；有食物嵌入龋洞时疼痛，刺激去除后疼痛立即消失，无自发痛	深达牙本质深层的龋损；牙髓温度试验正常；冷、热刺激入洞引起疼痛，刺激去除后疼痛立即消失	无特殊
可复性牙髓炎	无自发痛；遇冷、热刺激牙痛，反应迅速，以冷刺激为著；刺激物去除后疼痛短暂持续；盖髓治疗有效	达牙本质深层的龋损、非龋损或充填体，叩痛（-）	无特殊
急性牙髓炎（慢性牙髓炎急性发作）	自发性、阵发性疼痛，牙痛不能定位，且向一定部位放射；温度刺激引起疼痛或使疼痛加重，夜间痛明显	深龋洞（或充填体）、深牙周袋或非龋性牙体疾病。患牙遇冷、热刺激引起剧烈疼痛，刺激去除后疼痛持续较长时间；化脓性牙髓炎遇热刺激疼痛加剧，遇冷刺激疼痛缓解；叩痛（-）或（±）	无特殊

病症	特点	口腔检查	全身状况
急性浆液性根尖周炎	自发性、持续性痛，牙有伸长感、咬合痛；能指明患牙。有自发病史或不完善牙髓治疗史	可查到龋洞或非龋性牙体疾病，叩痛（±～++），牙髓活力测定无反应，X线片上根尖周区有透射影	无特殊
急性牙槽脓肿	自发性、持续性剧烈跳痛，不能咬合；相应面部肿胀。有自发痛或不完善牙髓治疗史（部分患者可无明显疼痛过程）	患牙叩痛（+++），Ⅲ度松动。牙龈红肿、扪痛，移行沟变浅，有波动感；相应面部水肿；颌下淋巴结肿痛；其他检查同急性浆液性根尖周炎	全身不适；骨膜下脓肿时体温升高、白细胞计数增多
龈乳头炎	自发性胀痛，有时遇冷、热刺激可有中度疼痛，可以定位；有食物嵌入史	邻面龋或不良修复体；龈乳头红肿触痛，探之易出血。相邻患牙轻叩痛；牙髓温度试验正常。牙髓活力测定正常；咬合关系异常，有食物嵌塞	无特殊
牙周脓肿	自发性、持续性胀痛或跳痛，有时有颌下淋巴结大、咬合痛。可有牙龈反复肿胀病史	单个牙或多个牙齿有深牙周袋，有松动；肿胀压痛，限于牙周袋壁，部位近龈缘。叩痛（+～++）；X线片见牙槽骨吸收	全身不适；多发性牙周脓肿，体温升高，白细胞计数增多
智齿冠周炎	自发性、持续性痛，咀嚼痛，可有张口受限	第三磨牙阻生，冠周龈瓣红肿压痛。可有脓肿形成，张口受限。注意鉴别临近第二磨牙远中邻面深龋继发的牙髓炎和牙槽脓肿	急性冠周炎时颌下淋巴结大，可有体温升高，白细胞计数增多
颌骨骨髓炎	可有牙肿痛或不完善牙髓治疗史。自发性、持续性痛，可放散至耳颞部，可有颌骨剧痛。可有发热、下唇麻木和全身不适	多个牙有叩痛和松动，龈沟溢脓；口臭；在下颌可有下唇感觉异常，颌面部肿胀。X线片在2周内无明显改变，2周后可见到骨髓腔内的坏死骨形成	全身中毒症状明显，高热脱水，白细胞计数增多，核左移

病症	特点	口腔检查	全身状况
创伤性根周膜炎	有牙体治疗史、牙外伤和做修复体基牙史。咬物和咬合酸胀痛，可对冷刺激敏感	可有充填体和修复体，叩痛（±～+），咬合检查有早接触点或咬合干扰	无特殊

三、拔牙后疼痛的鉴别诊断与处置

拔牙后发生的疼痛因有明确拔牙史，所以诊断的要点是明确具体的引起疼痛的原因。检查时不能单纯检查伤口，应对拔牙创、邻牙、周围软组织、关节和颌周间隙进行仔细检查。对拔牙创周围的检查应用棉签仔细探诊具体的疼痛部位，伴有颊部肿胀时应用双合诊明确颊部肿胀的软硬程度，这对明确疼痛原因极为重要。

1. 急性创伤性疼痛

【病因】 术中创伤和继发的炎症性反应。

【病史及症状】 术后持续并逐渐缓解的拔牙创及周围组织疼痛，可能导致面部肿胀和张口受限，一般在1周左右基本缓解。

【查体】 压痛点局限于拔牙创周围。

【处置】 对症，待自愈，后期可辅助理疗、热敷。

2. 慢性创伤性疼痛

【病因】 术中创伤和继发的炎症性反应。

【病史及症状】 术后1周以后持续存在的拔牙创周围轻、中度疼痛，大张口和咀嚼时明显，1个月内逐渐缓解。

【查体】 压痛点局限于颊侧。

【处置】 对症，待自愈，可辅助理疗、热敷。

3. 扁桃体炎或急性咽炎

【病因】 局部引流区淋巴组织炎症。

【病史及症状】 第三磨牙拔除术后3～5天咽部疼痛，吞咽时加重甚至无法正常进食，放射至半侧耳颞部。

【查体】 术侧咽部红肿，可有扁桃体肿大、充血。

【处置】 对症，抗感染治疗。

4. 邻牙龈裂或过敏

【病因】 解剖因素，病灶牙或操作导致的邻牙牙龈、牙周组织损伤。

【病史及症状】 术后2周后持续存在邻牙的酸痛。

【查体】 局部可见邻牙龈缘裂开或牙颈部暴露。

【处置】 龈裂应再次手术整复，牙颈部暴露导致的过敏多在

2 ～ 3个月后自行缓解。

5. 牙槽窝普通感染

【病因】 病灶牙原有的根尖周或牙周感染较重或术后炎性肉芽组织残留。

【病史及症状】 牙槽窝红肿，局部持续疼痛。

【查体】 压痛局限于拔牙创周围。

【处置】 局部麻醉下搔刮牙槽窝。

6. 干槽症

【病因】 病因不明，可能与患者免疫功能或局部创伤有关。

【病史及症状】 拔牙后3 ～ 4天开始出现的牙槽窝持续的剧烈疼痛，并放射至半侧耳颞部。

【查体】 局部压痛不明显，牙槽窝内空虚或有少量腐败组织，牙槽窝壁触痛明显。

【处置】 局部麻醉下过氧化氢棉球擦拭，填入安抚及抗感染药物。

7. 术后神经功能障碍

【病因】 拔牙后牙髓神经断端或神经干暴露导致感觉过敏。

【病史及症状】 多见于下颌第三磨牙拔除术后，牙槽窝内持续、剧烈的疼痛，并放射至半侧耳颞部，消炎镇痛药可缓解。

【查体】 拔牙创周围触痛不明显，牙槽窝壁无明显触痛，拔牙创内局部麻醉药浸泡可缓解。

【处置】 对症，严重者局部置入安抚药物（丁香油＋明胶海绵）。

8. 拔牙窝迟发性感染

【病因】 见于埋伏牙，尤其是埋伏第三磨牙拔除后，表面黏膜已愈合，食物残渣挤入牙槽窝后继发感染。

【病史及症状】 拔牙后3 ～ 5周突然发生的局部肿痛，病程1 ～ 2天。

【查体】 压痛局限于拔牙创，邻牙龈缘处可见脓液溢出。

【处置】 局部生理盐水或氯己定液冲洗，反复感染者应摄片，必要时局部搔刮。

9. 骨折

【病因】 术中敲击或使用牙挺力量过大。

【病史及症状】 多见于下颌第三磨牙拔除术，术后持续存在疼痛，伴张口受限、咬合痛和咬合无力。

【查体】 X线检查可见线性骨折线。

【处置】 内固定或外固定，发生于下颌角部位者应尽可能行内固定。

10. 翼下颌间隙感染

【病因】 翼下颌间隙创伤性反应并继发感染。

【病史及症状】 见于下颌牙拔除术后，面深部持续疼痛并放射至半侧耳颞部，伴张口受限。

【查体】 翼下颌皱襞外侧（阻滞麻醉进针点）和下颌角内侧压痛。

【处置】 全身抗感染，必要时应静脉给药。

11. 颞下间隙感染

【病因】 颞下间隙创伤性反应并继发感染。

【病史及症状】 见于上颌后牙拔除术后，面深部持续疼痛并放射至半侧耳颞部，伴张口受限。

【查体】 上颌结节外侧和乙状切迹处（颧弓下缘）压痛。

【处置】 全身抗感染，必要时应静脉给药。

12. 尖锐骨突

【病因】 牙拔除后牙槽窝形成尖锐边缘甚至微小骨折。

【病史及症状】 拔牙后数周，持续存在的局部尖锐痛，触碰时加重。

【查体】 可见尖锐的突起甚至骨边缘暴露，触痛明显。

【处置】 局部麻醉下平整尖锐骨突。

13. 骨髓炎

【病因】 原有感染较严重或已经发展为骨髓炎。部分患者可因既有的骨纤维病变或影响骨代谢的药物使用或放射治疗等引发。

【病史及症状】 拔牙后数周至数月持续存在的局部轻中度钝痛，拔牙窝持续存在。

【查体】 可见牙槽窝不愈合，并有脓性分泌物，X线检查可见局部骨质变化甚至死骨形成。

【处置】 排查药物性、放射性和磷中毒性骨髓炎，待死骨游离后手术取出。

14. 邻牙牙髓炎或根尖周炎

【病因】 邻牙原有慢性牙髓炎或根尖周炎，手术刺激后急性发作。

【病史及症状】 见于邻牙原有龋坏或牙体硬组织破坏者，术后局部持续疼痛或夜间痛、咬合痛。一般不伴张口受限。

【查体】 拔牙创周围压痛不明显，邻牙叩痛明显。

【处置】 邻牙牙髓治疗。

15. 颞下颌关节紊乱

【病因】 术前常有关节症状，术中因长时间大张口、拔牙受力或术后长时间单侧咀嚼诱发。

【病史及症状】 术后关节区程度不等的持续疼痛，伴张口受限、张口偏斜，可持续数周至数月。

【查体】 关节区、咀嚼肌压痛，张口度不超过三横指，可伴有张口偏斜、关节弹响等症状。

【处置】 消炎、镇痛、予软食、理疗。必要时应请专科会诊，关节滑膜炎可行关节囊内封闭。

16. 枕大神经综合征

【病因】 常有伏案工作史或颈椎病史，因术中头靠位置不正确或颈部肌肉过于松弛诱发。

【病史及症状】 拔牙后数周至2个月持续存在的顶部及枕部头皮轻、中度疼痛，与头位有关。

【查体】 疼痛无明确定位，波及一侧顶部和枕部头皮，项部上端可有压痛点。

【处置】 颈部理疗、锻炼，有寰枢关节错位者可行关节复位。

（杨 禾 华成舸）

第二节　口腔颌面部感染的急诊处置

一、诊疗原则

（一）初步判断病情

1. **生命体征监测**　至少包括呼吸、体温、脉搏、血压、神志、尿量等情况。

2. **实验室检查**　血常规、凝血功能、电解质、肝肾功能、血糖。

3. **心电监护**　体温超过38℃、年老体弱或有背景性疾病者，病程较长和转诊者尽可能实施心电监护。

4. **脓液培养或血培养**　尽可能送检，尤其是严重感染者，尽可能用穿刺得到的脓液送检。

（二）初步处理

1. **输液**　目的是生命支持和静脉途径给药，并维持水、电解质平衡。

（1）口底、颈部间隙感染者有呼吸困难时切忌盲目输液，应在有完善的切开减压和气管切开准备下输液。

（2）注意维持水、电解质的平衡，水、电解质紊乱可极大加速病情进展，在短时间内导致各重要脏器功能的紊乱。

（3）控制血糖：糖尿病患者在感染状态下血糖不易控制，即使没有糖尿病者严重感染时血糖也常在较高水平。故感染患者应监测血糖，输入葡萄糖溶液时必须加用短效胰岛素对抗。

2. **病危通知**　出现下列情况时应及时下达病危通知。

（1）海绵窦血栓性静脉炎：头痛、恶心、伴高热，眶周（尤其是上睑）水肿。

（2）口底蜂窝织炎：涉及2个及以上口底间隙感染并伴有不同程度呼吸困难者。

（3）咽旁间隙感染：尤其是伴有呼吸困难、声音嘶哑者。

（4）合并肺部感染时：肺部感染可由口内脓液误吸等原因导致，其对通气、换气功能的影响可能危及生命。

（5）败血症和脓毒血症：畏寒或寒战，继而高热；精神萎靡或烦躁不安；四肢、躯干皮肤或口腔黏膜等处瘀斑、皮疹等。

（6）感染性休克：躁动、淡漠或嗜睡；面色苍白、发绀；毛细血管充盈时间延长；脉压＜30mmHg，尿量＜25ml/h，或收缩压＜90mmHg，且经液体复苏后1小时仍不能恢复。

3. **确定感染部位**　根据感染的局部症状及影像学检查，判断感染部位。

（1）穿刺抽脓：穿刺部位一般与压痛点重叠（咬肌间隙除外！咬肌间隙穿刺点在下颌升支中份），穿刺针以9#针头为宜。

（2）隐蔽部位不一定有肿胀：颞下间隙和翼下颌间隙表面肿胀常不明显。

（3）应注意鉴别咬肌间隙与颊间隙：两者压痛点和肿胀的中心部位不同，咬肌间隙是以耳垂为中心的肿胀、下颌角压痛；颊间隙为面侧前份肿胀，以下颌切迹为中心。

4. 请会诊　根据病情请相应科室会诊。通常请感染科和急诊ICU会诊。

> Tip：执业医师的执业范围规定不包含紧急情况，在病情危急情况下，任何专科医师均应以挽救生命为首要任务。

二、常见口腔颌面部感染的严重并发症处置

（一）咽旁、口底间隙感染致呼吸困难

【处置要点】

（1）及早切开引流。

（2）静脉使用抗生素。

（3）必要时预防性气管切开。

【注意要点】

（1）在做好切开引流的准备之前，勿快速输入大量液体。

（2）若从口内切开引流必须要有完备的吸引设备预备。

（3）从口外切开时，只能切开颈阔肌层，进入深部时必须用钝性分离。

（4）切口必须足够宽大！第一次切开引流必须充分；切开后，应放置纱布引流条。

（5）气管切开时，若无法先行插管，则可在患者平躺或半卧位时由助手向前上托起其双侧下颌角，以免患者仰头时呼吸梗阻。

（二）颅内海绵窦血栓性静脉炎

【处置要点】

（1）使用大剂量抗生素，注意海绵窦与体循环交通，并不强求使用能通过血脑屏障的药物。

（2）当出现脑膜刺激症状时，则需选用能通过血脑屏障的药物（如头孢曲松、头孢噻肟、头孢他啶、替硝唑、氯霉素、万古霉素等）。

（3）抗菌药物的使用：适当的品种、剂量、间隔时间和疗程。

（4）面部痈的湿敷：坚持高渗氯化钠溶液持续湿敷，纱布干燥时或有较多脓液污染时应更换纱布而不是打湿纱布。

（三）肺部感染合并呼吸衰竭

【处置要点】

（1）气管插管或气管切开是必须的。

（2）之后通过插管深入气道，充分地吸除气道分泌物。

（3）必要时可使用呼吸兴奋剂（5%葡萄糖溶液500ml＋尼可刹米0.25～0.50g，20～30滴/分）。

（4）积极排查背景性疾病。

（四）败血症和脓毒血症

【临床表现】

（1）继发于多间隙感染、口底蜂窝织炎、骨髓炎等；病情急剧加重。

（2）初期寒颤或寒战，继而高热；热型不定，为弛张热或稽留热，体弱、重症营养不良者和婴儿可无明显发热。

（3）精神萎靡或烦躁不安，继而休克，面色苍白或青灰，神志不清，四肢厥冷，血压下降。

（4）四肢、躯干皮肤或口腔黏膜等处瘀斑、皮疹。小儿多见瘀点、瘀斑、猩红热样皮疹、荨麻疹样皮疹。

【处置要点】

（1）及时使用有效抗生素。

（2）积极控制原发灶：尽早切开引流（脓毒血症是切开引流的指征）。

（3）预防和治疗水、电解质失衡：在使用有效抗生素同时，可予以肾上腺皮质激素3～5天。

（4）注意感染性休克的预防：扩容。

（5）监测血象、连续血培养：动态监测血象，可6～8小时检测一次，同时应监测凝血功能和电解质。血培养可连续抽取（1～2次/天）。

（五）感染性休克

【处置要点】

（1）快速扩容：晶体或胶体溶液500～1000ml，于1.0～1.5小时内输入。

（2）血糖和血乳酸值未明时勿用葡萄糖溶液。

（3）血管活性药物：必须先确保血容量充足，可使用多巴胺、肾上腺素、去甲肾上腺素等。

（4）心电监护、导尿、监控血糖和电解质。

（5）在完备抗菌药物的使用和监护下，尽早切开引流，以利于减少毒素吸收。

（华成舸）

第三节 牙外伤的处置

一、处置原则

恒牙外伤的处置原则是：尽可能保存牙髓活力；尽可能保存牙齿，维持恒牙列的完整；尽可能保存牙周膜细胞活力，促使牙周膜创伤愈合。乳牙和年轻恒牙外伤的处置详见第九章儿童口腔科，在此主要讨论成熟恒牙外伤的诊治，治疗方案的制订须遵从下述原则：

（1）严重外伤救治全身观念：对于伴有颌面部严重外伤（如颌骨骨折）的病例，应以保证患者生命安全、保全颌面部基本功能为基础，根据伤情需要可暂缓处理外伤患牙。

（2）尽可能保存恒牙，保存和恢复牙周组织健康；尽可能恢复牙体的外形和伤前解剖位置。无论有无条件行X线检查，第一时间对松动牙进行固定都是有利的。离体牙应尽可能复位固定，预后不佳不代表不能治疗。

（3）合理固定：建议外伤牙使用弹性固定，除根折和伴大范围牙槽突骨折外，固定时间一般不超过4周。

（4）充分告知，定期复诊：恒牙外伤后，转归不确定性大，牙髓坏死可能性大，需要定期复诊，及时处理牙髓坏死和继发的根尖周病变。故医嘱和复诊安排应予强调，建议医疗机构建立随访机制并及时主动联系患者复诊。

（5）预防为主的理念：参加对抗性强、高速运动的体育锻炼时，应提倡戴用护齿套，减少和减轻户外活动中的牙外伤。

二、牙外伤分类及处置

（一）冠折

1. 釉质裂纹

【诊断】 牙冠仅有釉质裂纹，没有缺损，单纯发生釉质裂纹时患者可无不适症状。检查时应注意牙齿有无松动，以排除可能合并的牙周组织损伤。

【处置】 原则上无须特殊处理；为防止细菌侵入裂隙刺激牙本质或色素顺着裂纹渗透，可涂以含氟涂膜或复合树脂粘接剂，或采用流动树脂覆盖裂纹。当釉质裂纹合并牙髓－牙周组织损伤时，出现牙髓坏死的风险增加，要告知患者，并密切追踪观察。

【医嘱】 伤后3、6、12个月复诊，检查牙髓活力，行X线检查，密切观察牙髓状况及是否出现病理性牙根吸收情况。

2. 釉质折断

【诊断】 多发生在切角或切缘，牙本质未暴露，有时可见锐利边缘。一般无自觉症状。临床检查时可借助强光注意观察折断釉质周围有无裂纹。X线检查有助于了解牙根和牙周情况。

【处置】 对于仅有少许釉质缺损不影响美观的折断，少许调磨、抛光断端即可。若缺损较大，影响美观，可行复合树脂修复牙体外形。

【医嘱】 伤后3、6、12个月复诊，行X线检查，密切观察牙髓活力及是否出现病理性牙根吸收情况。

3. 釉质-牙本质折

【诊断】 缺损仅累及牙釉质和牙本质，釉质折断、牙本质暴露或釉质、牙本质同时折断。多伴有冷热刺激痛，其疼痛程度与断端近髓程度和牙本质暴露面积有关。应行X线检查以确认牙根或牙周组织的损伤情况。

【处置】 在急诊操作中，如有条件可行断冠粘接修复，作为过渡性修复手段。但断冠粘接术随时可能因咬切等动作而粘接失败，需充分与患者沟通。若条件不允许（如合并软组织损伤而导致急诊时树脂粘接条件较差），可用流体树脂或者玻璃离子等材料封闭暴露的牙本质面，择期恢复牙齿外形。

【医嘱】 伤后1、3、6、12个月复诊，密切观察，并结合X线检查评估牙髓、牙周状况及牙根的病理性吸收情况。若复查时发现牙髓出现炎症或坏死，或牙根出现病理性内/外吸收，则需及时进行牙髓治疗，根据牙根发育情况进行根管治疗或根尖诱导。

4. 冠折露髓

【诊断】 外伤致冠折牙髓外露时，临床症状较明显，可有明显的触痛，可有冷热刺激痛，影响进食。

【处置】 成熟恒牙牙髓存活能力欠佳，如发生牙髓外露，建议于急诊开髓失活或者开髓拔髓并完成根管扩挫。

【医嘱】 按根管治疗原则安排后续治疗。

（二）根折

按根折部位临床上分为根尖1/3、根中1/3和近冠1/3根折三种情况（图1-3-1）。

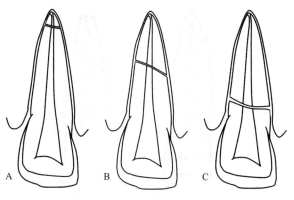

A.根尖部根折；B.根中份根折；C.近冠部根折。

图1-3-1　根折分型

【诊断】　根折的主要症状有牙齿松动、咬合痛和叩痛，有时可见牙冠稍伸长，伴前牙早接触。症状轻重与折断部位有关，越近冠方的根折，症状越明显。X线影像学检查是诊断根折的主要依据，可行锥形线束CT确定根折部位及折线方向。

【处置】　原则上，应复位并固定患牙，同时注意消除早接触，密切关注牙髓状态。弹性固定时间根据根折部位和是否伴有牙槽突骨折决定。一般根尖1/3部位根折需固定4周；根中份根折固定6～8周；如果折线近牙颈部，固定时间应延长（不超过4个月）。

【后续处理】　术后1、3、6、12个月复诊。如果出现牙髓坏死，建议行折线冠方部分的根管治疗以保留患牙。

（三）冠根折

冠根折断据牙髓暴露与否及折断的复杂程度，临床上分为简单冠根折和复杂冠根折（图1-3-2）。

1. 简单冠根折

【诊断】　简单冠根折为牙冠向单侧斜行或纵行的釉质－牙本质－牙骨质折断，下端达到牙根的一侧，波及釉质、牙本质、牙骨质和牙周组织，但不涉及牙髓。断端常在舌侧龈下3mm之内，也可在近中或远中侧。折片活动，咀嚼或触碰时有疼痛感，可伴有牙龈撕裂、龈沟出血。

【处置】　急诊拔除活动牙折片，解除疼痛。若余留部分有松动应予固定2周，有早接触或𬌗干扰者应调𬌗。无松动者伤后1周内应复查有无继发的松动。牙冠缺损可暂时以树脂封闭断面或行临时冠修复，后续视断端在龈下位置，决定修复方案。

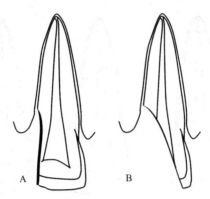

A.简单冠折根；B.复杂冠折根。

图1-3-2 简单冠根折与复杂冠根折

【医嘱】 伤后3、6、12个月复诊，摄片，有牙髓坏死或牙髓炎者及时行根管治疗。

2. 复杂冠根折

【诊断】 复杂冠根折是指外伤累及牙髓的釉质－牙本质－牙骨质联合折断。可分为横折和纵劈两种情况，临床多见横折。牙冠活动时，因刺激牙髓和牙龈产生疼痛和出血。冠根折断线多为斜线，位于龈下的折线在X线牙片上往往显示不清楚，需锥形线束CT检查并结合临床症状进行诊断。

【处置】 此类损伤较为严重，治疗复杂，预后评估存在诸多不确定因素，需慎重处理。急诊处理可先行拔除折断牙片，后续常规处理如下。

（1）行X线检查，评估残留牙根状况，并决定日后可否行永久修复。必要时可联合口腔修复、口腔正畸、牙周病科等相关专业的医师会诊，确定患牙的治疗方案。

（2）对需要保留的牙齿可行根管治疗。后期可选择桩冠修复、正畸牵引等方法进行修复。

（3）对于余留牙根过短而不能行永久修复者，可拔除做种植治疗。年轻恒牙可先行根管治疗，暂时保存牙根，成年后行种植修复。

【医嘱】 根据治疗方案确定复诊安排。

（四）牙震荡和脱位

1. 牙震荡和亚脱位

【诊断】 牙震荡是单纯牙齿支持组织损伤，患者自觉牙齿酸痛，上下牙咬合时有不适感，临床检查时牙齿无异常松动或移位，只有轻微叩痛或不适。X线片显示牙周和根尖周无异常。亚脱位亦是牙周支持组织损伤，患者自觉牙齿松动，上下牙咬合时可有痛感，临床检查时牙齿有明显松动，可有叩痛，龈沟渗血，但没有牙齿位置改变。X线片显示牙周间隙稍增宽。除了临床检查，一定要注意询问病史，排查自行复位经历。

【处置】 牙震荡和亚脱位预后良好。临床上注意检查有无咬合创伤，必要时应调𬌗。若外伤牙松动明显，可行弹性固定2周。

【后续处理】 嘱进软食、患牙免咬硬物2周。期间注意口腔及牙面清洁，避免菌斑堆积、牙龈发炎而影响预后。2周后复诊拆除固定，伤后1、3、6、12个月复查。临床检查松动度、叩痛情况和牙髓活力，并行摄片了解牙根及根尖周情况。有牙髓坏死或牙髓炎者应及时行根管治疗。

2. 半脱出和侧方移位

【诊断】 半脱出时牙齿部分脱出牙槽窝，明显伸长；侧方移位时牙齿发生唇舌向或近远中向位移（图1-3-3）。上述两种损伤常伴牙齿的明显松动和叩痛、龈沟溢血或牙龈淤血。应及时行X线检查以明确伤情。

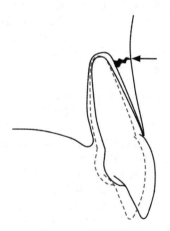

图1-3-3 侧方移位

注：唇向移位是最常见的侧方移位，患牙从原位（虚线）向唇侧移位，常伴有牙槽窝壁的骨折（箭头处）。

【处置】 及时复位并固定牙齿，同时消除咬合创伤。复位应在局部麻醉下进行，手法应轻柔，避免对牙周膜和牙槽窝的二次损伤，复位时要注意顺序，如果伴有骨折而牙根嵌入骨折部位形成锁结，首先应解除唇腭侧的根尖锁结，然后向根方复位。常规固定2周，牙槽窝壁骨折错位严重者可延长至4周。

【后续处理】 固定期间患牙避免咬硬物。期间注意口腔及牙面清洁，避免菌斑堆积、牙龈发炎而影响预后。2周后拆除固定装置，成熟恒牙牙尖明显移位后牙髓多将坏死，伤后2周内及时行根管治疗，否则容易发生牙根内、外吸收等并发症。未行根管治疗者应在伤后1、2、6、12个月复诊，行临床与影像学检查。1年后应每年行临床与影像学检查一次，直至5年。

3. 挫入

【诊断】 牙齿沿轴向移位到牙槽骨内；牙齿无松动，叩诊可及高亢的金属钝音；X线检查牙周膜间隙部分或全部消失。

【处置】 常规应在急诊处理时复位固定，弹性固定4～8周。受伤时间过长者可考虑配合正畸牵引复位。牙根已发育完成的挫入牙牙髓多坏死，可在伤后2周行根管治疗。因根尖区骨质存在损伤，故根管封药和观察时间可适当延长。

【后续处理】 固定期间患牙避免咬硬物。期间注意口腔及牙面清洁，避免菌斑堆积、牙龈发炎而影响预后。

4. 全脱出

【诊断】 全脱位未自行复位者，可见口内牙缺失，牙槽窝见凝血块或活动性出血，X线检查见牙槽窝空虚，患者携带脱出的外伤牙。全脱位后自行复位者，可见牙齿位于牙槽窝内（常因疼痛而不能完全复位），松动明显，龈缘渗血；影像学检查可见牙周膜间隙明显增宽、牙槽窝壁骨折等。

【处置】

（1）已自行复位者：通过伤史询问，牙根表面可能严重污染者按离体牙处理。预计牙根表面污染不严重者，可不必再拔出。局部麻醉下清创，将牙齿复位伤前位置，缝合撕裂牙龈，弹性夹板固定2～4周。建议抗感染治疗，破伤风预防原则参见本章第五节。伤后2周内开始行根管治疗。

（2）离体牙：应置入生理盐水或平衡液中。伤后使用生理储存介质（如生理盐水、平衡液、鲜牛奶、唾液等）保存者，用生理盐水清洁牙根表面后，回植入冲洗后的牙槽窝内。若以非生理储存介质（如纯净水、各种饮料等）保存或干燥保存时间少于60分钟，将牙齿浸泡在生理盐水中，去除根面污染物和死细胞后回植。回植应在局部麻醉下进行，清理牙槽窝内异物并用盐水冲洗。轻柔地将牙齿压入牙槽窝，不要用暴力。如果牙槽窝壁有骨折，则在牙回植后手法复位。缝合撕裂牙龈，确保牙齿位于伤前位置，弹性夹板固定2～4周。抗感染和根管治疗原则同上。

（3）不当保存超过60分钟者：干燥或非生理储存介质保存的牙根表面牙周膜细胞完全失活，延迟再植预后较差，且拖延时间越久，预后越差。再植前应先轻柔去除牙根表面的无活力软组织。弹性固定2～4周。离体时间过长，牙槽窝牙周组织也会被破坏，此时不宜再行回植。伤牙的根管治疗可以在回植前离体进行或再植后2周内进行。

【后续处理】 固定期间避免用患牙咬物。注意口腔及牙面清洁，避免菌斑堆积、牙龈发炎而影响预后。伤后2周、4周及3、6、12个月复诊，行临床和影像学检查。有牙根外吸收者，随后每年均应复查。

三、松牙固定操作规程

（一）适应证

（1）各种牙外伤导致牙齿松动需要固定者，包括牙脱位或半脱位复位再植后的固定。

（2）牙周病松动牙需要固定者。

（3）牙移植和意向性牙再植时用于固定患牙。

（二）物品准备

目前对外伤牙和再植、移植牙固定时均建议使用弹性固定，首选推荐光固化的纤维夹板。纤维夹板及配套树脂应在使用时才打开。其他辅助用品包括检查盘、吸唾管、三用枪头、纱球、高速手机、金刚砂车针、乙醇、小棉球、酸蚀剂、小毛刷、光固化灯等。

（三）操作步骤

1. 牙面准备 牙龈止血，纱球隔湿，乙醇小棉球擦拭待固定牙及其近远中侧1～2颗牙唇面，吹干。

2. 牙面处理 35%～37%磷酸酸蚀唇面中1/2（大于纤维夹板宽度），30秒，三用枪冲洗（冲洗前后均不可擦拭牙面），更换纱球，吹干，此时被酸蚀后的牙面呈白垩色。

3. 夹板固定 白垩色酸蚀面涂布自酸蚀粘接剂，三用枪轻吹，每颗牙光固化20秒，关闭椅位光源。取出夹板，剪成比待固定长度略长。在酸蚀后的牙面中心点涂配套树脂，再将夹板放置于牙面并使夹板完全贴合牙面外形，树脂充填夹板与牙面缝隙，每颗牙光照20秒。

4. 检查 打开椅位光源，用镊子、探针等检查纤维夹板与牙面粘接是否牢固。

5. 修整 用金刚砂车针修整夹板两端，去除多余树脂与纤维夹板，直到无尖锐边缘、唇部运动无明显不适，夹板表面影响唇部运动的边缘部分可稍抛光。

6. 调𬌗 视诊和扣诊检查前牙咬合关系，患牙有早接触应予调𬌗，解除咬合创伤。

7. 确保粘接强度

（1）隔湿：酸蚀后的牙面若被唾液、血等污染会大大增加纤维夹板松动的可能，确保隔湿部位包含待操作牙及其远中至少一颗邻牙，有条件者使用橡皮隔离障效果更佳。

（2）粘接：粘接剂未覆盖所有酸蚀牙面、粘接剂未吹薄、树脂使用量不足、其他树脂代替配套树脂等均可能导致粘接强度不足。

（3）贴合牙面外形：纤维夹板应覆盖牙冠中1/3颊侧与邻面转角之间所有牙面，纤维夹板应完全贴合牙面，特别是对于牙列不齐的患者。

（四）注意事项

（1）纤维夹板为光固化型，光固化后夹板会变硬，不可再改变形态，操作前应避光保存。

（2）下前牙外伤时，夹板粘接于舌侧，可在隔湿前在待粘接牙邻间隙内放置楔子，方便控制夹板位置。

（钟亦思　黄静远）

第四节 口腔出血的急诊处置

口腔颌面部出血是口腔急诊患者就诊的主要主诉症状之一，就诊时患者往往情绪焦虑、激动。医师除了安抚患者情绪外，应详细询问患者的外伤（出血）史、口腔治疗史、出血的诱因、既往史、药物服用史，初步评估患者的出血量，必要时监测生命体征（体温、血压、心率、脉搏），进行血液相关指标检查，补充血容量。

口腔颌面部出血的常见原因如下。

1. 术后出血　口腔各专业科室的有创治疗种类繁多，包括口腔内科的牙周治疗（基础治疗、牙龈翻瓣术和成形术、根切除术、骨切除/成形术、引导性组织再生术、引导性骨再生术、膜龈手术）、根尖外科手术、黏膜病变切取活检术等；口腔外科门诊的拔牙、肿物切取或切除活检、颌骨和系带修整术、囊肿刮治、唾液腺导管结石取出术等；口腔修复科的冠延长术、修复前外科、种植、骨增量等；正畸科的牙周骨皮质切开术、支抗钉植入术等。术后出血分为原发性出血和继发性出血。原发性出血为手术当日取出压迫棉卷后，出血未止，伤口仍有活动性出血；继发性出血多在术后2天后，由于伤口感染等其他因素引起出血。

2. 炎症性出血　炎症状态下，局部充血、血管扩张，容易发生自发性出血，如牙龈炎、牙周炎、伤口感染等。

3. 口腔颌面部外伤　口腔颌面部血供丰富，外伤时出血常较多，一般的外伤可常规清创缝合即可，对于有活动性出血的患者，需要尽快进行止血或做好术中出血止血的准备。

4. 肿瘤和血管畸形　牙龈瘤、血管瘤、血管畸形可发生自发性出血，恶性肿瘤表面破溃也可继发出血。

5. 全身系统性疾病　某些全身系统性疾病在口腔颌面部以出血的形式表现，如白血病、血友病、血小板减少、肝肾衰竭和接受抗凝治疗等患者可表现为口腔局部出血。

Tip：出血患者就诊时，应第一时间安排椅位，在牙椅上进行初步的检查、止血和病史询问，以免患者因紧张、进食不足、出血或创伤等导致体力下降、应激反应和低血容量而发生晕厥和休克。

一、术后出血

口腔急诊接诊的术后出血患者大多数为拔牙后出血，其他主要还包括牙周治疗后出血、种植术后出血等。

（一）处置原则

详细询问患者口腔治疗史、出血的诱因和时间、既往史、药物服用史，初步评估患者的出血量。位于口底或颈部的出血，要检查患者气道是否通畅。用负压吸引、纱布或棉球清除血凝块和分泌物，以防误吸引起呼吸道梗阻，必要时使用生理盐水冲洗出血区，保证视野清晰，明确出血部位。

（二）操作常规

1. 拔牙后出血　拔牙后如果用于压迫止血的纱球位置不准确，伤口可持续出血。术后创面可由多种原因导致血管再开放而出血，也可因局部感染导致再出血。

（1）局部压迫止血：清理血凝块，如拔牙创面无明显出血点，只有少量渗血，无明显牙龈撕裂和遗留碎牙片、肉芽组织，可嘱患者再咬紧棉卷30分钟，然后再次检查牙槽窝有无出血，如仍有出血则进入后续的止血流程。

（2）清理搔刮牙槽窝：如上述的止血操作无效，或发现牙槽窝内有遗留的肉芽组织、碎牙片、碎骨片等情况，应在局部麻醉下仔细清理牙槽窝，刮除肉芽组织、碎牙片、碎骨片，使用生理盐水冲洗牙槽窝，咬棉卷压迫止血30分钟。

（3）牙槽窝加压填塞止血：如清理过程中牙槽窝内有搏动性出血或快速的渗血或前述的压迫止血无效，可使用医用明胶海绵或碘仿纱条填塞牙槽窝，缝合牙龈，咬棉卷压止血30分钟。明胶海绵可自行吸收，碘仿纱条1周后取出。

Tip：可吸收性局部止血材料对于渗出性出血的止血效果较好，在急诊科可以常规准备。可吸收性止血材料的使用方法：明胶海绵和止血纱的优点是可自行吸收，避免在止血后因取出止血材料而形成二次损伤。常规创面无法用结扎、缝合等方法完全止血时，一般通过出血形成血凝块止血，局部加压可促进止血过程，故一般情况下牙槽窝不必使用明胶海绵或止血纱等止血材料。患者凝血功能有缺陷时，使用明胶海绵或止血纱等有助于局部血凝块的形成和最终止血，这种情况下明胶海绵或止血纱可轻轻置入创腔即可。对于有活跃出血点的情况，此时需要明胶海绵（不宜用止血纱）辅助加压，应用湿棉球将明胶海绵压向出血点才有效。

（4）缝合撕裂牙龈：拔牙过程中牙龈撕裂创口较大而未缝合可引起出血。拔牙后缝合牙槽窝时应避免使用横跨拔牙创近远中的水平褥式缝合，尽可能在近中或远中牙龈乳头处颊舌向间断缝

合，牙龈因炎症或撕裂而脆弱时，可用局限于同一龈乳头的褥式缝合。需要固定止血材料时可以使用交叉或"8"字形缝合，需要使用碘仿纱条加压时可用反包扎缝合。

2. **手术创面渗血** 牙周手术等手术后，手术创面中血管可因炎症等刺激再次开放而出血。因此止血的方法主要是消炎和局部加压。

（1）仔细探查出血牙位的龈下根面和牙周袋，龈下刮治不彻底残留牙结石或牙周袋内有结石、菌斑残渣均可导致术后反复出血。故对于洁牙或牙周手术后出血的部位，必须仔细探查，必要时应补充刮治，清除残留牙结石和牙周袋壁内肉芽组织，才能最终止血。

（2）出血部位可用过氧化氢反复冲洗。对于出血量较大，局部冲洗后仍有明显出血的，可用过氧化氢润湿的棉条压迫渗血处牙龈止血，根据局部炎症程度和患者凝血功能的差异，可以压迫10分钟至2小时。术前、术中、术后用氯己定溶液或聚维酮碘溶液含漱和冲洗有助于控制炎症，减少出血的风险。

（3）上述方法无法彻底止血者，可使用牙周塞治剂加压覆盖创面止血。

（4）对于较大面积裸露无法缝合的创面持续出血者，可用碘仿纱布或油纱条压迫创面，反包扎缝合固定压迫止血；或采用压模式牙套行局部压迫止血。

3. **口底、颏下、颌下及颈部手术后出血** 检查口底、颈部肿胀程度，舌体抬高程度，明确患者是否有呼吸困难体征，如"三凹征"。如已明确血肿压迫呼吸道导致患者呼吸困难，应迅速拆除缝线，清除血肿，解除对呼吸道的压迫。清理血肿过程中注意避免伤及重要的解剖结构，并及时联系手术室进一步处理。

4. **药物止血** 用于较大面积的创面渗血、小静脉和小动脉出血。可局部或全身使用止血药物。

Tip：过氧化氢知识要点如下。

（1）过氧化氢酶在人体组织中广泛存在，过氧化氢在过氧化氢酶的作用下迅速分解生成氧气和水；过氧化氢产生的大量富含氧气的气泡对细菌、病毒具有有氧作用，因此具有良好的杀菌、收敛和止血作用。

（2）1ml 3%的过氧化氢反应可产生约10ml的氧气，并产生一定热量。所以在使用过氧化氢止血时，应避免用于相对密闭的组织空间或在表面加压，以免气体在压力下进入静脉血管而形成气体栓塞。

（3）过氧化氢可用于裸露的软硬组织创面的止血，在有局部感

染或炎症反应的创面止血效果更为显著。

(4)使用过氧化氢止血时可使用1%～3%溶液冲洗（如冠周炎和牙周炎），或使用脑棉片或棉条润湿后覆盖创面止血。

二、炎症性出血

口腔最常见的炎症性出血是牙龈和牙周炎症导致的出血。多由刷牙或咬硬物诱发，部分患者也可自发出血。

（一）处置原则

（1）无论是否有全身因素，口腔局部出血的急诊患者首要的处理是完成局部止血，有全身疾病的患者则在初步止血后转相关专科治疗，以免再次出血。

（2）口腔内检查应仔细，除牙龈炎症和充血状况的判断外，对邻间隙、牙下等隐蔽部位应仔细探查。对于近期内出血量较大的患者应注意排查颌骨血管瘤。

（3）口内自发出血的患者必须仔细询问全身健康状况和既往病史，排除全身系统性疾病或药物等导致的出凝血疾病。尤其是对于症状体征分离者，如局部炎症表现不明显而出血频繁，应仔细排查白血病、艾滋病等系统性疾病。

（4）急诊出血患者应首先对症治疗，针对病因的治疗宜在急性症状控制后进行，如牙周基础治疗、治疗导致食物嵌塞的牙体缺损和龋病、拆除不良修复体、解除咬合创伤等。

（二）操作常规

1. 牙龈出血 无外伤、手术等诱因的牙龈自发出血，多有局部炎症，故止血建立在控制炎症的基础上，局部治疗应从相对保守的方法开始实施，必要时配合全身使用抗菌药物。

（1）过氧化氢冲洗：局部使用1%～3%的过氧化氢与生理盐水交替冲洗，涂布2%碘甘油消炎。

（2）过氧化氢持续湿敷：局部冲洗效果不佳时，可用过氧化氢棉条持续覆盖出血部位。具体操作参照本节第一部分。

（3）局部搔刮：上述处置仍无法止血者，在排除系统性疾病后，探查出血牙的牙周袋，行个别牙的龈下刮治，再以过氧化氢冲洗并上药。

（4）上述处置后仍有出血或有凝血功能障碍者，可在牙周袋内使用薄层的可吸收止血材料或局部使用牙周塞治剂行局部加压止血。

2. 感染创面出血 感染创面出血多为渗血，过氧化氢冲洗或湿敷可获得初期止血，随后采用局部高渗盐水湿敷等方法控制炎症即可。若伤口内有较大血管破裂出血，可酌情采用局部加压或电凝止血等方法止血，钳夹止血则需配合手术进行。深而窄的感染伤口不宜用过氧化氢止血，可采用盐水纱条填塞等方法止血。

三、口腔颌面部外伤出血

颌面部血供丰富，外伤时出血较多，一般的伤口出血并无特殊处理的需要，可在清创缝合时同期处理。但遇到较大血管破损时，可在短时间内导致大量出血而危及生命，故在急诊处置时应对其进行评估，必要时应采取措施进行针对性处理。

（一）处置原则

需要紧急处理的出血常伴有较为严重的创伤及并发症，全身情况的评估与处置请参照颌面部外科创伤处置，在此仅针对出血的应对进行总结。

（1）初步查看患者神志、口唇及皮肤，如有低血容量性休克风险应尽快建立静脉通道补充血容量，并及时交叉配血后输血。

（2）浅部出血的止血较为方便，但较深部位的出血应注意深部持续出血、淤血导致的误吸或局部肿胀影响呼吸。口底和咽旁等部位出血淤积可导致窒息，口咽部的大量出血可能导致呛咳、误吸甚至窒息。

（3）伴有嵌顿异物时，避免草率使用压迫止血，也不要贸然取出嵌顿物。如周围有活跃出血可采用钳夹止血等方法，敷料包扎仅达到缩小创面效果即可，待完善手术准备后再行异物取出和清创缝合。

（4）口内较大量的出血在止血的同时应注意避免误吞误吸，患者不要采用平卧位，可取坐位或侧卧位，并及时吸唾。颌骨动脉瘤破裂出血应以纱球垫于出血部位后咬紧，若出血牙未脱落，可在牙表面置小纱球后咬紧止血。

（5）较大的静脉破口（尤其是颈根部的静脉破口）的近心端应及时压迫使其闭合，以免发生空气栓塞。

（二）操作常规

1. 压迫止血

（1）指压止血：用于较大的动脉性出血。其原理是用手指压迫出血部位知名供应动脉的近心端，使血管闭塞，血流中断，从而达到暂时性止血的目的。因头颈部血管交通和侧枝交通广泛存在，指压出血仅能在短时间内起作用，应尽快实施后续措施。

1）颞浅动脉：在耳屏前按压颞浅动脉（头部发际范围内及前额、颞部出血）。

2）面动脉：在咬肌止端前缘的下颌骨面上压迫面动脉（颜

面部出血）。

3）颈总动脉和颈外动脉：用拇指在胸锁乳突肌前缘、环状软骨平面将搏动的颈总动脉压闭至第6颈椎横突上，按压一般不超过5分钟，禁止双侧同时压迫，否则会导致脑缺血（头颈面部大出血，且压迫其他部位无效时）。

（2）包扎止血：用于较大创面的小动脉、静脉、毛细血管出血。简单清理创面后复位组织，在损伤部位填塞或覆盖医用明胶海绵或止血纱等可吸收止血材料，表面覆盖多层敷料，绷带加压包扎（单眼、十字交叉、额顶枕）。注意力度合适，保持呼吸道通畅。伴发有骨折者应注意避免过度加压而造成下颌骨颏部或上颌骨骨折过度向后移位而致窒息。

（3）填塞止血：用于中等动脉、大中静脉损伤出血或开放性、洞穿性伤口或窦腔出血，也可用于暂时无法手术摘除的肿瘤瘤体大出血。可用医用纱布、碘仿纱条、油纱条填塞创腔，适当加压包扎。注意填塞时尽可能准确查明出血部位，从出血部位开始填塞直至整个创口填满；在颈部或口底创口填塞纱布时，应注意保持呼吸道通畅，以免窒息。

2. 结扎或缝扎止血　用于可视的血管破裂口或者血管断端。以止血钳夹住创口内活跃出血的血管断端结扎止血；对于回缩到组织内的血管或找不到明确出血点时，可采用缝扎止血。

3. 电凝止血　较为活跃的出血点可用电凝（激光/烧灼）方法止血。前提是必须能看到准确的出血点，凝结时保持创面清晰，不能有积血，凝结时准确短促，避免在创面进行大面积无差别灼烧。

四、肿瘤和血管畸形所致出血

牙龈瘤、血管瘤、血管畸形等血供丰富，一旦因感染、摩擦或咀嚼损伤破裂，出血较多。尤其是颌骨动静脉畸形（颌骨中心性血管瘤），临床表现为反复的自发性出血和急性发作的大出血，严重时可危及生命。另外，大出血是恶性肿瘤常见的致死原因之一。恶性肿瘤可因瘤体破溃或累及周围血管导致出血；放射治疗可导致大血管管壁变脆变薄而易于破裂出血；放化疗导致的骨髓抑制引起血小板减少等原因也可引起严重的出血。

（一）处置原则

肿瘤出血患者由于本身的生理状态和出血导致的紧张、焦虑等情绪，接诊时应注意及时安置椅位和安抚，医护人员动作紧凑而镇定。活动性出血的患者应尽快准备负压吸引设备，以防误吸导致窒息。必要时应尽快建立静脉通道。

（二）操作常规

1. **牙龈瘤出血**　牙龈瘤尤其是妊娠性龈瘤不是真性肿瘤，急诊处置出血时以保守为主。

（1）使用1%～3%的过氧化氢冲洗创面，并使用过氧化氢润湿的棉卷或纱布压迫创面30分钟至1小时。

（2）对于较小范围的牙龈瘤，局部压迫止血失败时，排除手术禁忌后可在局部麻醉下切除病变。

（3）对于范围较大或合并颌骨破坏的牙龈瘤，局部压迫止血失败时，应考虑在全身麻醉下切除病变。

2. **血管瘤出血**　血管瘤出血多由感染或损伤导致，急诊止血多为临时止血，后续应及时安排针对性治疗。

（1）常规采用持续压迫止血，口内血管瘤出血应注意压迫的部位和有效性。

（2）对于病灶及出血面较局限的唇颊部、舌前份血管瘤，可采用远位间断贯穿缝合结扎阻断血供。

（3）对于颌面部皮肤的病灶可采用加压包扎的方法；如皮肤血管瘤因感染而出血，多为局部较为严重的渗血，可结合局部结扎、电凝和10%高渗盐溶液持续湿敷等方法止血。

（4）口底区的血管瘤出血如出现压迫呼吸道的情况应及时在颌下切开清除血肿并用碘仿纱条填塞止血。必要时应行预防性气管切开，以保持呼吸道通畅。

（5）舌根部出血患者易出现误吸、呼吸困难及休克症状，应及时行气管切开，颈外动脉结扎后行瘤体全切术或介入治疗。

3. **颌骨动静脉畸形出血**

（1）首先按压松动的牙齿或牙龈压迫止血。

（2）拔牙后引起的急性大出血，可于拔牙窝中紧密填塞碘仿纱条再用棉卷或纱布压迫牙龈止血。

（3）随后立即转病房，根据实际病情可选择介入治疗或手术切除病变颌骨等方法。

4. **其他肿瘤出血**　部分血供丰富的肿瘤如神经纤维瘤、神经鞘瘤等可因损伤等原因发生大出血，恶性肿瘤则以肿瘤溃疡部位渗血或邻近大血管破裂出血常见。对于有手术适应证的不可控出血，可紧急安排手术切除肿瘤止血。

（1）如肿瘤瘤体较小，可在正常组织范围内行缝合止血，避免肿瘤组织撕裂而进一步加重出血。

（2）如位于体表的肿瘤发生渗出性出血，或因瘤体较大无法行缝合止血时，可用过氧化氢纱布于瘤体表面持续湿敷。如出血仍不可控，可采用瘤体内填塞明胶海绵或止血纱等，需要加压者可用碘仿纱条填塞，并在不影响呼吸的前提下加压包扎止血。

（高　攀）

37

第五节　口腔颌面部软硬组织外伤的处置

一、急救处置

颌面外科医师应该从全局出发，详细了解受伤全过程，判断患者是否伴有上呼吸道梗阻、颅内损伤、失血性休克等随时可能致命的症状，并积极采取急救措施稳定病情。

（一）呼吸道通畅的维持

1. 诊断　患者出现呼吸短促、发绀、四凹征时应高度警惕呼吸道梗阻！口腔颌面部外伤等导致的呼吸道梗阻的特点是平卧时加重，上半身抬高后缓解，严重者需要端坐甚至上身前俯才能呼吸。除呼吸道梗阻外，患者呼吸困难还可能是由外伤导致的血气胸、原有或继发的肺部感染等导致的，可通过听诊、胸部X检查等手段初步排查。

口腔颌面部处于呼吸道开口端，外伤可能导致上呼吸道的堵塞甚至窒息，呼吸道是否通畅决定着患者的生命安全和后续治疗能否顺利开展，故而需要在第一时间进行评估和及时处理。外伤情况下导致呼吸道梗阻的原因如下。

（1）下颌骨骨折导致附着口底肌肉的下颌骨颏部后移，尤其在双侧颏孔区骨折和颏部粉碎性骨折时为重。

（2）口底淤血肿胀导致舌体抬高后移而堵塞口咽部。

（3）舌根、软腭部软组织大面积损伤导致部分组织掀翻堵塞咽部，或由于咽部伤口大量出血误吸导致窒息。

（4）双侧上颌骨后份甚至整个上颌骨骨折，骨折块后移导致软腭后坠堵塞咽腔。

2. 院前急救　一旦发现患者有呼吸道梗阻的症状，应在第一时间采取措施予以缓解。

（1）上呼吸道的紧急开放。双手抬举双侧下颌角向前上可在第一时间缓解组织移位导致的呼吸困难（图1-5-1），同时也可进一步明确患者呼吸困难是否由上呼吸道梗阻导致。

（2）尽快清理口腔、鼻腔及咽喉部异物，保持呼吸道通畅。

（3）上颌骨骨折及软腭下坠时，可用筷子、木棍等横置于后牙区，将上颌骨上抬固定（图1-5-2）。

（4）紧急时可行环甲膜切开术或穿刺术（图1-5-3）。

（5）运送患者时清醒患者可用坐位，头倾向前，昏迷患者应采用半俯卧位或侧卧位。

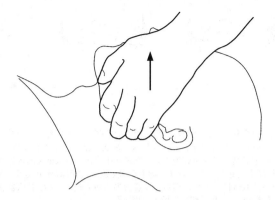

图1-5-1 上呼吸道的紧急开放

注：由外伤、感染导致上呼吸道梗阻时，可用双手顶住下颌升支后缘并向上用力，使气道短暂开放，为随后的急救争取时间。

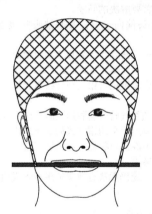

图1-5-2 上颌骨后坠的紧急固定法

注：由上颌骨骨折导致上颌骨和软腭后坠堵塞上呼吸道时，可临时用筷子等物上抬固定上颌骨以利转运。

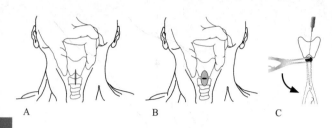

A.左手拇指和中指夹持固定喉结，用示指尖探及甲状软骨下缘及其下方的环状软骨，两者间即为环甲膜位置，翘起示指，其余手指保持不动，继续固定喉结，以环甲膜为中心，在颈部中线作3～5cm长的皮肤切口（若行环甲膜穿刺，应注意穿刺物尖端向尾侧）；B.暴露环甲膜后，在其上作一约1cm长的水平横切口，注意刀尖切勿太过深入；C.扩张器横行插入后旋转90°，扩开切口后插入专用导管。

图1-5-3　环甲膜切开术

3. 院内急救　在院或送达院内的患者，应立即查看呼吸状况，呼吸障碍是首要解决的问题。

（1）将伤者头偏向侧方，及时抽吸呼吸道内的血液或分泌物。

（2）积极清理碎牙片、碎骨片、软组织块、血凝块以及咽喉部固体异物。

（3）舌后坠患者可用舌钳或粗针线贯穿缝扎，并将舌向前牵拉固定。

（4）口底和颈部气管旁血肿形成时，应在局部麻醉下清除积血，查找活跃出血点后采用钳夹或局部压迫止血。

（5）采取经鼻腔或口腔插入鼻咽通气管、口咽通气管等，以维持有效的呼吸通道。

（6）若上述措施仍无法有效缓解患者呼吸道梗阻，则应果断实施气管切开。

（二）脑外伤处理

因口腔颌面部与头部在同一部位，面骨与颅骨为骨缝连接，外伤时常伴发颅脑外伤，应在颌面部外伤进一步处置前进行判断，并在治疗中和治疗后持续严密观察，若怀疑有较为严重的颅脑外伤，应转神经外科优先处理。

1. 评估要点　颅脑外伤初步评估主要检查患者的意识是否清醒、基本生命体征是否平稳、双侧瞳孔是否等大等圆和对光反射的敏感性。另外，对未受伤的肢体的肌张力和神经反射检查也有助于判断神经系统的情况。

2. 脑震荡的诊断及处理　脑震荡在颌面部外伤中较为常

见，主要表现为逆行性遗忘，在病史询问时不能简单询问患者是否记得受伤当时的情况，而应单独询问并让患者独立回答细节，如撞击部位和器物、倒地时首先碰触的部位、受伤时正在进行的活动以及周围环境等问题，借此判断是否有逆行性遗忘。脑震荡确诊后应严密观察一周，以排除迟发性颅内出血的危险。

3. 颅内血肿的诊断及处理　怀疑有颅内血肿时应立即请脑外科医师急会诊处理。早期诊断颅内血肿的依据如下。

（1）呈典型的昏迷—清醒—昏迷的临床表现。

（2）颅内高压症：剧烈头痛、喷射性呕吐等。

（3）脑受压：呼吸深慢、脉搏缓慢，血压升高为其典型征象（"两慢一高"）。

（4）CT扫描是颅内血肿最迅速可靠的检查，可明确部位及血肿程度。应注意及时复查CT，警惕迟发性颅内血肿的发生。

4. 脑脊液漏的诊断和处理　面中份骨折可伴有脑脊液鼻漏，颞颌关节区外伤可伴有脑脊液耳漏，脑脊液漏量大时常伴有头痛，耳漏者可伴有耳闷、头晕。外伤导致的脑脊液漏一般混有血液，初步诊断可将漏出的液体滴于吸水性较好的滤纸或纱布上，可见以血液为中心的大范围的淡红色液体扩散圈，明确诊断可用葡萄糖定量分析［葡萄糖含量≥1.7mmol/L（30mg/dl）可明确诊断］。需要注意的是，脑脊液耳漏在鼓膜未破损的情况下，可从咽鼓管引流到鼻腔而易被误诊为脑脊液鼻漏。

绝大多数脑脊液漏可自行愈合，需早期使用抗菌药物防止颅内感染。有脑脊液耳漏和鼻漏者应采用头高位静息，用脑组织的重力压闭漏口。切不可做耳内和鼻腔的冲洗，也不可用力屏气或搪鼻涕。

（三）急性失血性休克处理

口腔颌面部由于血供丰富，外伤后常在短时间内有大量出血，当出血量较大导致血容量不足超过机体代偿能力时，就会呈现休克综合病征。出血性休克首要的处理是止血，具体方法参考本章第四节内容。需要注意的是，一旦失血性休克得到纠正，伤口部位原本收缩的血管可能再次开放出血，故休克治疗时也应关注伤口出血情况。

（1）失血性休克初起最先出现的是周围血管收缩，表现为皮肤苍白、四肢湿冷、唇黏膜苍白，外周静脉不充盈。随着血容量持续下降，出现心动过速、血压下降、呼吸急促、尿量减少等。休克晚期，血压明显下降、尿量骤减、心脑供血不足，甚至昏迷，最终出现多器官功能衰竭。

（2）口腔颌面部外伤患者因血液污染遮挡，不易进行面色观察，故接诊后应首先擦拭部分血污，以便观察皮肤和黏膜色泽，并尽快止血。第一时间建立静脉通道，当估计出血量较大时应建立双通道，以便能补充体液和输血。补充体液优先选用平衡盐液或乳酸林格液，补液应遵循"快、足、稀"的原则，及时查血常规、电解质和血气分析，并做好输血准备。

二、颌面部创伤的急症处置

口腔颌面部软组织创伤有擦伤、割伤、刺伤、挫裂伤、撕裂伤、咬伤、烫/冻伤、火器伤等。颜面部外伤后出血多、肿胀明显，由于位于口腔、鼻腔和上呼吸道的常驻菌群多而复杂，外伤后感染的概率较高，如涉及唾液腺腺体或导管的损伤，可导致唾液腺瘘。面神经和三叉神经及其分支受损后常导致其所支配区域运动与感觉功能的障碍。有异物刺入的外伤，切忌在治疗早期盲目拔除异物，以免引起致命性出血。

（一）处理原则

（1）清创缝合一期关闭的时限可放宽至伤后48小时甚至更久。

（2）尽量保留软组织，尽最大可能促进软组织愈合。

（3）尽量一期缝合或关闭口腔贯通伤。

（4）及时修复软组织创面缺损。

（5）必要时放置引流条，充分引流。

（6）注意有无唾液腺腺体与导管损伤，腮腺区及面颊部的外伤应注意面神经有无损伤，深部结扎时注意鉴别避免误结扎。

（二）操作要点

1. 唇部损伤

（1）缝合时应首先缝合肌层，然后再按照唇的正常解剖外形缝合皮肤及黏膜。

（2）缝合皮肤的第一针应先缝合红唇缘处，以尽可能保证红唇缘处精确对位。

（3）后续缝合时，如创缘不整齐，可少量修剪创缘。

（4）唇部血供丰富，较大的窄蒂游离组织应尽可能保存。薄层的游离组织污染和挤压不严重的，也可原位缝合以关闭伤口，术后酌情加用抗菌药物和扩血管药物。

2. 颊部损伤

（1）颊部伤口应注意检查腮腺导管和导管开口处有无损伤，腮腺导管断裂的应行吻合或者改道/口内造瘘术。导管口附近的伤口缝合时应避免造成导管口狭窄，必要时可放置硅胶引流管。

（2）面部皮肤的不整齐伤口可在局部做适当的折叠转角，尽可能不缝合成一条直线，以减轻瘢痕挛缩。

（3）颊部贯通伤如无组织缺损，常规清创后，依次缝合口腔黏膜、肌层和皮肤。

（4）贯通伤有较小组织缺损的，可直接拉拢或局部转瓣后缝合；张力大者，可做定向减张拉拢缝合。

（5）贯通伤组织缺损较大的，可暂时将创缘皮肤与黏膜对缝关闭创面，遗留颊部洞穿性缺损待二期整复。

3. 腭部损伤

（1）腭部软组织撕裂伤可直接缝合，因硬腭部组织缺乏张力，可在缝合前适当剥离创口两侧3mm左右的黏骨膜以便缝合。

（2）硬腭部黏膜组织缺损可在局部用碘仿纱布反包扎保护创面，若有条件也可用压膜式腭护板固定碘仿纱布。对于硬腭部的穿通性损伤，应尽可能用邻近转移黏骨膜瓣，关闭伤口隔开口鼻腔，必要时可在硬腭两侧行松弛切口，然后将瘘口处拉拢缝合，两侧松弛切口处用碘仿纱条填塞。对于无法关闭或术后复裂的口鼻瘘，可考虑原位组织瓣转移修复，也可用带腭板的义齿修复。

（3）软腭贯通伤应分层缝合，先缝合鼻腔黏膜，再缝合肌层及口腔黏膜。对于组织缺损较大的软腭创伤也可一期关闭创缘，择期修复关闭瘘口。

4. 舌部损伤

（1）舌部外伤缝合时不做分层缝合，应用大针粗线贯穿整个伤口深度缝合，缝线间隔和进出针位置距创缘都在5mm以上。

（2）舌部血供极为丰富，清创缝合时一般不做组织切除。完全断离的舌组织，因断面血管神经回缩不易寻找，无法行血管吻合，故全离体的舌组织一般弃去。舌部组织缺损者，缝合时应以保持舌长度为先。

（3）如果舌与邻近组织同时存在伤口，应先关闭舌的创面，再关闭其他创口。

5. 鼻部损伤

（1）外鼻创伤缝合时应注意精确对位缝合，尽可能恢复外形。

（2）断裂的鼻软骨切勿随意剪除，应在清创后将软骨置回软骨膜中，再行皮肤缝合。

（3）鼻孔周围的创口缝合后，可在患侧鼻孔内放置一个包裹有凡士林油纱的弹性橡皮管，以支撑鼻孔形态，同时促进创口愈合。

6. 非贯通伤　指较深而窄的伤口。

（1）尽量清除深部异物，并彻底止血。

（2）非贯通伤应常规放置引流条或引流管，较浅的伤口可严密缝合，较深的非贯通伤不宜严密缝合。

43

7. 腮腺损伤

（1）腮腺腺体损伤清创时应逐层严密缝合腺体、腮腺筋膜和皮肤，有撕脱游离的腺体可予摘除。术后局部应加压包扎。术后可配合口服阿托品（每次餐前半小时口服，并严格控制进食次数，避免进食酸性或其他刺激性较大的食物）。

（2）如发生腮腺导管断裂，应寻找腮腺导管，并施行腮腺导管吻合术。

（3）腮腺深层缝合时避免结扎损伤面神经。患者若有面瘫症状，应认真检查以确定面神经受损部位，并在清理创口时，仔细寻找面神经断端，并施行面神经吻合术。

8. 存在异物

（1）创面上附着的异物应反复冲洗、擦拭以去除，并用组织剪少量修剪创面浅表组织。

（2）对深处异物可用手细心扪诊，或用探针沿伤道探查取出；如果异物距皮肤黏膜近，离穿通口远，可另做一切口，就近取出异物。有条件者可在B超辅助下探查定位异物，使用B超时应注意超声波可因表浅异物阻挡而无法探及深面的异物，故术中应反复使用B超探查。

（3）创口有急性炎症、异物位于大血管旁、定位不明确者，应完善准备后在全身麻醉下手术。

9. 植物纤维异物刺入损伤

竹、木等异物刺入时，断端的细小分支在刺入过程中会折断而埋入周围软组织中，而细小纤维刺入后表面软组织即可闭合，导致清创时查找困难。因此植物纤维异物刺入伤术后可能因残留的异物中富含的细菌而导致伤口感染，应在术前充分告知。术前应行锥形线束CT或MRI检查，查明异物的位置、深度及其与颌骨、血管的关系；术中有条件时可配合B超辅助定位。术后应及时复诊，较细小的植物纤维很难查找，常在感染并形成脓腔后才能清理。

10. 硬组织损伤

如果口腔颌面部软组织损伤与颌面部骨折同时发生，可在清创缝合术同时施行颌面部骨折切开复位内固定术。骨折较为复杂、全身情况不佳者，可先行软组织清创缝合，以后再进行颌面部骨折的治疗。清创时应注意：

（1）尽量保护骨组织，关闭软组织创面，避免骨暴露。如有软组织缺损，应做邻位组织瓣转移或用碘仿纱条覆盖暴露的骨创面，以避免骨面感染。

（2）清创时动作轻柔，对未完全游离的骨折块，应尽量保护附着的黏骨膜，避免其从骨块上撕脱而阻断骨膜对骨块的血供。

（3）完全游离的骨块可先将其取出，用抗生素溶液浸泡后再放回清洁后的创口内，并尽可能放至原位，缝合周围软组织消灭无效腔。软组织挫伤或伤口污染严重者，也可将较大的骨块无菌处理后冷冻保存待用。

（4）用绷带包扎时，应注意无菌操作。骨折处创口包扎时，应注意防止加重错位。绷带在包绕下颌下区和颈部时，注意保持呼吸道的通畅。

三、口腔颌面部外伤破伤风相关处置规范

（一）概述

1. 伤口暴露情况分类

（1）清洁伤口：位于身体细菌定植较少的区域的伤口；伤后立即得到处理的简单伤口。

（2）不洁伤口：位于身体细菌定植较多的区域（毛发较多）的伤口；超过6小时未处理的较清洁伤口。

（3）污染伤口：被污物、有机泥土、粪便、唾液等污染的伤口；已经感染的伤口；含有坏死组织的伤口。

2. 破伤风免疫制剂分类

（1）破伤风类毒素（TT）：破伤风疫苗，可使体内长期保持一定的抗体浓度。

（2）人破伤风免疫球蛋白（HTI）和马破伤风抗毒素（TAT）：被动免疫制剂，可中和未与神经结合的破伤风毒素，但不能杀灭伤口中的破伤风梭菌，也不能去除已经和神经结合的破伤风毒素。优先选用HTI，TAT可能会引起严重的变态反应，只能在进行变态反应测试后单剂量使用，皮试阳性时采用脱敏注射。体内抗体维持时间为10天（TAT）或28天（HTI）。

3. 免疫分类

（1）全程免疫：至少接种过三剂TT的患者。

（2）主动免疫：通过注射TT诱导机体产生获得性免疫（相关抗体）。

（3）被动免疫：通过注射HTI或TAT使体内短时间内产生相关抗体、致敏淋巴细胞或其产物所获得的特异性免疫能力。

（二）基础处置原则及规范

（1）所有伤口均应及时妥善地清创。

（2）彻底清创后，伤后时间短和污染轻的伤口可予缝合。缝合后消毒皮肤，外加包扎，必要时固定制动。

（3）伤口污染较重或处理时间已超过伤后24小时，但尚未发生明显的感染，伤口可稍微拉拢而不严密缝合，伤口内留置盐水纱条引流，待48小时后伤口仍无明显感染者，二期关闭伤口。如伤口后期感染，则取下缝线按感染伤口处理，开放引流3～5天后根据伤口情况决定是否进行延期缝合。

（三）破伤风免疫建议

外伤后破伤风免疫建议见图1-5-4。伤后2周内使用TT，都能起到预防作用。

（1）抗生素可以通过杀灭伤口中的破伤风梭菌延缓疾病进展，首选的抗生素是甲硝唑或青霉素。

（2）免疫功能受损的患者，所有伤口将加强免疫的时间间隔缩短至5年，同时给予被动免疫制剂。

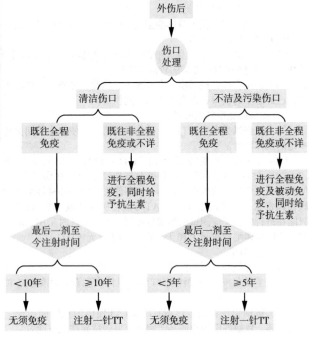

图1-5-4 外伤后破伤风免疫建议

四、口腔颌面部外伤狂犬病Ⅲ级暴露处置规范

（一）狂犬病暴露分级及暴露后预防

见表1-5-1。

表1-5-1　狂犬病暴露分级及暴露后预防（PEP）

暴露分级	接触方式	暴露后预防处理	破伤风风险
Ⅰ级	触摸或喂养动物，完整的皮肤接触其分泌物、排泄物	清洗暴露部位	无风险
Ⅱ级	轻微的划痕或擦伤但无出血；已闭合但未痊愈的伤口接触动物及其分泌物、排泄物	伤口冲洗[a]；接种狂犬病疫苗[b]	低风险
Ⅲ级	穿破皮肤的咬伤或擦伤；黏膜或尚未闭合的伤口沾染动物分泌物、排泄物；接触蝙蝠	伤口冲洗[a]；接种狂犬病疫苗[b]；伤口局部注射狂犬病免疫球蛋白[c]	高风险

注：a.肥皂水及大量清水立即冲洗咬伤处（15分钟），局部涂抹含碘消毒剂；对于污染严重和就诊延迟（暴露超过6小时）的病例，建议冲洗的同时用无菌棉球或无菌纱布擦拭创面以利于更彻底地清除创面表面附着的污染物。

b.若在免疫接种过程中发生再次暴露，则继续按照原有程序完成全程接种，无须加大剂量和剂次；PEP完成后3个月内再次暴露者无须注射疫苗及免疫球蛋白；超过3个月者需在第0和3天各补充接种1剂疫苗，但无须注射免疫球蛋白。

c.免疫球蛋白注射应在首次狂犬病疫苗注射后一周内，一周后应禁止注射免疫球蛋白。Ⅲ级暴露前已完成预防性狂犬病疫苗接种或前序感染PEP已至少完成两次接种的患者，无须注射免疫球蛋白。

（二）狂犬病Ⅲ级暴露处置原则及规范

1. 所有狂犬病Ⅲ级暴露患者，首先均需尽快进行狂犬病疫苗接种及免疫球蛋白注射（包括全身及局部）

（1）活跃出血点可予以止血，渗血创面可薄层敷料覆盖后，至防疫站行疫苗接种。

（2）注射狂犬病免疫球蛋白至少2小时后根据需要进行清创缝合。

2. 狂犬病Ⅲ级暴露患者的清创缝合

（1）可Ⅰ期缝合创口：受伤6小时以内注射狂犬病免疫球蛋白后，可彻底清创的动物咬伤或抓挠伤行Ⅰ期缝合。

（2）暴露或松散缝合：受伤超过6小时仍未注射狂犬病免疫球蛋白、损伤较大较深或伴有大量软组织缺损、合并免疫功能受损者（如糖尿病、长期糖皮质激素或免疫抑制剂治疗者、HIV感染者等），处理活跃出血点后，伤口予暂时暴露或松散缝合，待48～72小时后行Ⅱ期缝合。

（3）较深的伤口尤其是松散缝合后的伤口建议放置引流管，保证充分的引流。

（4）啮齿类动物咬伤的小而深的伤口，常规无须缝合。

（5）伤口已经缝合且无明确感染征象者，原则上不主张拆除缝线。局部红肿明显者可拆除部分或全部缝线，敞开伤口以利引流。

3. 所有暴露患者均推荐预防性使用抗生素　常规口服3～7天。有条件者应留取伤口的分泌物或剔除的坏死组织进行细菌培养及药物敏感试验。

（三）狂犬病Ⅲ级暴露患者的破伤风接种策略

参照破伤风处置规范中不洁及污染伤口的处置原则。

（四）特殊人群的疫苗接种

（1）妊娠期及哺乳期可进行PEP。

（2）HIV感染者及其他免疫缺陷患者：免疫功能正常者可如常进行疫苗接种；免疫缺陷者即使PEP前进行过疫苗接种，Ⅱ级或Ⅲ级暴露后都需同时进行疫苗接种和免疫球蛋白注射。首次接种后2～4周内需进行血清学检测检查抗体产生情况。

（胡　沛　刘航航）

第二章　全身背景性疾病的对策

背景性疾病指接受专科治疗的患者，同时患有的非专科的、可能对专科疾病的病情或治疗有影响或相互影响的疾病，但专科不必或无法对该疾病进行针对治疗。背景性疾病可以是系统性疾病或某个其他专科的疾病，如心脑血管疾病、糖尿病、自身免疫病、腰椎骨折和椎间盘突出、下肢深静脉血栓等。本章仅对与口腔治疗关系较为密切的疾病进行简述。

第一节　身体功能状态评估

　　患者在接受口腔治疗时，因为其机体功能状态的差异，对不同治疗的耐受能力不同。为了评估肿瘤患者对治疗的耐受性，卡诺夫斯凯（Kanofsky）提出了机体功能状态评分标准，即卡诺夫斯凯计分（KPS，百分法）。美国麻醉医师协会（ASA）在此基础上提出了患者功能状态评分，将患者的身体功能状态（Physical status，PS）分为6级。口腔治疗可以借用该方法，初步评估患者对治疗的耐受能力，以此制订对策（表2-1-1）。

表2-1-1　患者功能状态评分在口腔治疗中的应用

健康状况	特征	口腔风险	示例
PS1健康患者	患者能够无痛苦地走上一层楼梯或两个城市街区无焦虑	治疗期间风险很小或没有风险	20岁，身体健康
PS2轻度全身性疾病患者	患者有轻度至中度全身性疾病，或者是健康的患者但对口腔科表现出更极端的焦虑和恐惧；患者能够走上一层楼梯或两个城市街区，但在完成后因痛苦而不得不停下来	治疗期间风险小	患有呼吸系统疾病、运动性过敏症、牙科恐惧症或妊娠；良好的饮食或口服降糖药控制的糖尿病；控制良好的哮喘；控制良好的癫痫；无须药物治疗，控制良好的高血压
PS3重度全身性疾病患者	患者患有严重的全身性疾病，活动受限，但并未丧失活动能力；患者能够走上一层楼梯或两个城市街区，但途中因痛苦而不得不停下来	口腔治疗方案需作出针对性调整	药物治疗后控制良好的高血压；胰岛素治疗后控制良好的糖尿病；轻度慢性阻塞性肺疾病；30天或更久前有心肌梗死或脑血管意外或充血性心力衰竭

健康状况	特征	口腔风险	示例
PS4患有严重的全身性疾病，对生命构成持续威胁的患者	患者患有严重的全身性疾病，活动受限，对生命构成持续威胁；患者无法走上一层楼梯或两个城市街区。即使在休息时也存在痛苦	患者在治疗期间构成重大风险；暂缓口腔治疗，直至改善到PS3；患者知情同意下可选择口腔急诊处理	最近30天内有不稳定型心绞痛、心肌梗死或脑血管意外；严重的充血性心力衰竭；中至重度慢性阻塞性肺疾病；未控制的高血压、糖尿病或癫痫
PS5不进行手术预计无法生存的垂死患者	住院的病危患者	仅作为抢救性治疗的组成部分	危重疾病的急性发作
PS6脑死亡患者		无须口腔治疗	脑死亡

对于身体功能在PS2以上者，安排诊疗时应注意控制患者的候诊时间，因为在等待牙科治疗的过程中，休息不佳和紧张情绪会加大患者体力的消耗。PS3以上者还需要合理安排诊疗时间，避免患者长时间在牙科椅上接受治疗。对有呼吸系统疾病和心力衰竭的患者，诊疗过程中应注意体位不能过于低平，并控制粉尘和气溶胶。

对于既往有心血管疾病和脑血管疾病病史者，情绪激动、紧张和身体疲劳是其常见的诱发因素，故此类患者在诊疗过程中全程都应注意密切观察，及时消除可能的危险因素，预防心脑血管疾病的突发。

（刘航航）

第二章 全身背景性疾病的对策

第二节 常见背景性疾病的应对策略

一、心血管疾病

心血管疾病包括多样化的体征和症状，许多心血管疾病患者还患有其他全身性疾病，这些疾病会增加各种疾病的发病率和死亡率。口腔治疗可能会升高内源性肾上腺素并增加心血管系统的压力，心血管疾病的疼痛也可能与牙源性疼痛混淆。对心血管疾病患者的健康状况评估是口腔科治疗计划的重要一步，也是第一步，了解患者的疾病分期有助于理解患者对口腔治疗的耐受程度。

（一）常见心血管疾病

见表2-2-1。

表2-2-1 常见心血管疾病

种类	特点
冠心病	冠状动脉狭窄导致的心脏疾病，主要表现为心绞痛等
心肌梗死	主要表现为不同程度的胸痛和不适、虚弱、发汗、晕眩、呕吐、心搏不稳定等
高血压	包括原发性高血压及继发性高血压
心力衰竭	包括左心衰竭和右心衰竭，通常表现为端坐呼吸、过度疲惫与下肢水肿
心脏瓣膜病	主要包括二尖瓣关闭不全、风湿性心脏病、感染性心内膜炎等
心律失常	包括房室传导阻滞、心房颤动、心室颤动、期前收缩等
先天性心脏病	包括法洛四联症、房（室）间隔缺损、心导管未闭等

（二）治疗前询问病史内容

（1）具体疾病种类。

（2）做过何种手术。

（3）服用何种药物，是否服用抗凝药物，若是需提供24～72小时内凝血检查结果。

（4）病情控制状况，是否发生心力衰竭（心衰），心衰程度、分期。

(三) 各类心血管疾病患者的口腔诊疗

心脏病患者若整体力耐受性较差，应注意统筹安排，避免患者在椅位时间和候诊时间过长而致疲倦。

针对各类心血管疾病的患者，口腔治疗应根据患者病情，慎用肾上腺素。使用地高辛的患者，不用肾上腺素及去甲肾上腺素；心脏病情较稳定者，使用肾上腺素每次不超过 0.036 mg（即 2 ~ 3 个整瓶剂量）；心脏情况不佳的患者，如需使用含肾上腺素的排龈线，不超过 2 个牙位，且仅使用一次。

对于使用抗凝药物的患者，首先应注意停药风险导致的后果远比局部出血更为严重。其在手术后可能会出现长时间的出血，但许多研究表明，使用局部止血剂比停药更可取。对于已置入冠状动脉支架的患者，停用抗血小板药物会在置入后的前 12 个月内大大增加支架内血栓形成、心肌梗死或死亡的风险。因此，局部止血优于停药！

服用抗凝药的患者只要国际标准化比值（INR）在 2.0 ~ 3.5，可以在不改变或停止华法林方案的情况下进行小口腔手术。例如，简单的拔牙，可以在拔牙窝中放置明胶海绵等止血材料，局部使用氨基己酸冲洗/漱口等。注意甲硝唑、广谱青霉素会增加 INR。

需要预防性使用抗生素的患者，应注意患者日常用药情况和耐药情况，不使用大环内酯类药物（有一定心毒性）。

建议该类患者应在心电监护下进行操作，并常备硝酸甘油、自动体外除颤器（AED）等急救药品和设施。如果患者开始出现呼吸困难、心律不齐或胸痛，则应尽快展开急救。术后需随访 24 ~ 72 小时。

各类心血管疾病患者应根据疾病种类、分期等个性化制订其口腔治疗计划。

1. 冠状动脉疾病　冠心病病情分级及口腔治疗见表 2-2-2。

表 2-2-2　冠心病病情分级及口腔治疗

分级	症状	口腔治疗
1	普通的体力活动不会引起心绞痛	无调整
2	剧烈活动引发心绞痛	可正常进行选择性口腔治疗
3	轻度劳累引发心绞痛	限制使用含肾上腺素的麻醉药（<0.036mg）
4	任何程度的体力消耗都会发生心绞痛	心电监护下进行口腔治疗

2. 心肌梗死

（1）在前30天内出现任何程度的心衰或心肌梗死（心梗）的患者，无论是否接受手术干预，都不应该接受口腔择期治疗。口腔急诊处理应咨询内科医师并在心电监护下进行；保留留置针，考虑在手术前预防性服用硝酸甘油，通过鼻插管或鼻面罩持续供氧。

（2）心梗30天后无明显症状且心衰分级仅为NYHA Ⅰ～Ⅱ期者，可进行选择性口腔治疗；但麻醉药剂量应低于2个整袋剂量。

（3）心梗30天后但持续具有缺血症状（胸痛、气短、头晕等）或心衰分级为NYHA Ⅲ～Ⅳ期者，不应该接受选择性口腔治疗。口腔急诊处理应咨询内科医师并在心电监护下进行。

（4）慎重使用非甾体抗炎药（NSAIDs）。

（5）服用降胆固醇药物（如辛伐他汀）的患者应慎重使用大环内酯类抗生素（红霉素或克拉霉素）。

Tip：心绞痛或心肌梗死可以表现为颌面部的疼痛，特点是左侧牙颌面尤其是左下牙痛，鉴别的要点是心源性牙痛除无法定位外还可同时有牙龈或颌面部的疼痛。

---

3. 高血压　高血压病情分级及口腔治疗见表2-2-3。

表2-2-3　高血压病情分级及口腔治疗

年龄	血压/mmHg	选择性口腔治疗	口腔急诊
>18岁	<160/100	无调整	无调整
	>160/100	不进行任何口腔治疗操作	血压在（160～180）/（100～109）mmHg，且可能与口腔疼痛等相关者，在手术过程中每10～15分钟进行一次血压监测；血压>180/110mmHg时终止治疗，咨询内科医师后处理；考虑使用镇静药等减少患者焦虑，或在完善的心电监护下治疗
10～17岁	<140/90	无调整	无调整
	（140～160）/（90～100）	不进行任何口腔治疗操作	若可能与口腔疼痛等相关，在手术过程中每10～15分钟进行一次血压监测，血压>160/100mmHg时终止治疗；尽可能缓解患者的焦虑，咨询内科医师后处理或在完善的心电监护下治疗
	>160/100	不进行任何口腔治疗操作	

其他注意事项:

（1）不要长期使用NSAIDs（不超过2周）。

（2）血压＜160/100mmHg的患者可按（1∶100 000）～（1∶200 000）比例局部使用肾上腺素；血压＞180/100mmHg时应慎重手术，常规不使用肾上腺素。

（3）由于有抗高血压药物相关的直立性低血压的可能性，切勿快速改变体位。

（4）服用β受体阻断药的患者，含肾上腺素的麻醉药剂量应低于2个整装剂量（利多卡因不超过10ml）

4.心衰　心衰的病情分级及口腔治疗见表2-2-4。

表2-2-4　心衰的病情分级（NYHA）及口腔治疗

分级	特征	口腔治疗
I级	体力活动没有限制。无呼吸困难、疲劳或普通体力活动的心悸	无调整
II级	体力活动轻微受限。患者在进行日常体力活动时会出现疲劳、心悸和呼吸困难，但在休息时会感到舒适	咨询内科医师后在心电监护下进行口腔治疗
III级	活动明显受限。少于普通的体力活动会导致症状，但在休息时感到舒适	咨询内科医师后在心电监护下进行口腔治疗
IV级	症状在患者休息时出现，任何体力消耗都会加剧症状	慎重选择口腔治疗

其他注意事项:

（1）充血性心衰慎重使用需静脉注射的镇静药物。

（2）NYHA III～IV期患者不使用肾上腺素及去甲肾上腺素。

（3）谨慎使用NSAIDs。

（4）服用香豆素、氯吡格雷等抗凝药物的患者外科手术前需检查凝血。

5.心脏瓣膜病　若患者曾行心脏瓣膜置换手术，应询问患者是否服用抗凝药。而无论有无瓣膜置换，均应警惕瓣膜血栓的形成，故而需要预防性使用抗菌药物，以对抗口腔侵袭性操作必然导致的一过性的菌血症。尤其是下述情况：

（1）进行了心脏瓣膜置换或心脏移植的患者。

（2）安装主动脉内球囊泵的患者。

（3）风湿性心脏病患者。

（4）过往发生过感染性心内膜炎的患者。

（5）先天性心脏病（先心病）患者（未修复的发绀型先心病患者、先心病瓣膜等修复后6个月内、先心病缺损修复附近仍残留缺损）。

以上状况均需在口腔治疗（包括外科治疗、牙周治疗及牙体牙髓治疗，不包括正畸及修复治疗）前30～60分钟预防性使用抗生素（氨苄西林、克林霉素、头孢曲松或阿奇霉素），并可持续至术后3天。术前及术中使用氯己定漱口、冲洗伤口对于预防伤口感染有益，但是否有助于菌血症的控制尚存在争议。若患者已长期使用阿莫西林类抗生素，应使用克林霉素、阿奇霉素或克拉霉素进行预防性使用或停药10天后再次进行。

6. 心律失常　心律失常患者风险分级及口腔治疗见表2-2-5。

表2-2-5　心律失常患者风险分级及口腔治疗

风险分级	特征	口腔治疗
高风险	三度房室传导阻滞、有症状的室性心律失常、心室率不受控制的室上性心律失常	不进行选择性口腔治疗
中风险	一度或二度房室传导阻滞，病理性Q波	可正常进行口腔治疗
低风险	心房颤动、房性期前收缩、年轻个体的窦性心动过缓、无症状的异位搏动	

其他注意事项：

（1）若患者安装了心脏起搏器或除颤器等，应慎重使用电子根测仪、牙髓电活力测试仪、超声洁牙机和电刀等。

（2）服用β受体阻断药的患者，含肾上腺素的麻醉药剂量应低于2～3个整装剂量（肾上腺素用量少于0.036mg）。

（3）治疗前无须预防性使用抗生素，不使用大环内酯类抗生素和阿奇霉素。

二、糖尿病

糖尿病是由胰岛素分泌或利用缺陷导致的一种以慢性高血糖为特征的内分泌代谢性疾病，可引起多系统损害，在病情严重或应激时，可发生严重代谢紊乱。糖尿病患者尤其是长期血糖控制不佳的患者容易罹患各种感染，包括各种牙源性感染，感染难以控制而易扩散，患者口腔卫生状况较差，牙周炎极为普遍，口腔手术后伤口容易感染。而口腔颌面部持续存在的感染也导致血糖控制更为困难。多项研究表明，接受牙科治疗的糖尿病患者通常血糖控制不佳，故临床上应同时兼顾感染和血糖的控制。

1. 病因学分类及特点

（1）1型糖尿病：胰岛 B 细胞破坏，导致胰岛素绝对缺乏。

（2）2型糖尿病：以胰岛素抵抗为主，可伴胰岛素进行性分泌不足。

（3）妊娠糖尿病：妊娠期受激素影响发生的糖尿病或糖耐量降低，大部分可于结束妊娠后恢复。

（4）特殊类型糖尿病：如胰腺炎、库欣综合症等特殊疾病引起的高血糖状态。

2. 潜在糖尿病患者的筛查和糖尿病的评估　鉴于糖尿病与口腔疾病的密切关系，口腔医师应具备对患者糖尿病的警惕性，对确诊的糖尿病患者的病情应有基本的了解。

（1）潜在糖尿病患者的筛查：在接受口腔科治疗的所有糖尿病患者中，有50%左右的患者未在之前被诊断出糖尿病。如果不确定患者是否有糖尿病，且其有糖尿病的主要体征和症状（如多饮、多尿、多食、体重减轻和虚弱），应转介给内科医师诊断和治疗。鉴于越来越多的人可能患有未确诊的糖尿病或前驱糖尿病，建议口腔常规检查应增加糖尿病筛查的相关项目。建议使用糖化血红蛋白检测以进一步确定哪些患者应接受更全面的糖尿病相关评估。当患者有"三多一少"（多饮、多尿、多食和体重减轻）等症状或高血压和肾病等糖尿病相关并发症时应仔细询问，初步评估其有无糖尿病患病风险。对于45岁以上，有直系亲属糖尿病史、过重婴儿生育史（>4kg）、本人超重或肥胖的患者均应仔细问诊，必要时可查血糖和糖化血红蛋白以排查。空腹血糖≥7.0mmol/L，随机血糖或餐后2小时血糖≥11.1mmol/L者，应考虑糖尿病的可能，确诊应至相关专科就诊。

（2）糖尿病患者的问诊：口腔医师在接诊确诊糖尿病患者时，应仔细了解其血糖控制情况和患者的自身健康管理水平。表2-2-6可作为了解糖尿病患者病情控制情况的参考。

表2-2-6　糖尿病患者临床问诊要点

问诊目的	问诊要点
采集基本情况	什么时候第一次诊断为糖尿病的
	有没有吃药控制
	有没有在正规医院就诊
了解糖尿病控制水平	上次去专科复查是什么时候
	目前有没有任何糖尿病症状或引起的不适
	采取了什么治疗方案
	若使用胰岛素：使用胰岛素的方式和剂量
	长期的血糖水平监测情况
	最近一次空腹血糖水平

（3）糖尿病控制情况的评估：患者对病情和治疗的了解程度体现了其自我健康管理能力，这在围手术期的依从性和并发症管理方面有重要意义，所以在患者病情的评估中对其疾病诊断（糖尿病类型）、有无并发症、治疗方案和血糖水平的问诊非常重要。病情的全面评估可参照表2-2-7。

由于糖尿病对全身多个器官和系统的长期损害，故对于要接受手术等侵袭性治疗的患者，还应注意其阶段性糖代谢控制状况，目前该方面的检查有糖化血红蛋白和糖化血浆白蛋白检查。糖化血红蛋白比例反映的是患者近8～12周的平均血糖控制水平，糖化血浆白蛋白反映的是近2～3周的平均血糖控制水平。

表2-2-7　糖尿病相关检测指标及诊断标准

检测指标	正常值	糖尿病诊断标准（2022年）
空腹血糖（FPG）	<6.1mmol/L	FPG≥7.0mmol/L或2h-PG≥11.1mmol/L或A1C≥6.5%或随机血糖≥11.1mmol/L＋典型症状
餐后2h血糖（75g葡萄糖）2h-PG	<7.8mmol/L	
糖化血红蛋白（A1C）	<6%	
糖化血浆白蛋白（GA）	2.1～2.8mmol/L（11%～17%）	

需要注意的是，在最新的糖尿病防治指南中，对于不同类型、年龄和病情阶段的糖尿病患者，血糖控制目标不同，故而对糖尿病患者病情进行评估时，应遵从专科医师的建议。口腔门诊临床上评估患者整体情况时可以从下述几个方面着手。

1）患病时间：糖尿病发病年龄越年轻，患病时间越久，重要脏器的并发症可能越多。

2）交谈沟通：若患者有语言表述和理解能力下降，提示可能有中枢神经系统的并发症。

3）视听能力：糖尿病患者若有视力下降、视野变化等表现，提示其有眼底病变的可能，听力下降则主要反映中枢病变或血管病变累及中耳和内耳。

4）体重变化：近期体重较快下降，提示可能有病情的恶化。

5）血压及肾功能：高血压和肾功能损害与血糖升高可以互为因果，同时也与口腔治疗密切相关，故应该仔细了解。

6）牙周情况：糖尿病患者若口腔卫生不佳，牙周炎多较严重，而严重的牙科感染也会导致血糖控制不佳，故应特别注意。

7）皮肤病变：皮肤尤其是下肢皮肤的顽固溃疡提示了患者免疫功能的严重下降，需要特别关注。

3. 口腔并发症及临床考量　血糖控制良好，无严重系统并发症的糖尿病患者，口腔并发症多不明显，通常也可以接受包括大多数的外科手术在内的常规口腔治疗。不受控制或控制不良的糖尿病可能引起的口腔改变包括：唾液分泌减少，细菌、病毒和真菌感染（包括念珠菌病、毛霉菌病等），伤口愈合能力降低，龋病发病率和严重程度增加，牙龈炎和牙周病，根尖周脓肿，灼口综合征或口腔感觉功能异常等。患者术后更容易发生各种感染。

因为感染本身可导致血糖升高且不易控制，所以任何糖尿病患者，一旦发生牙源性感染，口腔医师均应通过切开引流、根管治疗、牙周冲洗上药等方法积极控制感染，为血糖控制创造有利条件。任何患者要进行复杂的外科或牙周手术，术后都应给予特别的饮食指导。

在口腔治疗相关用药方面需要注意以下几个方面。

（1）注意患者血糖控制用药与口腔治疗的关系，既要控制好血糖，又要避免因口腔治疗影响进食而导致的低血糖。

（2）肾上腺素具有与胰岛素相反的药理作用，对于血糖控制尚可的糖尿病患者，使用含1∶100 000或以下浓度肾上腺素的局部麻醉药基本上是安全的，但一次用量不可过多。而对于血糖未经控制或控制不良者或伴发高血压、近期心脑血管意外的糖尿病患者，应谨慎使用肾上腺素。

（3）阿司匹林和非甾体抗炎药可以潜在地增强某些口服降糖药（磺酰脲类）的疗效并导致低血糖，故使用前应注意患者用药情况，必要时请专科医师会诊。

（4）抗菌药物的使用在糖尿病控制良好的患者中遵循与普通患者相同的原则。正在接受胰岛素治疗或血糖控制不佳的患者需要引起特别注意，尤其是并发肾脏疾病或心血管疾病的患者，其在侵袭性手术后感染的风险可能增加，可以适当给予抗生素进行全身抗感染治疗。感染常常会导致糖尿病病情失控，因为糖尿病患者体内的感染不能像在正常患者体内那样被身体的防御系统很好地处理。空腹血糖在11.1mmol/L以上时，术后感染风险会升高，当空腹血糖大于12.8mmol/L时，术后感染风险将增加80%，需要特别关注。对于急诊患者，尤其是急性感染患者，应在抗感染的同时，请专科医师协同一起控制血糖。

血糖控制不佳或需要高胰岛素剂量控制的患者建议进行抗生素敏感性测试，根据药敏试验结果选择更有效的抗生素，并注意患者体内的水、电解质平衡。

三、脑卒中

脑卒中分为出血性脑卒中和缺血性脑卒中，一旦发生过脑卒中，随后再次发生卒中的风险大大增加。而腔隙性脑梗死患者，亦有在紧张、劳累、疼痛等不良刺激下发生卒中的风险。

1. 脑卒中病史患者口腔诊疗风险的评估　有脑卒中病史的患者，再次发生卒中的风险一直存在，而口腔诊疗过程中的紧张、疼痛和疲劳等可能成为发病诱因，故在治疗前就应对患者情况进行评估。表中的评估标准仅能提供较为粗略的风险等级范围，实际工作中尚应综合患者原发的或伴发的其他疾病和Karnofsky功能状态评估来确定患者的总体情况和耐受力。脑卒中患者风险分级及口腔治疗建议见表2-2-8。

表2-2-8　脑卒中患者风险分级及口腔治疗建议

风险	卒中病情	口腔治疗建议
极高危	6个月内发生的卒中，未控制的腔隙性脑梗死	仅监护下急诊治疗
高危	患者75岁以上，超过6个月的卒中，控制后的腔隙性脑梗死	不超过1小时的口腔治疗，监护下的侵袭性操作
中危	康复后危险因素控制良好的卒中或腔隙性脑梗死	控制治疗时间的常规治疗

2. 脑卒中患者口腔健康维护及诊疗注意事项

（1）密切观察：脑卒中患者或腔隙性脑梗死患者发病时有明显的临床症状和体征，诊疗开始前应初步了解患者的情况，并在术中密切观察。初起典型症状为头痛、呕吐，初步评估可采用"FAST"判断法，与药物过敏、中毒或晕厥等鉴别。

F即face（脸），要求患者笑一下或咧嘴，观察患者嘴是否歪斜，即有无面瘫。

A即arm（胳膊），要求患者举起双手，看患者是否有肢体运动障碍或两侧不平衡。

S即speech（言语），让患者重复说一句话，看是否有语言困难或口齿不清。

T即Time（时间），脑卒中的救治强调时效，一旦发现应记下准确时间并送医。

（2）自我管理：腔隙性脑梗死的患者常有高血压或糖尿病等基础疾病，患者对基础疾病的认知和自我管理水平与口腔治疗风险密切相关。故病史询问时应关注患者对基础疾病及治疗的理解程度和依从性。管理不善的慢性疾病会增加术中术后发生意外的风险。

（3）凝血功能：对使用抗凝治疗的患者，查凝血功能和INR，尽可能避免停用抗凝药物，做好健康宣教，完善管理患者术前、术中和术后的紧张情绪。

（4）情绪控制：脑卒中患者情绪管理和认知可能有困难，故在接诊时应予以关注，对有情绪管理困难的患者，在治疗上应适可而止，尽最大可能争取患者的理解和配合。

（5）注意体位：部分患者可能有吞咽功能障碍，在调节体位时应避免平躺的体位，以避免术中呛咳。

（6）健保为主：有脑卒中病史的患者，尤其是有明显机体功能障碍者，应加强日常口腔护理。患者不仅会因为肢体运动障碍而影响口腔卫生的效果，而且会因为感觉功能障碍，导致对疼痛迟钝，故定期的口腔检查有助于及时发现问题，减轻治疗负担。

四、肾病及终末期肾病

肾脏疾病包括不同类型的肾炎、急性肾衰竭、肾结石、肾囊肿等，其中与口腔诊治相关的主要是各型肾炎，尤其是终末期肾病（含肾衰竭）。常见病因有感染和自身免疫病，糖尿病及高血压等疾病与肾病可以互为因果。肾炎常根据临床症状划分为急性肾小球肾炎、肾病综合征、急进性肾小球肾炎、慢性肾小球肾炎等。终末期肾病（end stage renal disease，ESRD）指各种慢性肾脏疾病的终末阶段，患者自身肾功能已无法代偿，需要进行透析或肾移植来进行治疗。

1. 主要考量　肾病对全身各器官系统都有一定的影响，主要如下。

（1）内分泌功能紊乱：内分泌功能紊乱在肾病患者中多见，甚至是某些肾病的病因，并可继而导致垂体、甲状旁腺等功能的异常，伴发胰岛素抵抗、下丘脑-垂体轴功能紊乱、甲状旁腺功能亢进症（甲旁亢）和甲状腺功能减退症（甲低）等。

（2）骨骼病变：慢性肾病可导致钙磷代谢和骨异常。甲旁亢亦可引起钙磷代谢异常和骨再生不良等。

（3）心血管：肾性高血压和动脉粥样硬化是肾病患者的常见并发症，肾衰患者高血压更是不易控制，并常伴有血管病变，最终导致高血压、心肌梗死、心衰等疾病。

（4）血液系统：肾促红细胞生成素下降导致肾性贫血和出血倾向，而贫血和凝血功能障碍进一步恶化心脑血管情况。血液透析的患者由于治疗需要使用抗凝药物，更易发生自发性出血和术后出血。

口腔治疗中主要考虑肾病控制情况，若疾病控制不佳，应暂缓口腔的侵袭性操作，如各种牙槽外科手术、牙周深度治疗等。由于高血压与慢性肾病常伴发，因此肾病患者应同时关注血压控制情况，必要时可在心电监护下操作。

2. 药物使用注意事项　口腔门诊常规使用的麻醉药无须调整。但镇痛药物应注意，非甾体抗炎镇痛药尽可能不用，在肾小球滤过率低于50ml/min时，应在专科医师指导下调整剂量。确需使用者也应避免长期使用。抗菌药物尽可能不使用依赖肾脏代谢的药物，确需使用者应注意调整药物剂量和用药间隔，必要时可由肾内科专科医师给出建议。肾病患者口腔手术后使用皮质类固醇药物需要关注其是否正在使用该类药物及使用剂量，根据专科医师意见增量或减量并适当调整用药时间。

3. 口腔诊疗注意事项

（1）抗菌药物的预防性使用：一过性的菌血症对肾病患者可能有较大的风险，故而对于接受口腔侵袭性操作的肾病患者，均需要注意菌血症控制的问题。目前为止，最为有效的控制办法是预防性使用抗菌药物。一般建议在术前0.5～1.0小时使用抗菌药物，术后用药可延续至术后24小时或72小时，具体用药疗程根据患者肾病类型和控制情况以及手术复杂程度来决定。常规可以使用阿莫西林或头孢类抗菌药物，操作较为简单，肾病控制良好的患者可以口服药物，操作复杂或患者肾功能既往对感染性疾病较为敏感可考虑静脉用药。

（2）出血控制：若无法确认患者凝血功能状态，可在侵袭性手术前行血常规和凝血功能检查；手术后应充分止血，必要时一期关闭伤口；由肾功能障碍导致的局部出血可以使用1%～3%过氧化氢溶液浸泡加压止血，必要时可全身使用抗凝药物。

（3）透析患者：血液透析患者在透析当天应尽量避免口腔侵袭性操作。除局部止血外，需要急诊处理者应尽量在透析6小时后进行操作。透析后的第二天是进行口腔治疗的最佳时机。术后应及时随访。正在进行透析治疗的患者除常规术前评估外还应确定肝功能状态。

Tip：对于有出血风险的手术，尽可能安排在每周一、二进行，以便于术后出血等并发症的处理。

五、肝功能损害

肝功能损害会严重损害患者健康，严重的肝功能损害导致的口腔出血等疾病并不鲜见，而口腔颌面部的感染、外伤或手术均可能在原有肝脏疾病或肝功能损害的患者中诱发急性的肝衰竭，故临床医师应有必要的警惕性。

（一）常见肝病损分类及评估

1. 病毒性肝炎　病毒性肝炎可由甲型、乙型、丙型、丁型或戊型肝炎病毒引起，并导致肝脏炎症和破坏。它可以表现为急性或慢性持续性疾病。甲型及戊型肝炎主要通过粪-口传播，一般具有急性黄疸性肝炎的临床和形态特征。乙型及丙型肝炎主要通过血液传播，丁型肝炎只可感染乙肝患者，多起病隐匿，表现为慢性持续性疾病。

（1）急性肝炎：急性肝炎通常由病毒感染引起，并在6个月内消退。它通常会自行消退，发展为慢性状态，或导致急性肝衰竭。

（2）慢性肝炎：慢性肝炎是持续6个月以上的肝脏炎症，临床表现与急性肝炎相似，但主要表现为肝脏特有的体征和症状。

2. 肝硬化　肝硬化是病毒性肝炎、药物和酒精性肝病、脂肪肝等疾病的晚期表现，纤维化和瘢痕形成导致严重的肝功能障碍，以急性或慢性炎症和肝实质坏死为特征。

3. 肝癌　由实质细胞引起的肝脏恶性肿瘤称为肝癌。80%的肝癌与肝硬化有关，其他器官和组织的恶性肿瘤也常发生肝转移。

4. 评估　各种疾病导致的急慢性肝衰竭可导致口腔自发性出血和治疗后出血。一般情况下，较为严重的肝功能损害患者有皮肤和结膜黄疸，临床医师应有必要的警惕性。存在以下一项以上的发现表明肝脏代谢明显受到损害：

（1）转氨酶水平升高至高于正常值的4倍。

（2）血清胆红素水平＞35 mmol/L（2 mg/dL）。

（3）血清白蛋白水平＜35 g/L。

（4）出现肝腹水、肝性脑病或营养不良等。

（二）肝病患者的口腔诊疗

对于慢性和晚期肝病患者，可根据医疗状况和所需牙科治疗的类型/程度提供紧急口腔治疗和选择性口腔治疗。对于罕见的急性肝炎患者，只应提供紧急口腔治疗。对于更普遍的乙型肝炎病毒（HBV）、丙型肝炎病毒（HCV）携带者，实验室检查表明感染但没有明显肝功能障碍的证据，可不需要更改治疗计划。肝移植术后3个月内避免进行口腔治疗。口腔外科手术前，肝病患者必须仔细评估其止血能力和肝功能，检测至少包括全血检查及血小板计数、凝血酶原时间（PT）、INR、凝血活酶时间（PTT）、谷丙转氨酶和谷草转氨酶检测。

1. 凝血异常　异常出血与肝炎和肝硬化/终末期肝病有关。维生素K依赖性凝血因子Ⅱ、Ⅶ、Ⅸ和Ⅹ在肝脏中合成，严重肝病患者上述因子的生成受到影响，因子I和V也受到影响。此外，与慢性肝病相关的脾大患者可能存在血小板减少症。一般情况下，外科手术时血小板计数应在50/ml以上，INR应低于2.5；INR低于3.5可以安全地进行非手术口腔治疗。否则应进行血小板输注等治疗后就诊。

2. 预防性抗感染治疗　接受干扰素积极治疗的病毒性肝炎患者可能会出现中性粒细胞减少症；接受过肝移植并正在服用免疫抑制药物的患者感染的风险可能会增加。此类患者需在外科手术治疗前及治疗后考虑预防性使用抗生素。

3. 药物代谢、配伍　为肝功能严重受损或衰竭的患者开具肝脏代谢的药物时应格外小心，如有必要，可选择不在肝脏代谢的替代药物或调整剂量和间隔（表2-2-9）。外科治疗时可一次治疗一个象限以尽量减少麻醉药总剂量，同时避免使用乙醇含量高的漱口水及消毒剂。

表2-2-9　对肝功能损害患者用药的建议

分类	药物	建议
麻醉药及镇痛药	阿司匹林、布洛芬和其他非甾体抗炎药	禁止使用
	对乙酰氨基酚	急性疼痛可使用，<4g/d
	可待因、羟考酮	短期、增量使用
	吗啡、哌替啶	增加给药间隔
	利多卡因、甲哌卡因、布比卡因	<300mg
	丙胺卡因	<400mg
	阿替卡因	安全使用
抗生素	β-内酰胺类抗生素（青霉素、头孢等）	安全使用
	甲硝唑	禁止使用，尤其是饮酒患者
	克林霉素、氨基糖苷类（链霉素、庆大霉素）、万古霉素和大环内酯类（红霉素、阿奇霉素、克拉霉素）	禁止使用
	四环素、米诺环素和多西环素	减量使用，增加给药间隔

六、阻塞性肺疾病

慢性阻塞性肺疾病（chronic obstructive pulmonary disease，COPD）是一种常见的以持续气流受限为特征的疾病，多由支气管或肺部的炎症、变态反应或有毒有害气体吸入等引起的慢性支气管炎或阻塞性肺气肿所致，持续发展可进展为肺源性心脏病和呼吸衰竭。

（一）病情评估

COPD患者体力、耐受力等不同程度受损，尤其是后期活动受限，其主动寻求口腔治疗的意愿被压制，故而在口腔临床上较少遇到，尤其是较大的医疗机构因其人流量大和就诊便利性较差，更是少见。临床上可以用呼吸困难分级来初步评估COPD患者的基本耐受能力（表2-2-10）。

表2-2-10　呼吸困难mMRC问卷

mMRC分级	呼吸困难症状描述
0级	剧烈活动时出现呼吸困难
1级	平地快步行走或爬坡时出现呼吸困难
2级	由于呼吸困难，平地行走时比同龄人慢或需停下休息
3级	平地行走100m左右或数分钟后即需要停下喘气
4级	呼吸困难严重而不能做轻微活动，或穿衣脱衣时呼吸困难

对于病情稳定期的COPD患者，可基于患者COPD病情严重程度及风险制订适合患者的诊疗方案（表2-2-11）。

表2-2-11　稳定期COPD患者病情严重程度评估及
口腔治疗风险等级

综合评估分组	分组依据	口腔治疗风险
A组	0～1级，急性发作≤1次/年，无合并症	低风险
B组	2级，急性发作≤1次/年，无合并症	中度风险
C组	1～2级，急性发作≥2次/年，或有合并症	中度风险
D组	3～4级，或有合并疾病	高风险

（二）口腔诊疗的安排

COPD患者体力较差，尤其在紧张状态下耐受程度更差，不宜长期在人员密集处逗留。口腔治疗中的气溶胶、扬尘和挥发性物质可能导致其原发疾病加重或急性发作，故而在口腔诊疗的安排中应予以特别注意，表2-2-12可作为初步评估后的诊疗安排的参考。

表2-2-12　COPD患者口腔诊疗安排建议

病情及风险	口腔诊疗建议
低风险	常规口腔治疗均可承受，尽量避免≥2小时操作
中度风险	短时间操作，超声洁牙≤30分钟，高速涡轮钻应短促操作。橡皮障使用应根据患者自身感受决定是否采用
高风险	所有操作均应控制在30分钟内，洁牙建议使用手工洁牙
急性期	禁忌所有择期治疗项目，完善口腔护理

在具体诊疗过程中，需要注意以下要点：

（1）完善吸唾，治疗前进行呼吸和吸唾训练。

（2）橡皮障根据个体情况使用，在患者自觉不影响呼吸的情况下使用。

（3）治疗中控制气溶胶和粉尘，避免患者长时间憋气。

（4）尽可能缩短单次操作时间和复杂程度。3、4级患者即使是候诊时间也要严格控制，候诊和诊疗中可低流量吸氧，诊疗中避免深呼吸。

（5）诊室可配备支气管扩张剂，如沙丁胺醇喷雾剂等以备急需。

（6）治疗后不用阿片类镇痛药。

七、神经精神疾病

（一）帕金森病

帕金森病（PD）又名震颤麻痹，是最常见的神经退行性疾病之一，可伴有自主神经功能紊乱的症状。

1. 术前评估　帕金森病患者因疾病原因可出现口腔卫生状况不佳，虽不妨碍其接受常规口腔诊疗，但在侵袭性操作和精细操作前需要对患者病情进行评估，以确定疾病严重程度和控制稳定性。未经治疗或疾病控制不良的患者可能会经历夸张的颤抖和不自主的颤抖动作，并表现得非常焦虑和紧张，可能需要使用特殊的抗焦虑和减压技术。服用多巴胺的患者可能会出现低血压，需要采取坐位或起身的体位，而不是仰卧位。帕金森病可能继发于高血压或糖尿病等疾病，故应同时询问检查有无伴发疾病及病情。

2. 诊疗注意事项　充分的麻醉对减轻应激十分重要，而应激会加重运动障碍，故而在对帕金森病患者进行口腔诊疗时应注意情绪安抚和完善镇痛。患者体位尽可能采取半坐位，至少上身抬高15°，不宜完全平躺，并针对患者原有的高血压或糖尿病等病情做必要的处理。使用抗凝药物的患者应注意控制出血。治疗前后应加强对患者及家属的健康宣教，以尽可能改善患者的口腔健康状况。

（二）阿尔茨海默病

阿尔茨海默病（AD），又称老人失智症、老年痴呆症、脑退化症，是一种持续性神经功能障碍，症状表现为逐渐严重的认知和记忆障碍。

1. 术前评估　阿尔茨海默病患者可能无法准确表达症状，故而除口腔健康状况急剧恶化外，还无法表达就医需要，致使口腔诊疗更加复杂和困难。诊疗操作中患者可能难以理解命令或指示，表现得非常焦虑或紧张，也可能表现为冷漠或不合作。患者通常服用抗胆碱药，这些药物可能有副作用，包括嗜睡、疲劳、精神错乱和头晕等，术中应注意。故对患者的病情评估应包括其认知能力、配合程度和所用药物。由于疾病是进行性发展的，所以对多次复诊的患者仍应定期评估其病情及伴发疾病的病情和控制情况。

2. 诊疗注意事项　阿尔茨海默病患者的口腔诊疗尽可能安排在其病情稳定期或短暂的好转期进行。陪护人员也应在其神志较为清楚时了解并记录其口腔和全身健康状况，以备诊疗需要。鉴于该类患者有不同程度的认知障碍，阿尔茨海默病患者就诊时应有与其熟悉的家属或护理人员陪同，并详细记录术后医嘱和注意事项。患者对疼痛等不适的耐受程度较差，故而口腔诊疗时应注意尽可能做到无痛和舒适治疗，尽可能缩短就诊时间，操作时实施四手或六手操作，注意患者四肢，避免其突然动作影响操作。

（三）癫痫

癫痫是反复发作性短暂脑功能失调综合征，以脑神经元异常放电引起反复痫性发作为特征。

1. 术前评估　癫痫本身并不直接对牙科疾病和治疗造成影响，但治疗期间患者可能因焦虑和紧张，有癫痫发作的风险。服用丙戊酸或卡马西平的患者有出血的可能性，故对有癫痫病史的患者，除了要了解其发作频率、最近发作时间和发作时的表现外，还要了解其服用药物情况。

2. 诊疗注意事项　对有癫痫发作风险的患者，应做好沟通，以缓解其紧张情绪。操作时体位调整至仰卧位。操作前可以考虑预防性放置口腔支撑物（如胶性牙垫等）。癫痫发作时应立即停止一切治疗并去除口腔治疗器械，清空场地，将患者侧翻以避免误吸。常见的癫痫发作是自限性的，极少数可能发展为心搏骤停，所以需要持续的生命体征监测，必要时行心肺复苏并拨打急救电话。

（四）精神障碍

精神障碍是大脑功能活动发生紊乱，导致认知、情感、行为和意志等精神活动出现不同程度障碍的总称。与口腔诊疗有关的精神障碍包括神经发育障碍、精神分裂症、抑郁、焦虑及双相情感障碍等。

1. 术前评估　精神障碍患者表现多样，对口腔疾病、治疗及预后的认知、接受度和配合度各异，故在考虑口腔诊疗计划时，除对口腔疾病本身的诊疗标准的执行外，还应充分考虑疾病和治疗对患者身心健康的影响。对已经确诊精神疾病的患者应评估其性质、严重程度、控制情况及其对口腔诊疗的相关性。对有严重症状的躁狂、抑郁或精神分裂症患者，应推迟非必要的口腔治疗直到病情得到更好的控制。由于药物影响，部分患者可能容易发生直立性低血压；也有部分药物有血小板和/或白细胞减少的不良反应。

2. 诊疗注意事项

（1）精神障碍患者常有对临床治疗的理解和决策的障碍，强劝后治疗可能导致患者原有疾病的加重和持续的医患纠纷。故而临床上遇到患者有对常规诊疗犹豫不决时，应加强沟通，尽可能了解患者的心理状态，谨慎施治。

（2）肾上腺素可能引发高血压反应（抗抑郁药）或低血压反应（抗精神病药），故而服用抗抑郁药或抗精神病药的患者应控制肾上腺素的使用。

（3）疼痛可引起患者在治疗中的不配合，术后持续的疼痛也可能加重患者抑郁和焦虑症状，故术中应尽可能充分镇痛。术后用药需要注意的是使用锂剂的患者，非甾体抗炎药、四环素及甲硝唑可能导致锂中毒，应谨慎使用。

八、恶性肿瘤化疗

恶性肿瘤化疗对口腔治疗的影响多数是短时间的，主要在围化疗期需要特别注意，化疗结束、肿瘤控制后，患者全身健康虽然会有一定程度的受损，但可逐渐恢复至接近正常水平，可接受常规的口腔治疗。

肿瘤化疗会产生许多不良反应，如严重的黏膜炎。某些骨髓抑制化疗方案可能会导致血小板减少和出血风险增加。25%～30%的顺铂患者发生骨髓抑制，引发中性粒细胞减少症，使患者容易受到细菌感染和真菌感染，甚至导致口内菌群紊乱，发生严重的牙周炎和猖獗龋。当存在黏膜炎和严重的中性粒细减少症时，口腔细菌可能会导致口腔溃疡并引发败血症。而在针对肿瘤骨转移患者的治疗后，还需要关注影响骨代谢的药物的影响。所以，在化疗前、中、后不同阶段临床上需要关注的问题各有不同。

1. 化疗前　化疗前行口腔检查和治疗以消除口腔菌血症来源并降低可能的并发症的严重程度，以免在化疗中因抵抗力下降而继发口腔并发症。

可能刺激口腔黏膜的残冠、残根和正畸矫正器等应在化疗前去除。无法保留的牙齿的拔除最好在化疗开始前至少5天完成，术中慎重使用牙槽窝内的填塞材料，如明胶海绵等。

2. 化疗中　化疗期间患者应高度重视口腔卫生。患者应使用软毛牙刷以减少创伤风险，如果牙龈组织容易出血或中性粒细胞（或血小板）计数极低，应停止刷牙并用湿纱布垫清洁牙齿。提倡利用牙线和氯己定漱口液辅助控制口腔菌斑。

化疗期间一般只提供最低限度必要的口腔干预措施，以控制骨髓抑制期发生的急性牙科问题。对于每月接受化疗的患者来说，口腔治疗的最佳时间是下一次化疗前一周。对于急诊患者，治疗后应及时联系肿瘤科医师，以及时进行针对性处置。

接受化疗药物氟尿嘧啶前5分钟开始，在口腔中冰片漱口30分钟，可能有助于预防或减少黏膜炎。奥沙利铂化疗患者若需口腔治疗，操作中注意尽量减少使用冷水并充分吸唾以减少患者吞咽冷水的机会。

3. 化疗后　化疗后患者一般会在3～6个月逐渐恢复，故而有选择性的牙科手术（如牙槽外科、牙周和种植手术），应尽量安排在化疗后6个月实施，而一般性治疗如充填治疗和根管治疗则基本不受影响。

当出现口腔急诊问题但血细胞计数明显不足时（中性粒细胞绝对计数低于$0.5×10^9$/L，血小板计数低于$50×10^9$/L），应考虑在外科治疗之前输注血液成分或重组人粒细胞促进生长因子和广谱抗生素。

如果白细胞计数$<2×10^9$/L或绝对中性粒细胞计数$<1×10^9$/L，则延期拔牙或同期预防性使用抗生素（头孢等）。

某些抗肿瘤药物如双膦酸盐和部分单抗药物，可增加药物相关性颌骨坏死的风险，故应谨慎手术，详见第三章第一节颌骨骨髓炎部分。

九、头颈部肿瘤放疗

放射治疗是恶性肿瘤的主要治疗手段之一，口腔癌的放疗多为手术的补充治疗，上颌窦癌的术前放疗现已成为治疗规范的一部分，而鼻咽癌的治疗中，放疗是主要的治疗手段。这些部位肿瘤的放射治疗对口腔健康的影响是多方面的。尽管现在随着三维调强适形等放疗新技术的应用，放射线对非肿瘤部位的辐射剂量大大降低，但仍不可避免地会造成口腔黏膜、牙齿、颌骨和唾液腺等软硬组织的长久的辐射损伤，部分患者症状会非常严重。常见的相关并发症包括口干燥症、味觉改变乃至丧失、口腔黏膜炎、张口受限、放射相关龋坏、放射性颌骨坏死等，这些并发症会给患者造成持久的困扰，严重影响生活质量。

（一）放疗后口腔并发症

不同部位的肿瘤接受放射治疗时，口腔颌面部受到射线辐射的影响不同，临床症状也有差异，因此，了解患者诊断和治疗的部位以及所使用的治疗方案对于口腔治疗计划的制订至关重要。一般情况下，上、下颌骨原发肿瘤放疗时，因病变部位骨质和牙多已切除、照射位置相对表浅、靶区设置准确、周边组织防护较好，故而放疗后发生骨坏死的概率相对较低，鼻咽癌、淋巴瘤以及未行手术切除的肿瘤患者发生放射性骨坏死的概率相对较高。

1. 口腔黏膜炎和口干　放疗期间大部分患者会有口腔黏膜炎、味觉丧失、口干等症状，导致进食困难。放疗结束后的几周内，口腔黏膜炎将会逐渐改善，而味觉丧失则会在数月内逐渐改善至接近正常水平。口干的恢复则相对缓慢，部分患者唾液腺受到放疗剂量较小、患者恢复力强，可在半年时间内基本缓解，而大部分患者则在2年后甚至终生都无法恢复到放疗前的唾液分泌水平。

2. 放射相关龋坏　通常出现在放疗结束2年后。有报道鼻咽癌放疗后约30%的患者罹患了放射相关龋坏。放射相关龋坏与普通的"虫牙"不同，发展迅猛，累及多数牙齿，修复失败率高，常常导致牙齿折断，只剩下牙根，最终患者只能行活动义齿修复。

3. 张口受限　在鼻咽癌和腮腺肿瘤放疗的患者中，高强度的射线对咀嚼系统（包括咀嚼肌、颌骨）的破坏，使得患者在放疗后出现渐进性的张口受限，常在放疗后2年达到高峰，严重者最大张口时仅能通过约一根筷子的宽度，极大地影响了进食、语言和口腔卫生清洁，也增加了口腔治疗的难度。

4. 放射性颌骨骨髓炎　是由于放疗后颌骨内微血管闭锁，骨陷窝细胞坏死，使得颌骨抗感染和自我修复能力大大降低，甚至发生骨坏死。在此前提下，局部的感染和创伤极易导致大范围的骨髓炎。放射线对颌骨血供和骨再生能力的破坏很难恢复，故放疗后颌骨的改变是永久性的，在放疗后5年内甚至8年内都有较高的发生骨髓炎的风险。牙源性感染（如根尖周炎、牙周炎等）、创伤、口腔手术等均可能诱发骨髓炎。放射性颌骨骨髓炎病程和治疗周期甚长，在此期间持续的疼痛、窦道、脓肿等局部症状以及衰弱、消瘦等全身症状会给患者的身心健康造成极大的影响。

（二）放疗患者口腔健康维护策略

对于放疗后的口腔并发症，不仅患者会受到长期困扰，口腔医师也颇感棘手。所以临床非常强调和提倡"预防为主"的理念，从放疗前就开始对口腔健康进行必要的维护，放疗后患者应定期进行口腔检查和维护性治疗，对于出现的病症应采取早发现、早治疗和微创治疗的理念。

1. **放疗前**　放疗前应完善龋齿、牙周基础治疗等常规口腔治疗，牙拔除和根管治疗最好在放疗开始前 2～3 周完成。如果牙槽部位接受总放射剂量＞50Gy，放射前应尽量先行去除无法保留的牙齿、残根和放射范围内的其他骨骼病变，下颌骨的病灶牙和病变更应重视。牙拔除后慎重使用牙槽窝内的填塞材料。

2. **放疗中**　放疗期间应日常使用含氟牙膏或凝胶，辅助使用氯己定漱口液，预防黏膜炎和念珠菌病。放疗期间及放疗后 6 个月内尽量不戴假牙。

3. **放疗后**　放疗后以三级预防、及时处理早期病变和对症处置并发症为主。颌骨区放射剂量＞65Gy 发生放射性骨髓炎的风险较高，吸烟可增加相关风险，故放疗后应谨慎实施侵袭性口腔治疗。

（1）侵袭性治疗时加强感染的预防。

1）术前 1 天开始用氯己定漱口液漱口，术中、术后用氯己定液冲洗，术后日常使用氯己定漱口。可常规预防性使用抗菌药物，即从术前 0.5～1.0 小时使用抗生素，持续至术后 5 天。

2）麻醉药中肾上腺素应使用低浓度（建议浓度 1∶200 000），并控制用量。

3）术中尽量微创，不翻瓣或缩小翻瓣范围，尽可能保护软组织，伤口尽可能一期关闭。

4）放射性骨髓炎：一旦发生放射性骨髓炎，初期应先行保守治疗。可用局部生理盐水/氯己定冲洗，已游离或即将游离的死骨可在换药时摘除。局部应用洛米萘碱、维生素 E 和氯膦酸盐等配合高压氧治疗有一定效果。对于大范围的骨坏死，则应用血管吻合复合组织瓣行局部重建。

（2）口干燥症的处置：目前尚无疗效显著且副作用较小的药物能够帮助患者恢复唾液腺功能，多次少量饮水和人工唾液可一定程度上缓解口干燥症以及与其相关的黏膜炎和放射性龋等。通过放疗时配戴口腔支架减少唾液腺所受辐射，可以最大程度保护颌下腺，保留基本的唾液分泌功能。

（3）放射相关龋坏：因放射性龋充填和牙体修复维持期短，最终可能导致失牙，所以更需要通过放疗期间及之后的定期的口腔检查、涂氟防龋以及良好的口腔卫生行为等手段来进行预防。但无论其治疗和修复效果如何，一旦发现，仍应积极治疗。

（4）放疗相关张口困难：是渐进性发展的，故一旦发现有张口受限，应立即开始张口训练，一般应使用张口器进行被动张口训练，每天训练1～2次，每次不少于20分钟。张口训练持续时间根据纤维化和张口受限程度而定，至少应持续至放疗后3年。

十、妊娠期及哺乳期

妊娠期是特殊生理状态，外界的不良刺激、药物等可能对妊娠过程造成影响，虽然口腔治疗几乎不直接对胎儿造成影响，但由于胚胎发育和妊娠生理变化的复杂性，很多妊娠意外或胚胎发育异常很难归因到某一特殊事件，常规的策略是尽量减少各种不良刺激或药物。妊娠期按每3个月为一个阶段分为早、中、晚三期。妊娠早期是流产易发阶段，很多胚胎先天性畸形也是在这个阶段形成；妊娠晚期孕妇妊娠伴发病症较多，活动不便，且易于早产，因此口腔治疗特别是侵袭性的治疗应尽可能避开这两个阶段。但是对于急诊或需要限期治疗的口腔疾病，则不宜拖延。妊娠期或可能处于妊娠期的妇女需要在口腔治疗方面给予特殊考虑，除治疗时机外，在拍摄X线片、麻醉和抗感染等药物治疗时也应谨慎。口腔医师应全面了解患者的总体健康状况和妊娠/流产史，以及本次妊娠基本情况等。

与妊娠直接相关的口腔问题最常见的是妊娠性龈炎（发生率60%～75%）以及继发的牙周炎、冠周炎等疾病，龋齿发展与妊娠的关系尚不明确。考虑到龈炎与菌斑的密切关系，良好的口腔卫生和牙菌斑控制在妊娠期间尤为重要，也是妊娠期口腔治疗的重要内容。

随着胎儿出生，孕妇的生理状态逐渐回归正常，所以哺乳期的口腔诊疗工作主要是考虑药物进入乳汁后对婴儿的影响。

妊娠不同阶段口腔诊疗安排建议见表2-2-13。

表2-2-13　妊娠不同阶段口腔诊疗安排建议

时期	诊疗安排		
	菌斑控制和洁刮治	选择性口腔治疗	急诊治疗
备孕期	妊娠前半年内至少一次	至少一次全面的口腔检查；阻生牙拔除和需要的牙周手术	允许

时期	诊疗安排		
	菌斑控制和洁刮治	选择性口腔治疗	急诊治疗
妊娠早期 （1～3个月）	根据需要实施	仅急诊操作	允许
妊娠中期 （4～6个月）	根据需要实施	确实需要的口腔常规治疗	允许
妊娠晚期 （7～9个月）	根据需要实施	前半期可行确实需要的口腔常规治疗；后半期避免选择性口腔治疗	允许，满36周后建议联合产科医师会诊
哺乳期	根据需要实施	常规口腔治疗	允许

1. **妊娠期预防性口腔治疗**　包括消除感染区域，特别是牙周感染，保持良好的口腔卫生。在妊娠期间均可以进行洁刮治和根面平整以治疗控制牙周炎。妊娠相关龈炎和牙龈增生与激素变化有关，但也与局部菌斑控制密切相关。故而妊娠全期都应保持良好的口腔卫生和牙菌斑控制。妊娠期间使用0.12%的氯己定漱口水是安全的。但不推荐孕妇在产前使用氟化物（如含氟牙膏等）。

2. **妊娠期的选择性口腔治疗**　鉴于妊娠的特殊状态，妊娠期间口腔治疗均不应过于积极，即使是在相对安全的妊娠中期和妊娠晚期的前半期，也只提供确实需要的选择性口腔治疗，如根管治疗、阻生牙拔除或根尖手术等。而对于修复、正畸和复杂的择期手术等建议在妊娠结束后进行。

3. **妊娠期的口腔急诊**　疼痛和感染会给母亲带来压力并危及胎儿，所以在妊娠期间的任何时候都可给予口腔急诊治疗，如果担心需要的药物对胎儿有影响，可咨询患者的产科医师。在妊娠晚期的后期，由于妊娠子宫对上腔静脉的压迫可能会导致产妇低血压和心输出量减少乃至失去意识，将患者转向左侧可适当减轻这种压力。

4. **妊娠期的影像学诊疗**　口腔X线检查辐射量极低，且照射部位远离盆腔和胎儿，基本是安全的，截至目前的临床证据尚未发现总暴露量＜0.05Gy（0.05Sv）对胎儿发育有不良影响。备孕期或哺乳期的妇女完全可以接受口腔X线检查。与治疗所需的辐射潜在暴露相比，未经治疗的口腔感染等疾病可能对发育中的胎儿威胁更大。尽管如此，临床上仍应采取措施以尽量减少对孕妇和胎儿的辐射暴露，包括使用低辐射数字X线摄影、使用盆腹部和甲状腺屏蔽装置等。表2-14中为常用口腔放射检查的照射

第二章　全身背景性疾病的对策

剂量，可供参考。

表2-2-14　常用口腔放射检查辐射剂量参考值

检测类型	估计放射剂量/μSv
咬翼片	5
全景片	9～24
锥形线束CT（大视野）	68～1073
锥形线束CT（小视野）	19～652

5. **妊娠期药物治疗**　已知无毒或对发育中的胎儿没有影响的药物可在妊娠期间使用，应避免使用对胎儿影响未知的药物，或咨询患者的产科医师后使用。局部麻醉药可穿过胎盘并进入胎儿循环，利多卡因和丙胺卡因是目前认为最安全的局部麻醉药。妊娠期和哺乳期口腔治疗相关的药物安全性可参考表2-2-15。

表2-2-15　妊娠期和哺乳期药物安全性参考

药物类型	分类	妊娠期是否安全使用	哺乳期是否安全使用
镇痛药和抗炎药			
对乙酰氨基酚	B	是	是
阿司匹林	C/D	否	否
糖皮质激素	C	否	是
布洛芬	C/D	妊娠期后3个月禁用	是
抗生素			
阿莫西林	B	是	是
阿奇霉素	B	是	是
头孢氨苄	B	是	是
氯己定（局部）	B	是	是
克林霉素	B	是	是
克霉唑（局部）	B	是	是
多西环素	D	否	否
红霉素	B	是	咨询产科医师
甲硝唑	B	是	是
制霉菌素	C	是	是
青霉素	B	是	是
氟康唑	C/D	是	是

药物类型	分类	妊娠期是否安全使用	哺乳期是否安全使用
特康唑	B	是	是
四环素	D	否	否
局部麻醉药			
阿替卡因	C	咨询产科医师	咨询产科医师
布比卡因	C	咨询产科医师	咨询产科医师
利多卡因（含/不含肾上腺素）	B	是	是
甲哌卡因	C	咨询产科医师	咨询产科医师
丙胺卡因	B	是	是
丁卡因（局部）	C	咨询产科医师	咨询产科医师
急救药物			
沙丁胺醇	C	否	是
苯海拉明	B	是	否
肾上腺素	C	咨询产科医师	是

注：A.在人类中进行的对照研究未能证明对胎儿有风险，对胎儿造成伤害的可能性似乎很小；B.动物研究未表明对胎儿具有风险，但未进行人体研究；或动物研究表明存在风险，但对人体研究没有；C.动物研究表明存在风险，但尚未进行人体研究，或者没有针对人类或动物的研究；D.存在人类胎儿风险的证据，但在某些情况下，尽管存在风险但仍需使用该药物。

十一、人类免疫缺陷病毒感染和艾滋病

人类免疫缺陷病毒（HIV）是获得性免疫缺陷综合征（又称艾滋病，AIDS）的病原体。HIV感染后进入外周血中的$CD4^+$（T辅助）淋巴细胞并进行复制，最终破坏淋巴细胞。$CD4^+$淋巴细胞耗竭导致宿主细胞介导的免疫反应受损，使患者面临真菌、病毒和寄生虫感染以及患某些肿瘤的风险增加，尽管患者可能接受了计划免疫，很多艾滋病患者仍同时患有结核病。

（一）术前检查

对HIV感染/艾滋病患者进行口腔科治疗的一个主要考虑因素是确定患者当前的$CD4^+$淋巴细胞数量，免疫抑制水平；另一个考虑因素是病毒载量水平，这可能与艾滋病的进展速度和机会感染的易感性有关。所有HIV感染者都应进行结核菌素皮试。

（1）$CD4^+$水平：$CD4^+$水平的测量日期和值（首次计数、最

低计数和最新计数）可帮助了解有关疾病的进展和阶段及免疫系统遭受损伤的程度。

（2）病毒载量：获得血浆 HIV RNA 水平是因为它们与病毒复制的幅度相关，并与 $CD4^+$ 淋巴细胞破坏的速度以及疾病进展的速度相关。

（二）口腔诊疗规划

几乎所有 HIV 感染者都能耐受常规口腔科治疗和手术。

根管治疗在感染 HIV 的患者中治疗流程无特殊修改；常规不需要术前或术后使用抗生素。急性牙髓炎或身体受限的患者无法多次复诊时，可考虑采用"一步法"牙髓治疗。

HIV 阳性患者的拔牙和其他口腔外科手术的适应证与任何其他患者相同。在计划手术时，必须注意防治因严重免疫抑制、中性粒细胞减少等导致的感染和血小板减少导致的出血过多。对于出血倾向增加的患者，在外科手术前应评估凝血功能。所有外科手术都必须以最大程度地减少出血并避免深部感染为原则进行。

（1）$CD4^+$ 淋巴细胞数量 $< 0.2 \times 10^9$/L 或中性粒细胞 $< 0.5 \times 10^9$/L 的患者应在术前、术后预防性使用抗生素，并于术中利用氯己定进行局部冲洗。

（2）白细胞数量 $< 0.5 \times 10^9$/L 或血小板 $< 60 \times 10^6$/L 应警惕术中出血。患有严重血小板减少症的患者在进行外科手术（包括刮治和拔牙）之前可能需要采取特殊措施（输入血小板）。

（3）有止血障碍的患者，宜避免深部阻滞麻醉，以局部浸润麻醉为佳。

十二、梅毒

梅毒是一种由梅毒螺旋体感染引起的性传播疾病。与淋病一样，人类是唯一已知的梅毒天然宿主。从广义上讲，存在早期传染性阶段（称为一期和二期梅毒），如果不治疗，会出现潜伏期，然后是非传染性晚期（三期梅毒）。梅毒感染的主要部位是生殖器，但其原发性病变也出现在生殖器外，包括口腔和皮肤等。

（一）梅毒患者的口腔病损表现

（1）二期梅毒主要表现为硬下疳及黏膜斑，均具有较高的传染性。口腔硬下疳通常是孤立性病变，可能累及口唇、舌、口咽或其他口腔部位，并可能伴有淋巴结肿大。开始为圆形丘疹，侵蚀成无痛性溃疡，并伴有光滑的表面。尺寸可以从几毫米到超过 2 厘米不等。有时下疳可能表现出硬结。口腔黏膜斑通常无症状，表现为轻微凸起的灰色斑块，可能涉及多个口腔部位。

（2）三期梅毒瘤很少见。它通常表现为孤立性病变，最常见于舌头和上颚，可能是外生的、硬化的，并伴有表面溃疡。腭部牙龈瘤可能侵蚀骨骼并穿孔到鼻腔或上颌窦，形成口鼻瘘或口腔瘘。

（3）先天性梅毒的口腔表现包括具有切缘缺损的月牙形切牙，有多个多余牙尖的缺损磨牙（桑葚牙）、高而窄的上颚和口周裂隙（皮肤裂隙）。梅毒牙与角膜混浊和神经性耳聋合称哈钦森三联征，是先天性梅毒的主要诊断依据。

（二）梅毒患者的口腔诊疗

（1）未经治疗的一期和二期梅毒的病变具有传染性。即使在治疗开始后，除非血清学检测转为阴性，否则无法确定其治疗的有效性；治疗后血清学转阴所需的时间从几个月到超过1年不等。因此，目前正在接受治疗或接受治疗后梅毒血清阳性的患者应被视为具有潜在传染性。

（2）有二、三期梅毒表现，如硬下疳、梅毒黏膜斑或梅毒瘤者，应首先治疗这些病变。待口腔病变成功治疗后再进行其他口腔疾病的治疗。若有口腔急症，则应在标准防护下开展必要的治疗。其余没有口腔相关病变的梅毒患者，一般仅处理较为紧急的病症，如急性牙髓炎。其余择期治疗则应尽可能在梅毒控制后再行开展。

（胡　沛　刘航航）

第三章 口腔颌面外科

第一节 口腔颌面部感染

一、智齿冠周炎

【主要症状】

（1）磨牙后区及后颊部肿痛不适；甚至咬合时因磨牙后软组织肿胀而无法合拢；冠周盲袋溢脓。

（2）吞咽时疼痛，或伴有牵涉至同侧耳心或半侧头部的疼痛。

（3）颌下或面颊部淋巴结肿痛。

（4）面颊部肿胀、张口受限（多同时发生）。

（5）发热、畏寒、头痛等全身症状。

【诊断及鉴别要点】

（1）病史要点：初次就诊，磨牙后区牙龈肿痛不超过数天；年龄不小于17岁。

（2）全身症状：轻重提示病情严重程度，注意有无发热、寒战、乏力、白细胞计数增多等。

（3）视诊：面部双侧是否对称，有无肿胀。面颊部肿胀提示感染较重，炎症已开始向周围扩散，尤其有明显压痛时，可能继发间隙感染。

（4）张口受限：常与面颊部肿胀伴发，直观反映感染严重程度和治疗是否有效。张口受限时的检查对策：嘱患者放松，并以镊子或口镜施以轻缓开牙力量，逐渐加大张口度（局部炎症导致的张口受限可有一定的被动张口度；若为咬肌间隙等间隙感染或肿瘤则无法被动开大）。对张口受限的患者检查口内情况时，可用棉签进行局部探诊。

（5）口内检查要点：下颌7远中牙龈是否肿胀、压痛，注意检查其远中、颊侧或舌侧黏膜，查找肿胀及压痛最严重区域。检查有无阻生牙，若未见阻生牙可行X线牙片检查（严重张口受限者行全景片检查）确认。

（6）注意与上颌8冠周炎相鉴别：检查有无上颌8阻生，牙龈黏膜或颊黏膜有无肿胀触痛。

（7）检查下颌6、7本身有无叩痛或龋坏，注意与6或7根尖周炎相鉴别，必要时可行X线牙片检查（严重张口受限者行全景片检查）确认。

（8）病史较长者应排除肿瘤。

【辅助检查】

（1）血常规：可见白细胞计数增多，中性粒细胞比例升高。

（2）X线牙片（需要时）：可见阻生第三磨牙。张口无受限或轻度受限者可摄牙片，严重张口受限者应摄全景片。

【治疗原则】

（1）无全身症状、面颊部无肿胀：局部冲洗、上碘甘油。

（2）轻微全身症状，面颊部轻度肿胀或有局部淋巴结肿大：局部冲洗、上药，口服抗菌药物。

（3）明显全身症状，面颊部中、重度肿胀：局部冲洗、上药，静脉滴注抗菌药物。

（4）炎症控制后处置病灶牙（拔除或龈瓣切除）。因上颌8反复咬颊导致张口受限时，可尽早拔除上颌8，而不必待炎症完全控制。

二、间隙感染

【主要症状、体征及鉴别要点】

（1）主要症状：局部充血、肿胀、压痛，发热、寒战，白细胞计数显著增多（$> 10 \times 10^9 /L$）。

（2）主要体征及鉴别要点见表3-1-1。

表 3-1-1　各间隙感染主要体征及鉴别要点

感染	来源	肿胀部位	压痛、穿刺部位	张口受限	脓肿形成后征象
眶下间隙感染	前牙、面部感染	眶下、下睑	鼻唇沟附近	无	波动感
颊间隙感染	磨牙（含第三磨牙）感染	面部、口角外侧	咬肌前缘	无或轻、中度	波动感、凹陷水肿
咬肌间隙感染	磨牙、腮腺区感染	下颌角、耳垂前下	下颌升支中份	严重	凹陷水肿
颞间隙感染	外伤、周围播散	颞浅鳞部	颞部、耳前上方	严重	凹陷水肿
翼下颌间隙感染	磨牙感染、医源性、周围扩散	颌面区、不明显	下颌角内上后侧、口内翼颌韧带外侧	严重	压痛点局限
颞下间隙感染	医源性、周围扩散	颧弓中份上下、不显	口内翼颌韧带外侧	中、重度	压痛点局限
下颌下间隙感染	颌下淋巴结炎、下颌磨牙感染	颌下区域	颌下区	轻度	凹陷水肿或波动感明显处
舌下间隙感染	外伤、导管结石、下颌磨牙感染	口底舌下皱襞下方	舌下皱襞区	轻或无	波动感
咽旁间隙感染	磨牙感染、周围扩散	颈上部、口内咽旁	口内翼颌韧带内侧	轻、中度	压痛点局限、波动感
颏下间隙感染	下前牙感染、淋巴结炎	颏下区域	颏下肿胀区域	无或轻度	凹陷水肿、波动感
口底多间隙感染	继发于其他口底间隙	口底及颏部	凹陷水肿或波动感明显处	轻、中度、开颌	凹陷水肿

注：咬肌间隙和颊间隙感染容易混淆，应仔细检查并鉴别。颌下间隙感染出现颌周肿胀、眼球外凸、失血时，应警惕球后脓肿和眶内感染风险。咬肌间隙和颞间隙感染易继发骨髓炎，切开引流后长期流脓疼者有脓骨髓炎的可能。感染部位皮肤出现绛紫色改变或可扪及捻发音哑者，应警惕头和窒息时应提示腐败坏死性感染。口底、颈部间隙感染出现声音嘶哑和窒息。颈下份肿胀明显者应警惕纵隔肿的危险。

【常见化脓性致病菌的脓液特点】 不同优势致病菌导致感染后形成的脓液各有特点（表3-1-2），在细菌培养结果出来前，可据此初步判断感染优势菌的类别。

表3-1-2　口腔颌面部感染常见病原菌的脓液性状

病原菌	脓液性状
金黄色葡萄球菌	黄色、黏稠、无臭味
链球菌	淡黄色、稀薄，有时因出血而呈褐色
大肠埃希菌	黄褐色，较稀薄，有粪便臭味
铜绿假单胞菌	铜绿色，稍黏稠，有独特的酸臭味
结核杆菌	黄绿色，稀薄，其中可有豆渣样干酪物
放线菌	浅黄色，并含有硫磺样颗粒
混合感染（厌氧菌为主）	灰褐色或暗红色，可混杂坏死组织，并有气泡，呈腐败组织臭味

【辅助检查】

（1）血常规、生化：可见白细胞计数增多，中性粒细胞比例升高。间隙感染病程较长者应注意有无电解质紊乱。

（2）影像学检查：怀疑牙源性感染者应行X线检查。深部脓肿可行CT或B超检查。

（3）细菌培养及药敏试验：根据抗菌药物应用指南，使用限制级抗生素时应有细菌培养和药敏试验结果。

【治疗原则】

（1）注意全身情况，及时纠正电解质紊乱，控制高血糖。

（2）外敷药物（在形成脓肿前使用）可用鱼石脂软膏、六合丹、金黄膏或金黄散。

（3）及时切开引流，一旦具备切开引流指征，立即切开引流。

（4）口底颈部间隙感染伴有喉头水肿或呼吸困难的患者，应在做好切开引流准备后再予输液，控制输液速度，并及时切开引流，否则易发生窒息。

（5）腐败坏死性感染必要时配合高压氧治疗。

（6）急性感染控制后积极处理原发病灶。

三、颌骨骨髓炎

【定义及分类】 颌骨骨髓炎系指由病原微生物感染或理化因素引起的颌骨炎症病变。颌骨骨髓炎的含义并不单纯限于骨髓腔内的炎症，而是指包括骨膜、骨密质和骨髓以及骨髓腔内的血管、神经等整个骨组织成分发生的炎症过程，其分类见表3-1-3。感染性骨髓炎的病因是致病微生物在局部形成感染并进一步形成死骨；坏死性骨髓炎骨质的病理性变化表现先有局部骨再生和修复障碍然后发展为局部骨坏死，在此基础上因感染导致发病。

值得注意的是，近年来，对拔牙后导致的放射性和药物相关性颌骨坏死的发病机制有一定争议，有学者提出是因为导致需要拔牙的疾病（多为根尖周炎和牙周炎等感染性疾病）本身先造成了颌骨坏死和骨髓炎，拔牙后感染仍无法控制导致病变继续发展。故而对头颈部放射治疗和有相关药物使用患者的口腔治疗策略有积极和稳重的争议。

表3-1-3　颌骨骨髓炎的分类

感染性颌骨骨髓炎	化脓性颌骨骨髓炎	中央性颌骨骨髓炎	急性中央性颌骨骨髓炎 慢性中央性颌骨骨髓炎
		边缘性颌骨骨髓炎	急性边缘性颌骨骨髓炎 慢性边缘性颌骨骨髓炎（增生型、溶解破坏型）
		新生儿颌骨骨髓炎	
	特异性颌骨骨髓炎	结核性颌骨骨髓炎	
		梅毒性颌骨骨髓炎	
	局限性颌骨骨髓炎	局限性慢性骨髓炎（骨纤维病变继发骨髓炎）	
坏死性颌骨骨髓炎	放射性颌骨坏死	放射性颌骨骨髓炎	
	药物相关性颌骨坏死	砷中毒颌骨坏死 黄磷中毒性颌骨坏死 双膦酸盐相关颌骨坏死 靶向药物相关颌骨坏死 皮质激素相关颌骨坏死	

【临床特点】

（1）骨髓炎急性期有高热寒战、白细胞计数急剧增多、局部剧烈跳痛、面颊肿胀、病灶区牙松动、疼痛或伴有蜂窝织炎。

（2）骨髓炎慢性期全身症状轻，呈慢性消耗病容、局部肿胀、充血、窦道形成、龈沟溢脓、牙松动、下唇麻木等症状。最后必然有死骨形成。

（3）中央性颌骨骨髓炎多发于下颌骨体，形成死骨较大，分离较慢，约在发病4周后形成分离。

（4）边缘性颌骨骨髓炎多发于下颌升支和髁骨鳞部，形成死骨体量较小。

（5）新生儿颌骨骨髓炎多发于上颌骨，形成死骨较早、较小。

（6）结核性骨髓炎常形成较大范围的骨质破坏区，常位于肌肉附着处，如下颌角、颧骨等部位。

（7）局限性颌骨骨髓炎死骨常局限于原有骨纤维病变（如根尖周牙质结构不良）部位，初起以牙痛为主诉，局部以疼痛为主，症状相对轻微，以下颌骨多见。

（8）砷中毒导致的颌骨坏死由特定化学品如砷类牙髓失活剂漏出后接触导致，经碘置换处理可在6～8周分离形成死骨。

（9）放射性颌骨骨髓炎死骨分离极为缓慢，累及范围大，常可波及一侧或一侧大部分颌骨，下颌骨多见。

（10）磷中毒性骨髓炎见于有磷矿或相关产业工人，伴有多数牙的牙周炎，牙槽骨垂直吸收。死骨分离速度较慢，常需数月。

（11）双膦酸盐相关性骨髓炎见于长期服用双膦酸盐药物的患者，尤其是恶性肿瘤患者长期大量使用双膦酸盐药物后发病风险更高，临床过程与磷中毒性骨髓炎类似。

（12）长期服用糖皮质激素的患者骨髓炎多继发于牙周或根尖周炎之后，反复迁延不愈，形成瘘管。

【辅助检查】

（1）血常规、生化：可见白细胞计数增多，中性粒细胞比例明显升高。病程较长者应注意有无电解质紊乱。

（2）影像学检查：全景片、CT检查查看有无骨质破坏。慢性骨髓炎可见骨质破坏与增生。

（3）细菌培养及药敏试验：反复溢脓者应取脓液行细菌培养。根据抗菌药物应用指南，使用限制级抗生素时应有细菌培养和药敏试验结果。

【治疗原则】

（1）注意全身情况，及时对症处理。

（2）静脉滴注抗生素。

（3）及时引流：间隙感染应及时引流并同期探查骨面。中央性颌骨骨髓炎必要时可拔除患区牙齿。新生儿颌骨骨髓炎不宜过于积极处理死骨。

（4）死骨摘除是各种骨髓炎的最后处理方法，有死骨形成者必须择期摘除死骨。各种骨髓炎因死骨分离速度不同，死骨摘除时机有差异。

1）中央性化脓性颌骨骨髓炎多在发病后2～4周，死骨形成分离后即可行死骨摘除术。

2）边缘性颌骨骨髓炎死骨摘除可适当提前。

3）新生儿颌骨骨髓炎应以局部冲洗为主，可在日常换药时摘除已完全游离松动的死骨。

4）骨纤维病变继发的骨髓炎，可在死骨周围出现暗影后即摘除死骨。

5）结核性或梅毒性骨髓炎应在全身抗结核抗梅治疗取得效果后再手术。

6）放射性颌骨骨髓炎应在死骨充分分离后进行，切除范围不应保守，因死骨体量较大，切除后遗留较大骨缺损，故应在术前做好骨修复准备。

7）砷中毒颌骨骨髓炎应在对抗性处理后再行病灶刮治，去除死骨范围不宜过于保守。

8）药物相关性骨髓炎一般在发病后数月，待死骨明确分离后手术摘除。

（华成舸）

第二节　口腔外科常见疾病

口腔颌面部最常见的疾病是感染性疾病，其中尤以牙源性感染多见。其他常见疾病有肿瘤、创伤、先天和后天畸形等需要在专科病房治疗的疾病。本章主要论述日常诊疗工作中，适合在门诊处置的口腔外科疾病。

一、牙槽外科常见疾病

1. **阻生牙**　在萌出过程中全部或部分无法萌出至正常位置的牙即为阻生牙。任何牙位均可发生，其中以下颌第三磨牙（智齿）最多见，其次为上颌第三磨牙，尖牙阻生也较为常见。幼儿时的上颌切牙区外伤、感染常导致恒中切牙的牙根畸形和阻生。额外牙也多见阻生。在部分综合征患者中，也常见有阻生的恒牙或额外牙。

阻生牙最常见的并发症是智齿冠周炎，另外还可导致邻牙牙冠或牙根的吸收、破坏，或影响邻牙的治疗（如根管治疗、种植、正畸等）；阻生牙牙冠部位可继发囊肿，也可因囊肿或肿瘤导致阻生。

阻生牙的治疗有拔除、开窗、牵引等方法，需要结合部位、对邻牙和临近组织的影响、是否继发其他疾病、全身情况、医师技术能力等多种因素综合考量。

2. **骨隆突和骨质增生**　骨隆突和骨质增生多见于中老年人，最常见的部位是双侧尖牙和前磨牙区下颌舌侧，其次是唇颊侧牙槽突附着龈部位，硬腭后份中缝处亦偶见骨隆突。

骨隆突表现为无症状的质硬丘状骨性隆突，表面黏膜多正常。有时因突起部位进食时受伤可导致黏膜溃疡。

骨隆突无症状时可不做处理，部分患者牙槽骨的隆突可能影响义齿就位，可予手术修整。

3. **系带附着异常**　作为正常的解剖结构，口腔内有多个系带，主要是舌系带、唇系带、颊系带。系带附着是动态变化的，有可能在发育过程中形成畸形，也可能因外伤、手术等原因形成病理性系带或皱襞。

（1）舌系带：连接舌腹与下颌颏部舌侧牙龈，出生时，舌系带常附着于牙槽嵴顶，故而显得短小，随着颌骨的发育，舌系带在牙槽突的附着会逐渐下降。故舌系带过短的诊断应在3岁后才能确定。部分患者舌系带在舌腹的附着靠前导致系带较短，伸舌时舌尖呈"W"形，也表现为舌系带过短。常规情况下，舌系带短并不影响吸吮、进食和发音，仅对需要较大舌动度的技术（如

第三章　口腔颌面外科

吹奏乐器和口技）有一定影响。所以，常规不建议对婴幼儿行舌系带矫正术，较大儿童和成人可在局部麻醉下行系带矫正术，但需要告知患者的是舌系带矫正术对病理性语音没有明确的治疗效果。

（2）唇系带：常见的畸形部位是在上唇，上唇系带连接上唇内侧面与上颌牙槽骨唇侧，常见的畸形类型是唇系带附着过低。唇系带分类标准有多种，应用较广的是根据附着部位分为4类：Ⅰ型（黏膜附着型）是正常形态，Ⅱ型（牙龈附着型）、Ⅲ型（龈乳头附着型）和Ⅳ型（牙间穿越型）为病理形态。唇系带附着过低尤其是较肥厚者会影响美观，Ⅲ、Ⅳ型唇系带会深入上中切牙间的龈乳头（Ⅲ型）甚至越过牙槽嵴顶，造成中切牙间的间隙，个别婴幼儿越过牙槽嵴顶的唇系带（Ⅳ型）可能影响哺乳。Ⅱ型畸形可单纯外科手术解决，Ⅲ、Ⅳ型常需要配合正畸治疗，手术时机可选择中切牙替换的时候或正畸治疗关闭间隙时。

（3）颊系带：位于前磨牙区牙槽突至颊黏膜间，正常情况下无论是否肥厚、短小或附着异常都不会有功能性或美观影响，但在正对部位牙缺失并继发牙槽骨吸收、牙槽嵴低平时，系带附着逐渐接近牙槽嵴顶，尤其是系带较为肥厚者，将会影响义齿固位，此时常需手术矫治。

4. 牙瘤　是牙齿发育过程中发生的错构，因此都发生于牙槽骨，即颌骨体中牙齿发育的区域。牙瘤多数为正常牙以外的额外牙体结构，少数是牙列内牙，个别病例附生于正常恒牙。

【概述】　牙瘤多于青少年期由于牙萌出或咬合异常就医时发现，其发生和生长常与所在区域牙发育同步。牙瘤按照其内部结构可分为两种，一种是组合型牙瘤，其内为多数形态、大小各异的锥形牙齿；另一种是混合型牙瘤，其内结构类似错构瘤，由不规则的牙釉质、牙本质和牙骨质构成，并可能含有类似牙髓腔的结构。

【临床表现】　牙瘤多无自发症状，常在X线检查时发现。组合型牙瘤由多数发育异常的细小牙齿组成，粗略呈向心性，外围的牙根向外深入周围骨质内，牙瘤的外膜包裹整个牙瘤并附着于外围牙的牙颈部。混合型牙瘤表现为一个界限清楚的、不均匀的高密度影，无法分辨牙体结构，经常与邻牙牙根相连或附生。

5. 颌骨局限性骨纤维病变

【概述】　颌面部影像学检查尤其是全景片和锥形线束CT检查的应用日益广泛，患者在检查中可发现性质不明的高密度影，可无临床症状，放射影像科定义为"骨岛"。结合临床表现和手术发现，这些病变表现出与骨纤维结构不良相似的特点，故归类为"局限性骨纤维病变"。该疾病需与成牙骨质细胞瘤、内生骨瘤和根尖周牙骨质结构不良等疾病相鉴别。

【临床表现】 局限性骨纤维病变在无继发感染等疾病时，多无临床症状。常在因其他疾病行颌骨X线检查时发现，可为单个病灶，也可能表现为多发病灶，一般位于上颌骨牙槽突和下颌骨体部（即牙齿发育和生长区域）。该类骨质异常表现出异于正常骨的代谢特点，在正畸治疗中可能阻挡相邻牙牙根的移动而致治疗失败。若其对应或邻近的牙发生根尖周炎等感染性疾病，则该部分骨质易发生感染并形成死骨，其对应牙拔除后局部感染常仍无法控制。牙缺失后继续无症状存留者可以不做特殊处理，但会导致种植体无法获得正常骨结合而影响种植手术。在放射性和药物性颌骨坏死的患者中，病变部位可能会首先被累及。

无感染的骨纤维病变与正常骨分界并不清晰，因感染而坏死者常在周围形成一环形低密度影而与周围骨质有明显分隔。

对于无症状的骨纤维病变，骨质颜色质地与正常骨无明显差异，手术中肉眼常无法区别；已经发生感染并分离者常为棕色或褐色，可轻易分离。

【治疗原则】 对于无临床症状且无治疗需要者，可观察而不做处理，并在健康宣教中让患者注意口腔卫生和保健，尽可能避免发生龋病和牙周病等感染性疾病。对于感染后已分离的病灶，可在局部麻醉下行死骨摘除术。因正畸或种植治疗需要去除的未感染病灶，可以术前制作手术导板或术中导航辅助以尽可能准确定位病灶位置和病变范围。

6. 口腔上颌窦/鼻腔瘘

【概述】 口腔和上颌窦或鼻腔之间持续交通会影响闭合性发音的构音导致发音时鼻音甚重，进食时口内液体乃至食物会进入上颌窦因而导致上颌窦的持续感染或鼻腔异物。常见的病因有先天性硬腭裂、上颌部位的外伤或感染、上颌骨部分或全部切除手术、上颌牙牙拔除术等。对于腭裂、外伤、感染和手术导致者常通过手术或赝复体修复，在此仅重点介绍与牙槽外科相关的口腔上颌窦/鼻腔瘘。

上颌窦发育较好时，上颌磨牙牙根尤其是腭侧根常与上颌窦之间无骨性分隔甚至深入上颌窦；上颌磨牙的根尖周感染也可破坏局部骨质而造成牙根与上颌窦直接相通；上颌牙牙槽突部位的囊肿也可破坏上颌窦前、外、下侧壁而导致上颌窦与口腔交通；上颌腭侧的埋伏阻生牙或额外牙也可导致口腔与上颌窦或鼻腔之间无骨性分隔。这些情况下，拔牙或牙槽外科手术可能导致术腔与上颌窦或鼻腔交通，若术后无法自行愈合即可造成口腔上颌窦/鼻腔瘘。另外，上颌磨牙拔除或上颌窦提升手术等也可直接导致口腔上颌窦瘘。

【临床表现】 捏住患者鼻腔鼓气，可见气泡或气体自口内伤口溢出，或无法保持鼻腔气压；术后2～3天内可有鼻腔出血或鼻涕带血；形成持续性瘘管后，患者可有进食时鼻腔异物（流涕）和构音障碍，上颌窦有炎症时可有患侧鼻塞、脓涕、头痛等表现。

【治疗原则】 术中发现上颌窦穿孔时，首要的是确认有无牙根或死骨等异物进入上颌窦，有异物进入上颌窦者应尽快取出。若穿通孔大于异物，改变患者体位可能使异物从穿通孔落出，若异物较大，则需另行从上颌窦前侧壁开窗取出异物，上颌窦内镜有助于提高手术成功率和减少创伤。

对于上颌窦内无异物或异物已取出，穿孔较小（直径≤4mm）者，可在牙槽窝内填塞明胶海绵等可吸收止血材料以助于牙槽窝内血凝块的形成和保持，牙槽窝缝合以维持血凝块；穿孔在5～7mm或原有感染者可加用可吸收组织膜覆盖牙槽窝；穿孔＞7mm者常需要转邻位瓣关闭创口，可以采用颊侧梯形瓣或腭侧黏骨膜瓣，无张力缝合。需要指出的是，较大的口腔上颌窦/鼻腔瘘术后容易复穿，确定手术效果不佳者亦可用活动义齿基托堵塞瘘口。

Tip:

（1）上颌窦有炎症时，无论是否是牙源性，术后穿孔成瘘的风险必然增加，故在牙拔除术前应尽可能先控制上颌窦的急性炎症。并在术后可予以滴鼻剂和抗生素控制上颌窦的感染。

（2）上颌窦术中穿孔的患者，术后应注意保护血凝块，避免擤鼻、鼻腔鼓气、吸烟，避免强力喷嚏。

（3）上颌窦或鼻腔穿孔者，无论是初发还是继发，急性或慢性瘘管，均应避免用碘仿纱条填塞。

二、颌骨囊性病变

颌骨多见囊性病变，最多见的是根尖囊肿，由慢性根尖周炎发展而来。其次为牙源性发育性囊肿，如含牙囊肿、角化囊肿、始基囊肿等。另外偶可见切牙管囊肿、动脉瘤样骨囊肿和血外渗囊肿等。

1. **根尖囊肿** 常继发于深龋、残根残冠、牙外伤或咬合创伤、牙体发育畸形（如畸形中央尖或舌侧沟等）、隐裂牙等导致的慢性根尖周炎，2岁以上任何年龄段都可发病。

【临床表现】 主要表现为病灶牙的相关症状体征，患牙疼痛、松动，根尖部位可有肿胀、压痛，突破黏膜可在牙龈形成瘘管。X线检查可见患牙根尖部位与根尖孔连通的囊性暗影，可在颌骨内向两侧扩展并累及邻牙甚至临近重要解剖结构，如下牙槽神经管及颏孔、上颌窦或鼻底等。

【治疗原则】 随着牙体牙髓临床技术和相关材料的进展，根尖囊肿的治疗日渐往保守和微创方向发展，手术目的除根治囊肿外，还应考虑尽量保留邻牙牙髓活力、保存局部骨量。具体治疗策略详见第四章口腔牙体牙髓科。

需要注意的是，乳牙根尖囊肿常与继承或邻近恒牙的牙囊融合形成含牙囊肿，治疗主要采取拔除乳牙后囊肿开窗，尽量保留恒牙胚。

2. 含牙囊肿 含牙囊肿是在牙胚发育过程中，包裹牙冠的牙囊发生囊性变，在牙冠周围形成囊肿而成。故而含牙囊肿均含有阻生的恒牙或额外牙，含牙囊肿与阻生牙互为因果，乳牙根尖周炎是其下方恒牙发生含牙囊肿的常见病因。

【临床表现】 含牙囊肿可因邻近病变检查时发现，也有持续长大导致颌骨局部膨隆或继发感染后就诊发现。X线检查可见颌骨内界限清楚的圆形或类圆形囊性暗影，囊壁连接于阻生牙颈部。囊肿可累及下牙槽神经管、上颌窦等邻近结构和邻牙根尖周部位。

【治疗原则】 含牙囊肿应尽可能采用保守的治疗，对于阻生第三磨牙或无法萌出的恒牙继发的含牙囊肿，囊肿尚未累及邻牙或重要结构者，可一次性拔除阻生牙并刮除囊肿。对于囊肿范围较大、周围骨质菲薄，术中术后骨折可能性较大或累及邻牙者，可先行开窗引流，待囊肿缩小后二次手术。需要注意以下方面。

（1）含牙囊肿开窗的主要作用是减压与活检，首次手术不宜进行囊肿的剥离、刮除，术后应用碘仿纱条填塞以维持引流口。碘仿纱条一般 3～4 周更换一次。影像学复查可采用全景片，一般间隔时间不少于3个月。

（2）囊肿开窗后退缩和骨再生的速度与年龄、阻生牙是否拔除等有关，年轻患者、阻生牙拔除后囊肿缩小速度较快。故对于较大囊肿，暂时无法拔牙的患者，可在第一次开窗后骨质恢复到一定程度可耐受拔牙手术时，再次手术拔除患牙并继续引流，以获得较快的恢复速度。部分患者可在开窗后数月达到囊肿完全退缩，还有部分患者（尤其是年龄较大患者）则需要在囊肿消退趋于停滞后再次手术彻底刮除囊肿。

（3）青少年尤其是替牙列期的含牙囊肿应首选开窗引流，不宜贸然行刮治术，以保护未萌的恒牙胚。若恒牙确实无法萌出，可在后期行牙拔除术。

3. 角化囊肿 又称为牙源性角化囊性瘤，指的是发生在颌骨内的单囊或多囊的良性牙源性囊肿，具有潜在的侵袭性以及浸润性生长的生物学行为。角化囊肿发病年龄分布较广，好发于10～29岁。男性较女性多见。

【临床表现】 病变多累及下颌骨，特别是磨牙及升支部，发生于上颌者以第一磨牙后区多见。

囊肿主要沿颌骨前后方向生长，在未达到一定体积时不引起明显的颌骨膨大，因此临床早期多无明显症状，常在囊肿持续长大导致颌骨膨大后发现。肿瘤继发感染时可出现疼痛、肿胀，伴瘘管形成时有脓液或液体流出，有时甚至引起病理性骨折或下牙槽神经功能障碍等症状。角化囊肿的囊肿内容物为乳白色角化物或皮脂样物质，借此可与含牙囊肿初步鉴别。

X线检查可见单房或多房阴影，一般不含牙，边缘整齐，周围常呈现一清晰白色骨质反应线。对于含牙的角化囊肿，常需病理检查确诊。

多发性角化囊肿如同时伴有皮肤基底细胞痣、分叉肋、小脑镰钙化、脊柱畸形等，可诊断为"痣样基底细胞癌综合征"。

【治疗原则】 角化囊肿生物学特性介于囊肿和牙源性肿瘤之间，故无论采用何种手术，术后均应坚持较长时间的随访以免复发。

（1）颌骨牙源性角化囊肿的治疗以手术方法为主。病变局限的和上颌骨的牙源性囊肿，可考虑刮除术，但术中应尽量去尽肿瘤组织，特别是牙根部位，必要时可行根尖截断切除。术前都应先行病变区域牙的根管治疗。

（2）对于大型的尤其是下颌骨的牙源性角化囊肿，可行一期袋形缝合术/开窗术，密切随访，待病变缩小后再行二期刮除术。累及下颌升支的角化囊肿开窗后下颌升支部位囊腔退缩常较快而明显，故而对下颌升支受累范围较大的患者开窗术也可为后期需行颌骨节段切除者保留髁突创造有利条件。

（3）上颌骨各种囊肿开窗术效果远较下颌骨差，故上颌骨囊肿较少行开窗术。

（4）对于刮除术后多次复发或开窗术后囊腔缩小不明显的牙源性角化囊肿，应行进一步积极的、根治性的颌骨箱状或节段切除术，术中可同期修复缺损。

（5）痣样基底细胞癌综合征是一种常染色体显性遗传病，其治疗主要针对颌骨囊肿，其他病损予以密切观察。

4. 下颌骨特发性囊肿 又称Stafne囊肿，可有或没有上皮性囊壁，成因不明，有学者认为与异位腺体组织有关。多数病例长期处于静默无进展状态。一般见于下颌骨角部至下颌前磨牙区之间的下颌骨体，位于下牙槽神经管下方，在X线片上表现为边界清楚的圆形或卵圆形囊性暗影。无临床症状者可不做处理，有症状或其他治疗需要者可行囊腔刮治。

三、口腔颌面部肿瘤及类肿瘤疾病

口腔颌面部肿瘤种类繁多,本部分重点论述可在门诊处置的肿瘤和类肿瘤疾病。

1. 牙龈瘤　来源于牙周膜及颌骨牙槽突结缔组织的炎性增生物,是类肿瘤病变而非真性肿瘤。发生于妊娠期女性时,称为妊娠性牙龈瘤或牙龈增生;部分牙龈瘤与长期服用药物有关,称为药物性牙龈增生或牙龈瘤。依据组织病理学表现分为纤维性、血管性和巨细胞瘤性。无论何种类型的牙龈瘤,牙周基础维护是最基本和首要的治疗。具体诊疗原则可详见第五章牙周病。

2. 良性脉管性疾病　血管瘤与脉管畸形是来源于脉管系统的肿瘤或发育畸形,统称为脉管性疾病,约60%发生于头颈部。口腔颌面部以婴儿血管瘤和脉管畸形最为常见。脉管疾病种类繁多,目前使用较多的是国际脉管性疾病研究学会(ISSVA)提出的分类,该分类将脉管疾病分为血管瘤和脉管畸形两大类。其中血管瘤的命名按病程、外形、发生机制或病理表现等多种标准命名,多有争议。基本分类和主要特点见表3-2-1(其中婴儿血管瘤和脉管畸形另行详述)。

表3-2-1　ISSVA推荐的良性脉管性疾病分类(简化)

分类	相关疾病	主要特点
真性肿瘤	婴儿血管瘤	详见后文
	先天性血管瘤	分迅速消退型、非消退型和部分消退型,临床特点及处置分别参照婴儿血管瘤(消退型)或脉管畸形(非消退型)
	丛状血管瘤	好发于儿童和青少年,先天性约占25%,病因不明,可能是一种潜在的血管畸形。生长缓慢,颈、上胸和肩部为最常见的部位
	梭形细胞血管瘤	儿童和青年人多见,病因不明。生长缓慢、坚硬、孤立的紫色肿块或多发的真皮及皮下组织内结节,可浸润肌肉和骨骼。少数有疼痛,偶可自行消退。手术治疗为主,术后易复发
	上皮样血管瘤	20~50岁高发,女性较多。多为皮下单发结节,偶见多结节病变。可能与虫咬、外伤、HSV感染、变态反应、激素或免疫功能紊乱等有关

分类	相关疾病	主要特点
真性肿瘤	分叶状毛细血管瘤（化脓性肉芽肿）	可发生于任何年龄，儿童及年轻人好发。男性好发，女性多见于黏膜。息肉状毛细血管瘤生长迅速，表面易破溃，很少自发缓解，易大量出血，通常需手术治疗
	其他	多样、繁杂，如多见于中老年人，可能与年龄和物理、化学不良刺激等有关的樱桃状血管瘤、肾小球样血管瘤（皮肤红色或紫红色丘疹样病损）；多见于青年人的窦状血管瘤（蓝紫色、质软的皮下隆起，类似静脉畸形）、鞋钉样血管瘤（靶样含铁血黄素沉积性血管瘤）；还有发生于滑膜尤其是关节滑膜的滑膜血管瘤以及发生于泌尿生殖系统的吻合状血管瘤等
脉管畸形	微静脉畸形	均为单纯脉管畸形，详见后文（ISSVA将动静脉瘘限定为先天性的）
	静脉畸形	
	动静脉畸形	
	动静脉瘘	
	淋巴管畸形	
	混合型畸形	为两种以上单纯脉管畸形的混合畸形

（1）婴儿血管瘤：多见于婴儿出生时或出生后1个月之内，好发于女性，男女比为1:（3～5）。为良性肿瘤，常自发性消退。多数见于面颈部皮肤、皮下组织，少数见于口腔黏膜。临床特点见表3-2-2。

表3-3-2　婴儿血管瘤临床特点

分期	病程	体征
增殖期	第一生长发育期（约4周以后），第二生长发育期（4～5个月时）	白色晕状区域→高出皮肤的红斑→草莓状（杨梅状）
消退期	一般1年以后	鲜红→暗紫→棕色，皮肤花斑状
消退完成期	5岁消退率50%～60%，7岁消退率约75%，9岁消退率90%	①完全消退约40%。②部分不完全消退，伴局部色素沉着、瘢痕

【治疗原则】 常规建议观察，生长过快者可用药物治疗：激素（泼尼松）、普萘洛尔、平阳霉素。手术治疗仅适用于累及重要部位或影响功能的巨大血管瘤，以功能改善为主，不主张彻底手术。对于消退不全或萎缩性瘢痕者可用激光治疗。

（2）脉管畸形

1）微静脉畸形：临床特点见表3-2-3。

表3-2-3 微静脉畸形临床特点

分类	好发部位	病程	体征
鲜红痣斑（又称葡萄酒样痣）	多发于颜面部皮肤，常沿三叉神经分布区分布，口腔黏膜少见	多数逐渐发展加重；皮肤红斑→鹅卵石样结节	视诊：鲜红或紫红色，与皮肤表面平，边界清楚，外形不规则，大小不一。触诊：触压时表面褪色，解除压力后病损区恢复原有色泽和大小
中线型微静脉畸形	中线部位，以项部最常见，其次为额间、眉间，以及上唇人中等部位	60%可自行消退	

【治疗原则】 适宜激光治疗。

2）静脉畸形

【临床表现】 好发于颊、颈、眼睑、唇、舌或口底部。出生时即出现，一生中缓慢进展。一般无自觉症状，血窦持续扩张可引起颜面、唇、舌等畸形及功能障碍，可发生感染，有出血的危险。

表浅病损呈蓝色或紫色，位置较深时皮肤黏膜颜色正常。瘤体较大，边界不清。扪之柔软，可被压缩，有时可扪到静脉石。体位移动试验阳性。

【治疗原则】 可采用硬化剂注射治疗，必要时可配合手术或激光治疗。

3）动静脉畸形（含动静脉瘘）：又称动静脉性血管瘤、蔓状血管瘤。临床特点见表3-2-4。

表3-2-4　动静脉畸形临床特点

分类	流行病学	好发部位	体征
皮肤型动静脉畸形	多见于成人，幼儿少见	主要见于头颈部（常发于颞浅动脉分布区），发生于颌骨者常因牙齿萌出、拔牙时大出血而发现	红色、紫色或正常颜色的孤立性丘疹，呈念珠状，颈部可见颈静脉怒张；表面温度较正常皮肤高，扪之有搏动感或震颤感，边界欠清；听诊可及吹风样杂音；供血动脉全部压闭时，搏动感和吹风样杂音消失
深在型动静脉畸形	不常见，累及儿童和年轻人		

【治疗原则】　常以介入治疗配合手术治疗。

4）淋巴管畸形：又称淋巴管瘤。临床特点见表3-2-5。

表3-2-5　淋巴管畸形临床特点

分类	流行病学	好发部位	症状	体征
微囊型淋巴管畸形（包含传统分类的毛细管型和海绵型淋巴管瘤）	常见于儿童及青少年	好发于舌、唇、颊及颈部	患处肥大畸形，如巨舌症、巨唇症等	视诊：皮肤或黏膜上可见孤立的或多发性散在的小圆形结节，色泽正常。触诊：柔软，无压缩性，边界不清
大囊型淋巴管畸形（又称囊性水瘤、囊性淋巴管瘤）	多见于新生儿或幼童	主要发生于颈部、锁骨上区，亦可发生于下颌下区及上颈部	一般无自觉症状	视诊：病损大小不一，皮肤色泽正常。触诊：柔软，呈充盈状态，有波动感。体位移动试验阴性，透光试验阳性

【治疗原则】　硬化剂注射治疗效果较好，可配合手术治疗。

5）混合畸形：上述任何两种及以上脉管畸形混合发生，如静脉-淋巴管畸形、静脉-微静脉畸形等。

3. 唾液腺囊肿　多发生于黏液腺，如舌下腺以及唇颊部、口底和舌腹的小唾液腺，腮腺也偶见囊肿。

（1）舌下腺囊肿：是最常见的唾液腺囊肿，舌下腺主要分泌的是黏液，所以舌下腺囊肿的内容物与其他黏液囊肿一样是蛋清样内容物，可拉丝。

【临床表现】 舌下腺囊肿常突出于口内形成基底甚宽的淡青色丘样凸起，俗称"蛤蟆肿"，可有消长史；部分舌下腺囊肿在腺体底面发生并突破口底肌肉间隙向下凸向颌下区，在下颌下区形成肿胀，易被误认为下颌下腺疾病，确诊方法是穿刺见蛋清样内容物。舌下腺囊肿若无继发感染，除了局部轻微的胀感多无明显临床症状，发生于口内者表面呈半透明，表面舌下皱襞被拉平；发生于口底者表现为下颌下区边界不清的肿胀。囊肿质地柔软，无压痛。

【治疗原则】 极个别的舌下腺囊肿可自行消退，无法消退者需要手术治疗，无论是口内型还是口外型，均取口内切口，将舌下腺及囊肿整体摘除。口外型切忌从下颌下区做切口！

（2）黏液囊肿：是发生于口内黏膜下的黏液腺，故又称黏液腺囊肿。最多见于下唇内侧，其次为双侧口角内侧黏膜，再次为口底黏膜，偶见于舌腹。

【临床表现】 黏液囊肿表现为黄豆至花生大小的、突出于黏膜表面的半透明小泡，质软、界清，内容物为蛋清样胶状液体。常有反复消长史，下唇黏液腺囊肿常与外伤、咬合异常或咬唇习惯等有关，反复破损后会纤维化而变成纤维瘤。

【治疗原则】 黏液囊肿性质明确，治疗方法多样，可先从相对保守的方法开始治疗。

1）观察：有相当部分的口底和舌腹部位的黏液囊肿，若无持续性刺激因素，可在2～3个月数次消长后自行消退，可嘱患者暂时观察。

2）硬化治疗：可用95%乙醇等硬化剂行囊腔注射，但仍有一定的复发概率。

3）袋形缝术：切除囊肿表面的黏膜及囊壁，开放囊腔。该手术常用于口底黏液囊肿，为控制创伤和便于止血，目前一般使用激光治疗仪手术。该方法也可用于婴幼儿的舌下腺囊肿的初期治疗。

4）微波或激光治疗：主要原理是烧灼，以可控制的局部创伤消除囊肿及腺体。对青少年患者的唇部黏液囊肿效果较好，仍有一定的复发率。

5）手术摘除囊肿及相连腺体为终极手段，但因为黏液腺在这些部位分布较多，术后仍可能复发，复发率由低到高为下唇、口角、口底、舌腹，舌腹的黏液囊肿术后复发率极高，应谨慎手术，口底因深面为舌下腺，手术范围过深可能导致舌下腺囊肿，故也应谨慎。

（3）腮腺囊肿：腮腺的潴留性囊肿较少见，多继发于腮腺区淋巴结炎或腮腺结石。表现为突然出现的腮腺局部包块，初起胀痛明显，有消长史。常不需要特殊处理，待炎症消退或结石排出后即消失。需要鉴别的是腮腺导管炎（常导致腮腺整体的肿胀、疼痛严重，穿刺可有脓液或混浊米汤样液体）和第一鳃裂囊肿或腮腺的淋巴上皮囊肿（肿胀范围较大，疼痛剧烈，内容物为大量清亮液体或不凝血性液体）。

4. **皮脂腺囊肿** 好发于青壮年，男性多见。是由于皮脂腺分泌管堵塞所形成的潴留性囊肿。多见于头颈部和背部，面部以唇颊部和耳垂后好发。偶见癌变。

【临床表现】 无感染时一般没有明显症状。囊肿多呈半球状突起，大小数毫米至数厘米不等。与皮肤有粘连，粘连中心部位有针头大小黑孔。基底多无粘连，表面光滑。质地一般中等有弹性，当囊肿过大、中心有液化或继发感染时，可及波动感，并伴有红、肿、热、痛等炎症反应。部分囊肿破溃或分泌管堵塞解除后可消退。

【治疗原则】 皮脂腺囊肿应手术切除，急性感染期不宜手术。手术时，应切除表面粘连的皮肤，囊壁周围可钝性分离。切口位于面部时，切口设计应取长轴顺局部皮纹走行的梭形切口。

5. **乳头状瘤** 可发生于皮肤或黏膜，呈乳头状突起，有蒂或无蒂。伴有溃破、出血、疼痛、基底浸润时应考虑恶变。发生于皮肤者，应与痣、疣鉴别，必要时应行活检。

治疗上，乳头状瘤与痣、疣等不同，应手术彻底切除，基底部切除范围应有足够的深度和宽度。

6. **色素痣** 面颈部皮肤多见，亦有发生于口内黏膜者。数目随年龄增长而增加。

【临床表现】 临床表现有多种类型。

（1）交界痣：褐色，通常较小，平滑，无毛，扁平或略高出皮面。

（2）混合痣：外观类似交界痣，凸起，有时有毛发。

（3）皮内痣：呈半球形隆起，直径数毫米至数厘米，表面光滑或呈乳头状，可含有毛发。皮内痣一般不增大。多见于头颈部。

交界痣可恶变，表现为局部灼热或刺痛，边缘变得模糊，并可能出现卫星小点。如突然增大、颜色加深或变浅、破溃或出血时，要提高警惕。

【治疗原则】 除美容需要外，一般无须治疗，日常注意减少摩擦和损伤等不良刺激。对于有变化的和口内黏膜的色素痣，需密切观察，必要时应切除。治疗方法有外科手术和激光烧灼等，但不管使用何种方法，均应注意彻底切除痣体以免复发、恶变。

7. **口腔颌面部其他肿瘤及类肿瘤疾病** 颌面部肿瘤有多种来源，其中颌骨肿瘤以牙源性肿瘤最多见，另外还可见骨纤维异常增殖等类肿瘤疾病，软组织恶性肿瘤以上皮源性肿瘤多见。口腔颌面部常见肿瘤及类肿瘤疾病见表3-2-6。

表3-2-6 口腔颌面部常见肿瘤及类肿瘤疾病

性质	来源	肿瘤及类肿瘤	好发部位
良性	骨组织	成釉细胞瘤	颌骨
		牙源性腺样瘤	颌骨
		牙源性黏液瘤	颌骨
		牙源性钙化上皮瘤	颌骨
		骨纤维异常增殖症	颌骨及面颅骨
	唾液腺	多形性腺瘤	腮腺、下颌下腺、软腭
		沃辛瘤	腮腺
		单形性腺瘤	腮腺、下颌下腺
	其他软组织	脂肪瘤	颈部
		神经纤维瘤（病）	头面部、口腔软组织
		神经鞘瘤	颈部
		钙化上皮瘤	面部皮肤
		表皮样囊肿	眉弓、口底、下唇
		皮样囊肿	口底
恶性	骨组织	颌骨中央性癌	下颌骨
		骨肉瘤	颌骨
		颌骨纤维肉瘤	颌骨
		浆细胞瘤	颌骨
		胚胎性横纹肌肉瘤	颌骨
	口腔黏膜	鳞状细胞癌	舌、颊、牙龈、口底、唇
		恶性纤维组织细胞瘤	牙龈
		恶性网织细胞瘤	腭部
	唾液腺	腺样囊性癌	腮腺、下颌下腺、软腭
		黏液表皮样癌	腮腺、舌下腺、软腭
		恶性多形性腺瘤（癌在多形性腺瘤中）	腮腺、下颌下腺、舌下腺、软腭
	其他软组织	鳞状细胞癌	面部皮肤
		基底细胞癌	面部皮肤
		黑色素瘤	皮肤、口腔黏膜
		淋巴瘤	颌骨、口内黏膜、头颈部淋巴结

Tip：患者以颌面部肿胀就诊时，均应警惕肿瘤性疾病，尤其是表现为无明显红肿、疼痛病史、病程较长超过1个月的局部包块者，应仔细诊断、排查，必要时转诊口腔颌面外科就诊。

四、颌面部骨折

1. 颌骨骨折　颌骨位于面部中下份，外伤时容易波及，是颌面部最常见的创伤类型。下颌骨是面部唯一的以关节连接的骨骼，双侧连为一体，骨折根据部位可以分为：正中联合部、颏孔区、下颌角、下颌升支、髁突、冠突骨折。上颌骨与其他颅面骨以骨缝相连，骨折易发生于骨缝和薄弱的骨壁处，临床常见横形骨折和分离骨折，其按照骨折线的高低位置常可以分为三型：

（1）Le Fort Ⅰ型：骨折线从梨状孔水平、牙槽突上方向两侧水平延伸到上颌翼突缝。

（2）Le Fort Ⅱ型：骨折线自鼻额缝向两侧横过鼻梁、眶内侧壁、眶底和颧上颌缝，再沿上颌骨侧壁至翼突。

（3）Le Fort Ⅲ型：骨折线自鼻额缝向两侧横过鼻梁、眶部，经颧额缝向后达翼突，形成颅面分离，常导致面中部拉长和凹陷。

【临床表现】　颌骨骨折的首要临床表现是咬合错乱和张口受限，对颌骨骨折的诊断治疗具有重要意义，可表现为早接触、开𬌗、反𬌗、锁𬌗等。骨折段连通其上的牙可有异常松动度。有牙区骨折可见牙龈撕裂，出血。下颌骨骨折损伤下牙槽神经时可出现下唇麻木；上颌骨骨折累及眼眶时，常形成眶周瘀斑，上下眼睑及球结膜下出血，甚至有眼球移位或运动异常而出现复视；下颌骨骨折冲击颞下颌关节窝可造成颅中窝骨折，上颌骨骨折可造成前颅底骨折，表现为耳、鼻出血和脑脊液漏。

【辅助检查】　X线检查、锥形线束CT、螺旋CT及三维重建可了解骨折的部位、数目、方向、类型、骨折移位、牙与骨折线的关系，可辅助诊断和治疗。

【治疗原则】　颌骨与面颅骨位置相邻，连接紧密，故首先应检查和处理颅脑可能的损伤，待全身情况稳定或好转后，再治疗颌骨骨折。骨折复位时首要的是恢复受伤前的咬合关系即解剖复位并稳定固位，在可能的情况下尽量减小创伤，主张早期功能运动。一般情况下应入院手术。骨折线上的牙齿在不妨碍复位的前提下尽量保留，创伤严重并预计可能引起感染者可以拔除。

2. 颧骨及颧弓骨折　颧骨颧弓位于面侧突出部位，易受撞击发生骨折。可分为：A型（不完全性颧骨骨折）、B型（完全性单发颧骨骨折，颧骨复合体与周围骨分离）和C型（颧骨粉碎性骨折）。其中A型又可分为A1（单纯颧弓骨折）、A2（单纯颧额缝骨折）和A3（单纯眶下缘骨折）3个亚型。

【临床表现】 颧骨颧弓骨折因受外力作用，多发生内陷移位形成颧面部的塌陷畸形，但早期可能被局部软组织肿胀所掩盖。常见的功能障碍包括：张口受限、复视和神经功能障碍。查体时应仔细检查张口度、视力视野和眶周感觉以及眼轮匝肌的闭合功能。

【治疗原则】 对塌陷不显著，无明显功能障碍者可注意保护局部，不予特殊处理。对有明显功能障碍者，则需外科手术复位。需要注意的是，张口受限在受伤初期多较为严重，但受伤后1～2周可随局部组织水肿的消退而改善，故骨折对张口度的影响可适当延后评估。

3. 全面部骨折 严重的交通事故、高空坠落和严重的暴力打击可造成面中、下1/3骨骼同时发生多处骨折。经常同时累及颅底和颅脑、胸腹脏器和四肢等，故经常伴有全身重要脏器损伤。

【临床表现】 面部严重扭曲变形，可出现塌陷、拉长和不对称畸形，可伴有眼球内陷及运动障碍、眦距不等、鼻背塌陷等改变，可伴有复视甚至失明。双侧上颌骨复杂骨折可导致上颌骨后坠而引起呼吸不畅和呼吸道阻塞。咬合关系错乱，如开𬌗、反𬌗、张口受限等。

【治疗原则】 在优先处理危及患者生命安全的伤情的前提下，尽早行骨折复位固定，如条件允许、患者伤情稳定，可多学科合作，与神经外科、骨科等专业科室联合手术。

骨折复位时以恢复患者正常的咬合关系为首要目标，尽量恢复面部的高度、宽度、突度、弧度和对称性。对于延期治疗的全面骨折，应仔细计划，详尽准备，必要时可借助计算机辅助手术和术中导航等技术，合理设计手术入路和骨折固定方案及具体方法，以尽可能恢复骨的连续性和面部诸骨的连接，重建骨缺损。

五、颌面部先天及发育畸形

1. 唇腭裂 是口腔颌面部最常见的先天发育畸形，确切发病原因和机制尚未完全明了，可能与遗传、营养、感染和损伤、内分泌、药物、物理、烟酒等因素有关。

【分类及临床表现】 唇腭裂的分类及主要临床畸形特点参见表3-2-7。

表 3-2-7　唇腭裂分类及临床畸形特点

唇裂		腭裂	
分类	畸形特点	分类	畸形特点
单侧唇裂		Ⅰ度腭裂	限于腭垂裂
单侧不完全性唇裂	裂隙未裂至鼻底	Ⅱ度腭裂	
单侧完全性唇裂	整个上唇至鼻底完全裂开	浅Ⅱ度裂	仅限于软腭
双侧唇裂		深Ⅱ度裂	软腭及部分硬腭裂开（不完全性腭裂）
双侧不完全性唇裂	双侧裂隙均未裂至鼻底	Ⅲ度腭裂	全腭裂开，合并牙槽突裂开，常伴发唇裂
双侧完全性唇裂	双侧上唇至鼻底完全裂开		
双侧混合性唇裂	一侧完全裂，另一侧不完全裂		

【治疗原则】 唇腭裂的治疗提倡综合序列治疗，在患者从出生到长大成人的每一个生长发育阶段，治疗其相应的形态、功能和心理缺陷。有计划地在治疗的最佳时期，采用最合适的方法，最终得到最佳的治疗效果。

2. 牙颌面畸形　是一种因颌骨生长发育异常引起的颌骨体积、形态结构以及上、下颌骨之间及其与颅面其他骨骼之间的位置关系失调，表现为颜面形态异常，咬合关系错乱与口颌系统功能障碍，又称骨性错𬌗畸形。导致牙颌面畸形的先天因素包括遗传因素、胚胎发育异常；后天因素包括代谢障碍和内分泌功能失调、不良习惯、损伤及感染等。

【临床表现】 牙颌面畸形临床表现多样，畸形程度不同，主要以上、下颌骨发育情况进行分类，可有前后向、垂直向和横向的发育过度或不足导致的畸形，也有单纯牙源性错𬌗导致的畸形。在具体病例的诊断中，需要结合头影测量，确定是上颌骨还是下颌骨的发育过度抑或不足，还是兼而有之，并以此制订恰当的治疗方案。较为少见的是不对称畸形，除两侧下颌骨发育程度不同导致的偏突颌畸形、单侧小下颌畸形和单侧下颌肥大外，还有因胚胎发育异常导致的单侧颜面短小畸形和表现为渐进性的、累及单侧面部皮肤、软组织、软骨以及骨组织的单侧颜面萎缩畸形等。

【辅助检查】 曲面体层片、头影测量（头颅侧位定位片、头颅正位定位片）、CT扫描及三维重建。

【治疗原则】 唇腭裂序列治疗时间见表3-2-8。除了部分不涉及咬合关系调整的面部畸形，大多数牙颌面畸形需要结合正畸治疗，在消除或改善畸形的同时，保证基本正常的咬合功能。

表3-2-8　唇腭裂序列治疗时间表

年龄	正畸治疗	手术治疗			腭咽闭合功能评估	语音治疗	心理治疗
新生	术前正畸						
3个月							
6个月							
9个月							
1岁		唇裂整复定期随访					
1岁半			腭裂整复定期随访				
2岁							
3岁							
4岁							
5岁							
6岁							定期随访
7岁	植骨手术术前（术后）正畸治疗			牙槽突裂植骨手术	定期随访	定期随访	
8岁							
9岁							
10岁							
11岁		鼻唇二期整复术	腭再成形术或咽成形术				
12岁							
13岁							
14岁							
15岁							
16岁							
17岁							
18岁	正畸正颌联合治疗						
成年后							

（1）术前正畸治疗：其目的是去除牙代偿性倾斜与干扰，释放限制颌骨移动的因素。对于需要在牙间行骨切开者，拓展牙间间隙以便于骨切开。对于上下颌弓不协调或预计术后不协调者，需要矫正异常𬌗曲线，协调上、下颌牙弓宽度，并建立预期的正

常咬合关系，防止术后畸形复发。

（2）正颌外科手术：根据畸形特点，对上颌骨或下颌骨进行针对性的切开、移位和内固定，必要时需要对上颌骨和下颌骨同时手术。部分患者尤其是下颌骨颏部、下颌角和颧骨畸形的患者，还可配合轮廓整形手术。

（3）术后正畸与康复治疗：术后按计划对上下颌牙列进行适当调整，形成上下颌牙精确的对殆。

（4）随访观察：正颌外科后应对患者进行一定时限的随访，跟踪手术效果、畸形复发情况和并发症的预后等。

六、颞下颌关节疾病

（一）颞下颌关节紊乱综合征

颞下颌关节紊乱综合征指包括咀嚼肌紊乱、颞下颌关节结构紊乱、炎性疾病及骨关节病等病因尚未完全清楚而有颞下颌关节症状（弹响或杂音、关节和/或咀嚼肌疼痛、下颌运动异常等类似症状）的一组疾病的总称。颞下颌关节紊乱综合征是口腔医学临床上除龋病、牙周病、错颌畸形之外最常见的疾病，好发于青、中年，多有自限性，其发病原因尚未完全阐明，与精神心理因素、殆因素、免疫学因素、关节相对负荷、解剖学因素、口颌系统不良行为习惯等有关。

【临床表现】

1. 颌面部疼痛　疼痛可来源于颞下颌关节（关节源性）和/或咀嚼肌（肌源性），并与下颌功能运动直接相关。可表现为关节区痛、咀嚼肌痛、头痛、耳痛、眼痛、额痛、枕后痛，甚至颈、肩、臂、背等部位的疼痛。

2. 关节杂音　一般与关节运动有关，有些是间歇发生，有些会一直持续，也有逐渐加重或性质发生变化的。根据不同性质的关节杂音，临床上可初步判断关节疾患（表3-2-9）。

表3-2-9　关节疾患与关节杂音的关系

杂音描述	提示病理改变
单声弹响（钝声或脆响）	可复性盘移位（不可复性盘移位多曾有弹响史）
弹响	盘突关系失调、肌功能-殆形态不调
细碎捻发音	滑膜病变
连续破碎音或粗糙摩擦音	关节骨质增生破坏和关节盘穿孔、撕裂等

Tip: 关节杂音的精细判断需要听诊器或关节杂音记录仪来细辨和分析。关节杂音并不一定与关节紊乱病情严重程度密切挂钩。

3. 下颌骨运动异常 常见的运动异常有下颌运动受限、张口过大和张口型异常等。

（1）运动受限：下颌运动受限即张口受限的原因可以是关节内和关节外因素，不同原因导致的运动受限临床表现有一定差异。但相当部分患者的运动受限是复合因素导致的。

关节外原因一般为升颌肌群的痉挛、发炎、挛缩，张口受限程度与肌受累呈正相关，从轻度受限到完全受限不等；被动牵张可使张口度增大。前伸和向对侧运动可不受限。

关节内原因导致关节运动受限见于盘突结构紊乱（如不可复性盘移位）、关节内粘连、关节囊炎症或纤维性变等引起的关节运动受限。关节内原因造成的张口受限多属无痛性，被动牵张不能使张口度增大。受累侧关节前伸及侧方运动受限，张口时下颌向患侧偏斜。

（2）张口过大：多见于翼外肌亢进，见于精神紧张或亢奋者，也可见于中枢神经系统疾病患者。

（3）张口型异常：张口时下颌并非直线向下，表现为偏向一侧或向两侧偏摆，或微小颤抖。严重的肌肉或肌肉附着处病变一般导致张口受限，而炎症程度较轻的可在被动张口时表现为张口偏斜。而可复性盘前移位则表现为折线，并在最后回到中线。

（4）关节绞锁：张闭口过程中遇到阻碍，而不能继续张口或闭口的现象叫绞锁，是由关节盘的移位或病变（如关节盘不可复性盘移位、盘脱出、破裂等）引起的。可复性盘移位可导致闭口过程中的短暂停顿。

【辅助检查】 曲面体层片、锥形线束CT、螺旋CT等可观察关节骨质情况和初步评估关节间隙，对于疑为关节内、外软组织或软骨变化者可行关节造影、MRI和关节镜等检查。

【诊断】 颞下颌关节与牙颌系统以及咀嚼肌群功能三者密切相关，颞下颌关节紊乱综合征临床表现多样，其分类及常见疾病见表3-2-10。

表3-2-10 颞下颌关节紊乱综合征分类及常见疾病

分类	常见疾病
咀嚼肌紊乱疾病	肌筋膜痛、肌痉挛、肌纤维变性挛缩、未分类的局限性肌痛

分类	常见疾病
关节结构紊乱疾病	可复性盘前移位、不可复性盘前移位伴张口受限、不可复性盘前移位无张口受限、关节盘侧方（内、外）移位、关节盘旋转移位
关节炎性疾病	骨关节病或骨关节炎伴关节盘穿孔、骨关节病或骨关节炎不伴关节盘穿孔
骨关节病或骨关节炎	急/慢性关节滑膜炎、急/慢性关节囊炎

由于颞下颌关节紊乱综合征患者常同时有心理-躯体-神经内分泌和免疫系统疾病，常出现症状-体征分离，故诊断时应全面关注患者的身心健康状态，在诊断关节直接相关的躯体疾病时，同时完成与疼痛和功能丧失相关的心理状态评估。此即颞下颌关节紊乱综合征的双轴诊断。对患者身心健康状态评估一般以疼痛及相关功能丧失的程度为标准进行评价，对患者精神心理状态的评估可借用SCL-90自评量表。

【治疗原则】　颞下颌关节结构复杂，功能精细，所以在关节紊乱疾病的治疗中遵循保守为先，循序渐进的策略。临床医师根据病因和症状，制订治疗计划，先从温和的、保守的、可逆性治疗开始，适当配合对症处理，然后行对因治疗，如仍不能解决问题，最后采取不可逆治疗。同时应该从一开始就关注患者精神状态和全身健康状况，并配合健康教育，让患者了解疾病性质和自身病情，以及即将采取的措施、步骤，估计治疗的疗效和预后，提醒注意事项，进行必要的开解、引导以减轻其精神负担，消除恐惧心理，这尤其在肌紧张的患者中较为重要。

（二）颞下颌关节脱位

下颌骨髁突脱出关节窝，超越了关节运动的正常限度，以致不能自行复回原位者，称为颞下颌关节脱位，其中以关节前脱位最常见。常见诱因有外伤、突然地大张口、昏迷中被动过大张口等，对于关节前结节低平或急性脱位后未注意康复导致关节囊松弛的患者容易发生复发性前脱位。

【临床表现】　颞下颌关节前脱位时，患者呈张口状，不能闭口，下颌处于前伸位，两颊变平，脸型变长。前牙开𬌗、反𬌗。耳屏前触诊可及关节区空虚、凹陷。个别患者会发生单侧前脱位，与双侧脱位相似，有开闭口困难，但颏部中线及下前牙中线偏向健侧，健侧后牙呈反𬌗。

【鉴别诊断】 关节前脱位应注意与髁突颈骨折相鉴别，髁突颈骨折表现为耳前区肿胀、淤血、下颌后缩、开𬌗，单侧骨折中线偏向患侧，X线检查可证实。

【治疗原则】 急性关节前脱位应尽快复位，需绷带固定下颌2～3周，以使被牵拉过度受损的韧带、关节盘诸附着和关节囊得到修复。日常应限制开颌运动，张口不超过1cm。

复发性关节脱位患者，可行关节囊内注射（50%葡萄糖1.0～1.5ml），必要时可重复注射，注射后限制下颌运动1～2个月，如治疗无效，可采用手术治疗，如关节镜外科手术、关节结节增高术、关节囊紧缩及关节结节凿平术等。

（三）颞下颌关节强直

关节强直是指因外伤、炎症或手术等导致的关节运动功能丧失。分为关节内强直和关节外强直，前者病理表现为纤维性强直和骨性强直，后者病理表现为上下颌间大量结缔组织增生，形成挛缩的瘢痕。

【临床表现】 关节强直的主要表现为进行性发展的张口受限。幼年时发病者伴有面下部的发育畸形，成年后发病的患者除外伤和感染导致的组织缺损外，面部无明显畸形。关节区扪诊可及髁突活动减少或消失，部分纤维性关节内强直和关节外瘢痕粘连的患者髁突有少量松动度，有程度不等的张口度，骨性强直张口度极小甚至完全无法张口。

面下部发育畸形见于幼年和青少年时期发病者。尤其是颏部外伤导致的关节内强直的患者，初期张口受限和面部畸形常不显著。由于髁突生发中心的破坏，下颌骨发育停滞，随面部发育的进展，畸形逐渐显露。单侧强直可见颏部偏向患侧，患侧下颌体和下颌支短小，面部反而丰满；双侧强直可见下颌内缩、后退，上颌却显前突，形成特殊的小下颌畸形面容，又称"鸟嘴畸形"。

咬合关系错乱：面下部垂直距离变短，牙弓小而狭窄，牙列拥挤，排列紊乱，下颌磨牙常倾向舌侧，前牙向唇侧倾斜呈扇形分离。颌间挛缩常使患侧口腔龈颊沟变浅或消失，可触到范围不等的条索状瘢痕区，由严重感染（如坏疽性口炎）导致的颌间挛缩，常伴有软硬组织缺损畸形，牙排列错乱。

【影像学检查】 关节内强直可见关节结构不清和破坏，纤维性强直表现为关节间隙模糊且密度增高，关节窝及髁突的关节面呈不规则破坏；骨性关节强直表现为关节间隙消失，髁突和关节窝融合，形成致密的球状团块。

关节外强直患者关节结构基本清晰，CT或MRI检查可见上颌与下颌支之间的颌间间隙变窄，其间充斥密度增高的条索样或不规则团块样软组织影，有时可见大小不等的骨化灶。

【治疗原则】 无论关节外强直或关节内强直，一般需外科手术。需要提醒的是，对于幼童和青少年颏部外伤者，应嘱密切关注张口度变化和面部发育情况，若有张口受限应及早干预，尽可能避免形成关节强直以及由其引发的下颌骨发育畸形。

（高　攀　华成舸）

第三节 局部麻醉方法及并发症

口腔及颌面部治疗常需局部麻醉，尤其是外科治疗几乎均需要麻醉。临床常用的麻醉方法有全身麻醉、局部麻醉和辅助镇静。全身麻醉和辅助镇静主要用于较大的手术和无法在局部麻醉下配合治疗的患者，具体细节可参考口腔颌面外科相关著作。局部麻醉方法有冷冻麻醉、表面麻醉、浸润麻醉和阻滞麻醉。目前冷冻麻醉已较少应用。

一、局部麻醉方法

（一）表面麻醉

表面麻醉是将麻醉药涂布或喷射于手术区表面，药物吸收后麻醉末梢神经，使浅层组织痛觉消失的方法。临床上应用较多的是2% ～ 5%的利多卡因和0.25% ～ 0.50%的盐酸丁卡因，可用棉签蘸常规的麻醉药局部涂布，也可用成品的胶状制剂。本法适用于表浅的黏膜下脓肿切开引流，拔除松动的乳牙或恒牙，以及行气管内插管前的黏膜表面麻醉；若患者畏惧进针疼痛，也可在局部浸润或阻滞麻醉前在进针部位涂布以减轻进针时的疼痛。

（二）浸润麻醉

浸润麻醉是将局部麻醉药药液注入治疗区组织内，以作用于神经末梢，使之失去传导痛觉的能力而产生麻醉效果的方法。麻醉药中加入肾上腺素［1 :（100 000 ～ 200 000）］可增强和延长麻醉效果。需要注意的是，无论是浸润麻醉还是阻滞麻醉，在到达注射部位开始注射麻醉药前，均应回抽以免麻醉药直接进入血管。

皮下（黏膜下）浸润主要用于上颌及下颌前份的牙及牙槽突手术，以及黏膜或面部的局部小手术。注射时注意事项如下。

（1）局部进针前应对注射部位进行消毒，对碘过敏者皮肤部位可用乙醇，黏膜可用0.5%氯己定乙醇（70%）溶液。外伤清创缝合前行局部麻醉时应在周围正常皮肤或黏膜处进针。

（2）使用计算机控制局部麻醉注射器（无痛注射器）的原理是控制进药速度，即减缓麻醉药进入组织局部产生压力的速度。所以注射者可以用控制进药速度减轻注射疼痛，也可在进针至黏膜下时少量推药后停顿2 ～ 3秒，待麻醉药起效后再缓慢推药并深入。

（3）局部有炎症时，浸润效果较差。

（4）局部伤口开放时，麻醉药在局部产生组织压力不足，效果也较差。所以尽可能一次麻醉，若术中麻醉效果不佳需要追加麻醉时，阻滞麻醉优于浸润麻醉。外伤清创缝合前麻醉范围可适当放宽，使注射部位尽量远离伤口。

（5）多数神经末梢从组织深层往浅层走行，故局部浸润的麻醉层次应略深于预计手术的解剖层次。

（6）牙槽部位麻醉时，骨膜上浸润法注射时疼痛比骨膜下浸润轻，但麻醉效果不如后者。

（7）牙周膜注射法，又名牙周韧带内注射法。其优点是注射所致的损伤很小，适用于血友病和类似的有出血倾向的患者；另外，当常规骨膜下浸润麻醉或阻滞麻醉镇痛效果不理想时，可作为替代的加强麻醉方法。注射针自牙的近中和远中侧刺入牙周膜，进针深度约0.5cm。该麻醉方法的缺点是进针部位疼痛比较明显，常需用无痛注射器。

（三）阻滞麻醉

阻滞麻醉是将局部麻醉药药液注射到神经干或其主要分支附近，以阻断神经末梢传入的刺激，使被阻滞神经分布的区域产生麻醉的方法。相对于浸润麻醉而言，阻滞麻醉不但能收到很好的麻醉效果，避免局部炎症对麻醉效果的不利影响，也有避免感染扩散等优点。阻滞麻醉成功的基础是熟悉口腔颌面部解剖，掌握三叉神经的行径和分布、注射标志及与有关解剖结构的关系。现将常用的阻滞麻醉方法分述如下。

1. 上牙槽后神经阻滞麻醉　又称上颌结节注射法。本法阻滞麻醉上牙槽后神经，适用于上颌磨牙的拔除以及相应的颊侧牙龈、黏膜和上颌结节部的手术。

【操作方法】　一般以上颌第二磨牙远中颊侧口腔前庭沟为进针点；上颌第二磨牙未萌出的儿童，则以第一磨牙远中颊侧前庭沟为进针点；上颌磨牙缺失的患者，则以颧牙槽嵴后方的前庭沟为进针点。注射时，患者半张口。术者用口镜将口颊向后上方尽可能牵开以显露针刺点，注射针与上颌牙长轴成60°～70°，向上后内方刺入，进针深度根据患者个体大小，深1.5～1.8cm。回抽无血后注入麻醉药液1.5～2.0ml。

【注意事项】

（1）谨记控制药物注入速度，过快注入药液会在局部快速形成较大压力，导致局部组织中毛细血管破裂出血并进而导致组织创伤，会增加术后感染风险。

（2）上颌骨后份及上颌结节处有多个上牙槽动脉分支沿骨膜分布，一旦破裂，因骨膜较为致密，血管不易收缩，会导致注射后血肿，需在注射后注意观察局部肿胀情况。

（3）该处常有较粗大静脉，推注药物前注射器必须回抽确认。

（4）进针过深或推药过快会导致麻醉药进入翼腭窝而麻醉附近的其他神经。

2. 下牙槽神经阻滞麻醉　亦称翼下颌注射法，可麻醉下牙槽神经，麻醉范围为同侧下颌骨、下颌牙、牙周膜、前磨牙至中切牙唇（颊）侧牙龈、黏膜及下唇。

【操作方法】　患者大张口，于翼下颌皱襞中点外侧3mm左右部位进针。注射器平行于下颌牙𬌗平面，针管置于对侧第一、第二前磨牙之间，按上述注射标志进针并推进2.0～2.5cm，可抵达下颌升支舌侧骨面，稍微后退脱离骨面，回抽无血后注入麻醉药1.5ml左右。

【注意事项】

（1）三角形的颊脂垫尖恰好位于翼颌韧带中点部位，故可以作为进针点确定的参考。

（2）部分患者解剖标志不明显，可采用大张口时进针点位于上颌最后磨牙𬌗面下0.5cm作为参考进针标志。后牙缺失患者颊脂垫尖位于下颌磨牙后垫上方，选择进针点时切忌混淆。

（3）药物注入必须控制速度，过快注入药物可能造成较大的局部组织创伤。

（4）进针到位回抽时见血者，应退针至黏膜下，略调整进针方向向前上，重新进针。因下牙槽静脉较粗大，针刺后出血较多，可能导致重新进针后回抽仍有血，可推药0.2～0.5ml后再次回抽，如有鲜血说明仍在血管内，如为淡红色液体则说明已在血管外。回抽有血的患者，局部出血冲淡药液可致麻醉效果不佳，可在正式注射药物时适当加大药物剂量。

（5）下牙槽神经阻滞麻醉常与舌神经和颊神经麻醉联合使用，此时颊神经麻醉效果常不佳（原因解释有争议），可局部补充颊神经牙龈浸润麻醉以保证效果。

3. 腭前神经阻滞麻醉　又称腭大孔注射法。可麻醉腭前神经，同侧磨牙、前磨牙腭侧的黏骨膜、牙龈及牙槽突等组织。

【操作方法】　患者头后仰，大张口。注射针从对侧向患侧进针，针管大约位于对侧尖牙区，在腭大孔的表面标志前方刺入腭黏膜抵达骨面，回抽无血后，缓慢注入局部麻醉药0.3～0.5ml。

在部分成年人和大多数儿童，腭前神经的支配区域会到达前牙区腭侧黏骨膜，甚至整个前牙区腭黏膜。故对于青少年和儿童上前牙区腭侧的手术常需要麻醉双侧腭前神经方能获得较好的麻醉效果。

【注意事项】

（1）硬腭部位黏骨膜极为致密，注射麻醉药时阻力较大，此时不宜使用过大的推力，只需用常规推注力量，可将麻醉药缓慢注入。不仅可避免注射疼痛，也可避免麻醉范围过大而导致软腭部位感觉和运动神经瘫痪，以及麻痹导致恶心、呕吐。

（2）注射部位不要超过腭大孔，以免同时麻醉腭中、腭后神经，引起软腭黏膜和肌肉的麻痹而致恶心、呕吐。

（3）腭前神经为条状神经干，在其任何部位的麻醉均可麻醉其远端部位，故在前磨牙拔除术中，腭前神经麻醉部位在患牙远中即可，不一定要注射到腭大孔。

（4）上颌第三磨牙腭侧麻醉可在附着龈部位行局部浸润，颊向错位或埋伏的上颌第三磨牙，腭侧黏膜的神经支配来自上牙槽后神经，腭侧常无须单独麻醉。

4. 眶下神经阻滞麻醉　又称眶下孔或眶下管注射法。可麻醉同侧鼻旁、眶下区、上唇、上颌前牙和前磨牙，对前牙牙槽骨接近鼻底部位的麻醉效果和范围优于局部浸润麻醉。

【操作方法】　眶下神经阻滞麻醉有口外和口内注射，从操作准确性和安全性来说，口外法均优于口内法。

患者平躺或后仰，眼直视正前方远处。用左手示指压在瞳孔正下方眶下缘处。注射针自同侧鼻翼旁 0.5～1.0cm 处刺入皮肤，向上后外进针约 1.5cm 或抵达骨面后，刺入眶下孔并注射麻醉药约 lml，3～5 分钟即可显现麻醉效果。若针尖抵触骨面不能进入管孔，注射少量麻醉药，待起效后，再移动针尖寻探眶下孔，可直到感觉阻力消失。

【注意事项】

（1）注射时左手应全程压紧眶下缘，并注意感觉其下有无针尖进入，切忌注射针进入眶内。

（2）注射针进入眶下管不可过深，以免麻醉药进入眶内，甚至损伤眼球。

（3）口内注射法不易进入眶下管，操作时于同侧侧切牙根尖相对的前庭沟底刺入，向上后外进针达眶下孔附近。

5. 鼻腭神经阻滞麻醉　又称切牙孔麻醉，麻醉范围为双侧尖牙之间的腭侧牙龈及牙周膜，并与两侧腭前神经的支配有交叉。有研究认为在部分人群尤其是儿童中，鼻腭神经支配区域仅局限于切牙乳头附近，前腭部感觉由双侧腭前神经支配。

【操作方法】　患者头后仰，大张口。注射针自腭乳头侧缘刺入黏膜，然后摆正针管使针头与中线平行，向后上方推进即可进入鼻腭孔。缓慢注入麻醉药 0.25～0.50ml。

【注意事项】

（1）腭前孔位于左右尖牙连线与腭中线的交点上，表面为梭形的腭乳头。前牙缺失者，以唇系带为准，越过牙槽突往后 0.5cm 即为腭乳头。进针时经常会过于靠前，是麻醉效果不佳的主要原因。

（2）该处组织致密，注射局部麻醉药时阻力较大，推注初始

113

阶段不宜过于用力，以免引起疼痛。

（3）鼻腭神经组织麻醉效果并不稳定，当手术范围较小时可仅以浸润麻醉替代。在青少年和儿童，同时行双侧腭前神经阻滞麻醉效果更为确切。

二、局部麻醉并发症

1. 晕厥　是一种突发性、暂时性意识丧失，由一时性中枢缺血所致。多因疼痛、恐惧、饥饿、全身状况较差、体位不良及疲劳等引起，是口腔门诊最常见的并发症。

【临床表现】　前驱症状有头晕、视觉异常（如管状视野或黑矇）、面色苍白、全身冷汗等。此时应对及时可终止，继续发展则发生晕厥，表现为短暂性意识丧失。

【防治措施】　尽量消除患者紧张情绪，避免空腹时进行麻醉。发生先兆晕厥或晕厥时，应立即停止操作，迅速放平治疗椅，松解衣领，保持呼吸通畅。蔗糖水常可缓解先兆晕厥，芳香胺乙醇或氨水刺激可迅速让患者恢复神智。必要时可配合氧气吸入和静脉补液等。

> Tip：无论发生何种全身反应，应尽可能在第一时间给予心电监护，可以更为准确地掌握患者的生命体征及变化状况，也有助于鉴别全身反应的类别。

2. 通气过度综合征　是呼吸中枢调节异常，过度通气超过生理代谢所需而致体内二氧化碳不断被排出致使浓度过低引起的一组症候群。在口腔门诊诊疗中时有发生，并不仅仅局限于局部麻醉药注射时。

【临床表现】　多见于年轻患者，患者常诉呼吸困难、肢体麻木，自觉有生命危险，临床检查可见呼吸深而急促，心搏加速，手指抽搐或僵直，患者神志一般清醒。心电监护可见心搏、呼吸加快，但血氧饱和度在100%，无三凹征等呼吸梗阻表现。

【防治措施】　突发于口腔门诊的过度通气基本上是精神性过度通气。患者紧张和疲劳是诱发过度通气的主要原因，部分癔症患者也容易发病。故而应及时安抚患者情绪，让其控制呼吸节奏减缓、变浅，避免深呼吸。用纸口袋或卷成锥形的直筒置于患者口鼻正对处，用回吸呼出的气体来增加二氧化碳浓度。持续精神紧张、无法缓解的患者可给予镇静药物。

3. 变态反应　局部麻醉药过敏并不常见，但仍有发生的可能。普鲁卡因因较多的变态反应现临床已基本弃用。利多卡因安全性较高，也是安全性数据最完善的局部麻醉药。

【临床表现】 最常见的是荨麻疹、药疹、血管神经性水肿，偶见哮喘和过敏性紫癜，严重者立即发生极严重的类似中毒的症状，突然惊厥、昏迷甚至呼吸心搏骤停。

【防治措施】 治疗前不但要询问患者的过敏史，且应告知过敏史对保障诊疗安全的重要意义。除局部麻醉药本身外，患者还可能对麻醉药中的添加剂（如稳定剂）过敏。麻醉药中加入肾上腺素除改善麻醉效果外，还有微弱的抗过敏作用。故而，对怀疑可能对局部麻醉药过敏的患者，首选使用利多卡因，若疑有利多卡因过敏史者，可做利多卡因过敏试验。

较轻的变态反应，给予吸氧并肌内注射或静脉注射脱敏药物如10%葡萄糖酸钙、异丙嗪、氢化可的松等。严重者应立即注射肾上腺素、吸氧；如呼吸心搏停止，则按心肺复苏方法抢救。

> Tip：严重变态反应抢救要点如下。
> （1）当发生严重变态反应时，在停止操作切断变应原的同时，应立即评估气道、呼吸、循环，同时尽快建立静脉通路，以便后续处理。
> （2）肾上腺素：严重变态反应一经确诊，应第一时间注射肾上腺素（1:1000注射液，1ml：1mg）。根据最新的国际通用指南，对抗变态反应使用肾上腺素首选肌内注射，特殊情况下使用静脉注射（表3-3-1）。皮下注射已经不推荐。
> （3）液体支持：同时使用晶体或胶体溶液维持体液容量。初期快速输液，监控循环状况，超过2000ml效果仍不佳者需考虑使用升压药。
> （4）抗组胺药和糖皮质激素：抗组胺药（如异丙嗪、苯海拉明、氯苯那敏）可静脉或肌内注射给药，2岁以下儿童禁用异丙嗪。糖皮质激素（如氢化可的松、甲泼尼龙）可降低后期组织反应。
> （5）高血糖素：严重变态反应，尤其伴有心源性休克，使用肾上腺素无效的患者（尤其使用β受体阻断药者），可考虑高血糖素连续静脉输注，每小时1～12mg，一旦患者苏醒应立即给予葡萄糖液。
> （6）出现抽搐或惊厥时，应迅速静脉注射地西泮10～20mg，或分次静脉注射2.5%硫喷妥钠，每次3～5ml，直到惊厥停止。
> （7）监护：严重变态反应治疗好转后需要观察，建议监护12～24小时。

表3-3-1　变态反应急救时肾上腺素使用建议方法

给药途径	注射部位	注射方法	注意事项
肌内注射	首选大腿中外侧肌肉	①成人每次最大剂量0.5ml，重复使用间隔>5分钟。②儿童剂量为0.01mg/kg（体重），参考剂量：<6个月0.05ml（50μg）；<6岁0.12ml（120μg）；<12岁0.25ml（250μg）	全程监控心电图、血压、脉压，以防高血压危象及心室颤动
静脉注射（适用于收缩压<40mmHg或严重喉头水肿的患者）	外周静脉，心肺复苏时选择上肢	推注：①配药，用0.9%NaCl溶液稀释10倍。②抗过敏，取3~5ml，缓推至少5分钟；间隔时间>5分钟。③心肺复苏，10ml肾上腺素＋20ml 0.9%NaCl溶液推注后，抬高上肢。滴注：1ml肾上腺素＋250ml 5%葡萄糖溶液，滴速1~4μg/min	

4. 中毒反应　是指单位时间内进入血循环的局部麻醉药量超过分解速度，血内浓度超过机体耐受出现的症状。

【临床表现】　局部麻醉药中毒的早期典型症状之一是口周麻木。后续可分为兴奋型与抑制型。兴奋型表现为烦躁不安、多话、颤抖、恶心、呕吐、气急、多汗，严重者出现抽搐、缺氧、发绀。抑制型则为脉搏细弱、血压下降、神志不清，随即呼吸心搏停止。

【防治措施】　所有的局部麻醉操作，在推注药物前必须回抽！回抽有血时必须更换注射点重新注射。推注麻醉药必须缓慢，注射时和注射完成后，必须密切关注患者反应。局部麻醉药中的肾上腺素可减缓组织吸收速度。对于老年人、小儿、体弱者应适当控制麻醉药用量。确定中毒者可针对患者情况采取给氧、补液、抗惊厥及升压等抢救措施。

5. 感染　患者体弱，或注射部位附近有感染、注射时组织创伤过大、注射针被污染等均可能导致注射部位的感染，深部感染多见颞下间隙（上牙槽后神经阻滞麻醉）和翼下颌间隙（下牙槽神经阻滞麻醉）等感染。一般在注射后数天局部和牵涉痛明显，多有张口受限，若处置不及时或因体弱导致感染扩散可引起全身症状。具体临床表现和治疗原则参见本章第一节口腔颌面部感染。

6. **血肿** 最常见于上牙槽后神经阻滞麻醉，偶见于上颌骨侧壁浸润麻醉。因为针尖损伤上颌骨后份和上颌结节处的骨膜血管后造成，该部位骨膜上有较多的小动脉分支，刺破后因为骨膜相对致密，血管不容易收缩，导致短时间内大量出血。因部分女性尤其是中年女性血管脆性较大，导致这一人群相对好发。

【临床表现】 麻醉药注射后数分钟内出现面颊部、颞部甚至眶下区的肿胀。常规情况下，没有感染的血肿在5～7天后出现皮下的绿色并渐转黄色的淤血，约在2周后彻底消散，不会导致不可逆的后遗症。

【防治措施】 建议在上牙槽后神经阻滞麻醉注射后，尤其是穿刺中感觉擦骨面进入者，常规用棉纱球在注射点向后上方加压3～5分钟。对已经发生面部肿胀的患者，用该方法进行压迫可避免肿胀继续加重，并在一定程度上消减肿胀。

对于已经发生血肿的患者，应进行详尽的告知，尤其是其转归，避免患者术后恐慌和出现进一步的纠纷。

7. **复视** 见于上牙槽后神经阻滞麻醉后，主要原因是进针过深、位置过高，或推注药物过快、过量，使麻醉药通过翼上颌裂上份进入翼腭窝，麻痹展神经所致。

【临床表现】 患者常诉眩晕，检查可见患者复视，患侧眼球横向震颤或外展不能，遮掩患眼后眩晕感可消失，可伴或不伴同侧泪液分泌异常，一般1～2小时后恢复正常。部分患者可同时伴有三叉神经眼支和上颌支配区域的麻木感。其与脑卒中的主要鉴别要点是局部麻醉导致的复视出现较早而快、不伴面瘫或听力下降、不会有肢体麻痹或瘫痪，麻醉药代谢后症状即消失。

【防治措施】 麻醉操作时应注意进针深度。注射前应关注患者体型，对于体型娇小者进针更应控制在15mm以内。推注药物时应注意缓慢推注，即使是使用较细针头的专用注射器，过大的推注压力也会让麻醉药进入翼腭窝深部。一旦出现复视，应仔细检查患者生命体征和其他伴随症状，排除颅内问题后，可让患者安静休息，待麻醉药作用完全消退后再离去，以免因复视而导致其他意外。

8. **张口受限** 麻醉后张口受限较为少见，一般见于上牙槽后神经阻滞麻醉。其主要原因是进针时针尖位置过于靠上、靠后，导致翼外肌上头麻痹。

【临床表现】 患者常表现为张口障碍，尤其是初期张口困难，或出现张口向患侧偏斜。上颌第三磨牙拔除的患者因多数时候处于半开口位，这种并发症往往表现不明显；而在上颌第一或第二磨牙根管治疗或牙拔除时则较为明显。嘱患者放松后，测试被动张口若无受限或障碍，可与关节疾病相鉴别。

【防治措施】 为避免麻醉波及翼外肌，上牙槽后神经阻滞麻醉进针时应让针管尽可能外展，保证针尖充分向内而贴近上颌结节后面，并缓慢推注药物。出现张口障碍或张口受限时，应跟患者交代清楚，安抚其紧张情绪，告知其待麻醉药作用消退后可自然恢复。

9. 暂时性面瘫　多见于深部阻滞麻醉，如下牙槽神经和上牙槽后神经阻滞麻醉。由于注射部位过于靠后，麻醉药进入腮腺内，致面神经分支麻痹而发生暂时性面瘫。

【临床表现】　麻醉药注射后患侧不能皱眉、闭眼，或鼻唇沟变浅、口角歪斜。出现该种情况时，应检查患者肢体运动功能，若无偏瘫等半侧身体运动障碍，则可排除脑卒中。

【防治措施】　准确注射，防止出现注射部位靠后的情况。一旦确定为麻醉药导致的面瘫，应跟患者交代清楚，安抚其紧张情绪，告知其待麻醉药作用消退后可自然恢复。

10. 术后感觉神经功能障碍　在极个别的情况下，局部麻醉后会出现神经干脱髓鞘病变，而出现术后的感觉功能障碍。一般见于舌神经和下牙槽神经。感觉功能障碍的表现多样，可有麻木、过度敏感、烧灼和刺痛等感觉异常。具体参见本章第四节。

（华成舸　杨晓庆　刘云通）

第四节　口腔颌面外科常规技术

一、普通牙拔除

【适应证】

（1）松动牙：牙周骨质吸收、破坏严重，牙周治疗无效者。

（2）短小残根：因牙体牙髓疾病导致牙冠损坏缺损，残留牙根短小、松动者。

（3）乳牙：影响恒牙萌出的滞留乳牙和无法用保守治疗控制根尖周炎症而可能影响继承恒牙发育者。

（4）因治疗需要拔除的已萌出的恒牙（如正畸减数拔牙等）

【禁忌证】 所有拔牙手术均有局部和全身禁忌证，多数为相对禁忌证。

（1）患牙周围组织有急性炎症时应谨慎拔牙，以免感染加重、扩散。但对于中央性颌骨骨髓炎，拔除病变部位牙齿可促进引流。

（2）患牙周围有或怀疑有恶性肿瘤时，应谨慎拔牙，除非需同时进行病理活检。

（3）拔牙部位有血管瘤，尤其是有或怀疑有颌骨中央性血管瘤者，不宜门诊拔牙。

（4）近期发作心脑血管意外、病情不稳定者不宜拔牙。

（5）有严重凝血功能障碍患者，在没有充分的止血措施保障下，禁忌拔牙。

（6）有严重系统性疾病患者，病情尚未控制时均应谨慎拔牙。

【操作要求】

（1）分离牙龈，以防安放牙钳时撕裂牙龈。

（2）安放牙钳：合理选择牙钳，钳喙与牙长轴平行，夹紧患牙，此时需再次核对牙位。

（3）患牙脱位：不同形态的牙使用的脱位力不同。

1）摇动：用于扁根的下前牙、前磨牙和多根的磨牙，先向弹性大、阻力小、牙槽骨较薄侧进行，再沿唇（颊）—舌（腭）向另一侧摇动。

2）扭转：用于圆锥形单根牙如上颌中切牙和尖牙。

3）牵引：是患牙脱位的最后步骤，适用于任何类型的牙，直根牙可做直线牵引，弯根牙沿与根相近的弧线进行，多根牙向各根阻力合力最小的方向牵引。

对于过小的残根和折片，也可以用微创牙挺或增隙器撬拨脱位。

（4）检查及拔牙创的处理：检查牙根、牙槽窝及牙槽骨情况，并做相应处理，检查完成后置湿润纱球或棉球嘱患者咬紧止血，经检查无活动性出血后再离院。

（5）向患者交代注意事项：24小时内避免刷牙漱口，拔牙当日进软食，避免过热，勿用舌舔伤口，更勿反复吮吸，3日内避免剧烈运动。

Tip:

（1）放置牙钳时钳喙应贴紧根面并尽量向根方推进。

（2）摇动时保持喙口与长轴平行，避免碰触邻牙，幅度不可过大，切忌使用暴力。

（3）牵引患牙脱位时注意保护对殆牙。

二、复杂牙拔除及微创拔牙

【适应证】 复杂牙拔除对应的英文习惯表达方式为surgical extraction，即无法单纯用牙挺、牙钳，而需要应用翻瓣、去骨等外科方法拔牙者。

（1）残根或残冠：因牙体牙髓疾病或外伤造成的无法通过保守治疗控制病情并修复者，或经规范根管治疗等治疗后，仍无法控制局部炎症或折裂无法修复者。

（2）因治疗需要拔除的稳固恒牙。

【操作要求】 正确运用可及器械，尽量减少创伤，完整拔除患牙。虽然从定义来看，复杂牙拔除常需要翻瓣，但随着近年来牙科动力系统在外科的应用日益普及，很多情况下可以通过牙科动力切割等方法拔除患牙，并不一定使用翻瓣、去骨等传统手段。

（1）分离牙龈及翻瓣：在复杂牙拔除前，分离牙龈的目的除保护牙龈外，还在于暴露残根的边缘。对于被牙龈覆盖的牙根或需要去除部分骨质以便暴露术区时，尚需要翻瓣。对于复杂牙拔除的翻瓣常规应行龈沟内切口的封套瓣或三角瓣，三角瓣掀起的瓣尖应成钝角。

（2）挺松患牙：对于冠部大面积缺损的患牙或残根，以及牢固的死髓牙，应先用牙挺挺松，注意牙挺放置时应以近远中轴角处牙槽骨为支点，避免以邻牙或菲薄的颊侧或舌侧骨壁作支点。

（3）牙根松动后用适当的器械，如根钳、脉镊等夹持脱位。

（4）搔刮清理冲洗拔牙创，牙龈撕裂或翻瓣者需要缝合。缝合常规使用龈乳头间断缝合，横跨牙槽窝的水平褥式缝合应慎用，因其可能导致龈乳头被牵张错位并导致其上小血管无法收缩闭合。伤口处置纱球或棉球嘱患者咬合止血，并交代术后注意事项。

> Tip：对于连续多个牙位拔牙的患者，多个独立的纱球经常无法均匀咬紧，可制作长条形棉纱卷用于压迫止血。用于压迫的棉纱球取出后，部分患者会有短时间的渗血，可观察10～20分钟。除非是较活跃的出血，连续更换棉纱球并不利于止血。

【拔牙原理】

（1）传统拔牙力学原理及拔牙创伤：利用杠杆原理等，利用牙挺和牙钳等器械借助对牙根对牙槽窝进行挤压并压缩牙槽骨壁、扩大牙槽窝，以便牙根脱离牙槽窝。这一过程中必然对牙槽骨造成压缩性创伤，这种创伤在牙槽窝恢复过程中可能会引起较多的骨吸收而不利于后期的种植修复。另外，翻瓣、去骨等操作也会加重术后骨质吸收的程度。而在拔牙过程中，使用牙挺和牙钳的力量过大也可能导致颞下颌关节的急性创伤甚至颌骨骨折。

（2）微创拔牙原理：微创拔牙是随着现代牙科动力系统和器械的进展而发展、普及的。其基本原理是希望通过对牙体硬组织的切割，形成便于牙根脱位的几何形态，避开牙槽骨对牙根的机械约束，然后使用较小的力量或专门器械克服牙周膜等软组织的牵绊，使牙根顺利脱位。这不仅减小了翻瓣、去骨的机会和范围，也可在相当程度上减轻拔牙操作对牙槽骨的挤压，有利于减轻术后牙槽骨的吸收。而手术过程中，术者较小的用力，也保护了颞下颌关节，避免了颌骨骨折的风险。

（3）牙根切割的几何原理：若我们把牙根和牙槽骨视作不可变形的刚体结构，利用机械切割改变牙根外形，理论上可以使牙根脱位时避免对牙槽骨壁的压迫。术者可以根据自身的经验和喜好，进行牙根的各种切割。我们建议利用牙根的曲度，在牙根的相对凹面形成低点，并以此为支点让牙根翻转、脱位，见图3-4-1。

三、阻生牙、埋伏牙拔除

【定义】 阻生牙是指由于邻牙、颌骨内病变，骨或软组织阻碍而只能部分萌出或完全不能萌出，且以后也不能萌出的牙。临床上任何牙位的恒牙均可能阻生，但常见于下颌第三磨牙。埋伏牙特指在颌骨组织中完全未萌出的阻生牙。

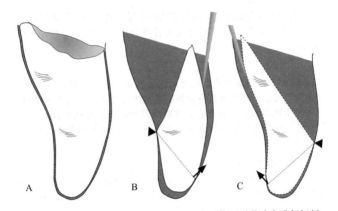

A.弯曲牙根;B.弯曲牙根难以直接脱位,常需使用牙科动力进行切割,如果切割后在凹面形成低点(▲),则阻力点运动方向(箭头方向)与牙槽窝骨壁夹角较小,可获得较大的脱位空间;C.如果在凸面形成低点(▲),则阻力点运动方向(箭头方向)与牙槽窝骨壁形成抵抗,较难脱位。

图3-4-1　弯曲牙根切割后的阻力分析

【适应证】　所有牙齿的牙冠均应萌出并行使功能,从这个角度出发,只需要排除局部和全身禁忌证,阻生牙和埋伏牙均应拔除。但临床上尚需衡量获益与手术并发症和术中风险,并获得患者理解和同意。出现以下情况时,可以优先考虑拔除。

(1)反复引起冠周炎。

(2)本身有龋坏或引起邻牙龋坏,或易引起邻牙食物嵌塞。

(3)对邻牙影响较大,导致邻牙牙周、牙体破坏甚至邻牙牙根吸收者。

(4)有引发牙源性囊肿或肿瘤的风险。

(5)有正畸或预防牙列拥挤的需要。

(6)为颞下颌关节紊乱的可能诱因或怀疑为原因不明神经痛的病因。

【操作要求】　术前充分评估手术风险,结合术前影像学分析,选择恰当的麻醉方式和手术入路;尽量保证手术视野清晰。主要操作步骤如下。

(1)切口设计:根据阻生或埋伏的位置及程度选择适宜的切口,原则是在保护邻近重要结构和邻牙安全的前提下,尽量就近做切口;在保证手术视野的前提下尽量减少创伤。下颌第三埋伏阻生牙建议常规使用远中三角瓣切口(封套瓣改良)(图3-4-2);上颌骨腭侧阻生牙或埋伏牙宜采用腭侧龈沟内切口的全腭瓣;牙列内的阻生牙和额外牙取靠近的一侧做切口，舌侧无论上下宜用龈沟内切口的牙龈连续瓣，颊侧的可选用三角瓣或接近前庭沟底的弧形切口。

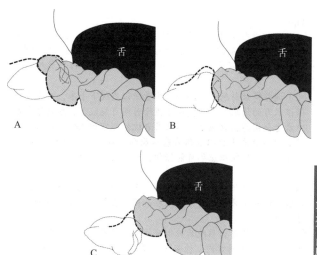

A.阻生牙部分萌出时，切口从露出的阻生牙牙龈远中颊侧转角处向外侧切开；B.黏膜下埋伏的阻生牙，翻瓣切口从第二磨牙远中颊侧轴角处开始向后切开约3mm后，转向颊侧；C.低位骨内阻生牙翻瓣时，黏膜切口直接从第二磨牙远中轴角处向颊侧延伸。

图3-4-2　阻生第三磨牙拔除术的远中三角瓣

（2）翻瓣：翻开全厚黏骨膜瓣至充分暴露术区。

（3）去骨：对于骨内阻生或埋伏牙，可使用涡轮机等外科动力系统去除骨阻力，去骨至牙体暴露，避免伤及邻牙。在可能的情况下，邻牙的牙周软硬组织也应尽量保护。

（4）分牙：使用涡轮机等外科动力系统切割牙冠或分割牙根，解除阻力后挺松患牙，拔除牙根。

（5）拔牙创的检查及处理：完全去除拔牙创内牙体组织及异物后，彻底搔刮牙槽窝，对于术中出血明显及神经管暴露或部分暴露者，可于拔牙创内放置可吸收止血材料压迫止血并隔绝刺激。

（6）缝合及引流：根据切口设计复位黏骨膜瓣，缝合创口，完全阻生或埋伏的牙可放置皮片引流条，以减轻术后肿胀、疼痛，引流条建议术后1～2天去除。

（7）交代注意事项：常规交代注意事项，需要强调的是阻生牙手术创伤较大，术后反应必然比较明显，结合患者体质和局部手术创伤程度，必要时术前术后可预防性使用抗生素。

Tip：

（1）术前进行必要的影像学检查，对于埋伏牙，强烈建议术前使用锥形线束CT全面评估患牙，以定位患牙的三维方向，与邻牙、重要解剖结构等毗邻关系，选择正确的手术入路及方式。

（2）调整椅位与患者的姿势，尽量保证直视下手术，四手操作保证术野的清晰。由于复杂牙拔除时间可能较长，牙拔除术术中术者会用力，故应注意不让患者枕颈部空虚以保护颈椎。

（3）以尽量减少组织创伤为基本原则，对于阻生的第三磨牙，邻牙牙周软硬组织应尽可能保护，为方便手术可加大远中和颊侧的去骨量。

（4）切牙管神经离断后硬腭前份的感觉功能多能自行恢复，故前腭部的阻生牙或额外牙手术在翻瓣、去骨时不必太过顾忌切牙管结构。

（5）使用外科动力系统后应彻底清理、冲洗创口，避免牙体组织碎片遗留在创口内，检查牙槽窝内无异物后方可关闭创口，必要时可行X线检查确认。

四、牙拔除术术中术后局部并发症及处置

牙拔除术是外科手术，口腔内无法彻底消毒达到无菌环境，而牙颌系统功能复杂，手术术野和视线受限，所以手术相对较为复杂，术中术后的局部并发症也较多。在此对常见的局部并发症进行简要叙述。

（一）术后疼痛

作为外科手术后的常规并发症，术后疼痛在牙拔除术术后较为普遍。正常情况下，术后6～8小时内疼痛较为显著，随后逐渐减轻。对于创伤较大的复杂拔牙手术，术后疼痛时间持续较长，可达数天。如果术后疼痛加重或持续不减轻，就无法以正常的手术创伤反应解释，应及时复诊。除正常的组织创伤反应外，术后疼痛可能由干槽症、扁桃体及扁桃体周围炎、深部间隙感染、骨折、周围软组织感染、邻牙牙髓炎或根尖周炎等原因导致，应仔细检查、甄别，才能进行针对性处理。对疼痛的鉴别诊断可参见第一章第一节疼痛的鉴别诊断与处置。

（二）出血

牙拔除术后出血和渗血时间与个体凝血功能和手术创伤程度有关。局部或全身情况较复杂，术后渗血可能会较多，表现为唾液鲜红色，持续时间可一直到术后第二天早晨，实际出血量并不会很大，无须特殊处理。术后出血多表现为短时间内有大量的鲜血流出，伤口周围有成团的血凝块。具体处置可参考第一章第四节口腔出血的急诊处置。

（三）感染

一般的拔牙创局部感染控制并不复杂，术前、术中用氯己定液漱口或冲洗有较好的预防作用，术后当日虽然不建议刷牙，但仍应注意保持局部的清洁，可用漱口液含漱。对术后继发周围间隙感染的诊断和处理，可参见本章第一节口腔颌面部感染。

（四）干槽症

【概述】 干槽症是一类常见的牙拔除术后并发症，多发生于下颌阻生第三磨牙拔除术后，发生原因尚不明确，可能与患者自身免疫状况、手术的复杂程度、口腔卫生状况、吸烟和系统性疾病等因素相关。

【临床表现】 干槽症最主要的临床症状为拔牙创局部持续的剧烈疼痛，一般镇痛药镇痛效果不佳。

（1）主要表现为拔牙后2～3天出现剧烈疼痛，并可向耳颞部、下颌区或头顶部放射，一般镇痛药物不能镇痛。

（2）腐败型干槽症可见拔牙窝中腐败变性的血凝块，腐臭味强烈；非腐败型干槽症表现为拔牙创空虚，但没有明显腐败物存在。

（3）无张口受限，周围组织无明显红肿。

【鉴别诊断】 应注意与牙拔除术后软组织肿痛（术后即出现）、牙拔除术后周围间隙感染（翼下颌间隙和颞下间隙感染会导致张口受限，并有对应的压痛点）、颞下颌关节损伤（关节区压痛）等鉴别。

【治疗原则】

（1）预防为主：循证医学证据显示术前、术后使用氯己定含漱，术中使用氯己定冲洗拔牙创或放置氯己定凝胶对干槽症的预防确实有效；下颌第三磨牙拔除后缝合也有助于降低干槽症的发生率。而术后常规使用牙槽窝内填充物和预防性使用抗生素等的有效性和卫生经济学价值尚有争议。但对特殊人群，尤其是罹患免疫系统疾病的人群，可同时采取多种措施降低干槽症的发生率。

（2）局部处理：尽管有对腐败型和非腐败型干槽症不同的处置建议，但鉴于干槽症病因并不完全确切，具体治疗上并无万全之法，应根据个体的反应适当灵活应用。

对有腐败坏死物质者，应先在局部麻醉下清理牙槽窝，然后用3%过氧化氢溶液棉球反复擦拭去除腐败坏死物质，直至牙槽窝清洁、棉球干净无臭味（不要用刮匙搔刮牙槽骨壁，只在有大块腐败坏死物时使用刮匙）。对无腐败坏死组织的牙槽窝，可直接用过氧化氢棉球擦拭或冲洗。常用的牙槽窝填充物有以下三类。

1）碘仿纱条：严密填满牙槽窝，为减轻初期的疼痛可加少量丁香油和丁卡因。碘仿纱条的缺点是感染控制后牙槽窝恢复较慢并遗留较大的骨质缺损或骨量丧失。故建议在疼痛控制后尽快取出，并在取出纱条后适当搔刮，让血液充满牙槽窝。

2）成品牙槽窝填塞物：国内外均有一些针对干槽症使用的牙槽窝填塞剂，一般不建议预防性使用，而在发生干槽症后，经创口清理并填入填塞剂，常可取得确定的效果，一般该类填塞剂可自行吸收，不必另行取出。

3）其他药品和材料：可以使用临床上常用的材料和药品自行配制填充材料。常用的是明胶海绵加上丁香油、局部麻醉药（利多卡因或丁卡因）、抗菌药物（甲硝唑或替硝唑）。

药物填充后部分患者的疼痛会即刻得到缓解，部分患者仍需24小时左右才明显缓解。需要提醒的是，如果使用碘仿纱条，切忌频繁更换纱条。若疼痛在24小时后仍无缓解迹象，可考虑更换填充物。

（3）病情迁延的处理：部分患者，尤其是有自身免疫病的患者，会出现伤口持续不愈，导致干槽症迁延达到2周以上，对这类患者，在初步疼痛缓解后，可在伤口内使用米诺环素糊剂，以促进愈合。

（4）医患沟通和安抚：干槽症在愈合后基本不留下后遗症，其对患者的最大影响是感染时的持续剧烈疼痛，患者情绪不稳定会影响医师的临床决策。故在术前、术后应充分沟通，尽可能消除患者对干槽症的误解和焦虑，并配合临床治疗。

（五）牙拔除术术后感觉神经功能障碍

【概述】 术后感觉神经功能障碍并不仅见于牙拔除术后，在正颌外科、牙种植和鼻中隔手术后也有发生。但各种手术后感觉神经功能障碍和康复情况都有所差异，在此仅简要叙述拔牙和牙槽外科手术后的感觉神经功能障碍。

拔牙和牙槽外科手术后容易发生感觉功能障碍的神经有下牙槽神经、颏神经、舌神经、鼻腭神经、眶下神经和颊神经等。大多数病例会在术后数月到2年内逐渐恢复正常的感觉功能，但仍有部分患者会有永久性障碍，尤其以舌神经和下牙槽神经多见。

术后神经功能障碍并不一定需要在术中受到直接损伤而发生，术后的瘢痕压迫、假性神经瘤的形成等也可能导致不同程度和症状的神经功能障碍，相反，颌面部相当部分的感觉神经在术中切断后，其支配区域的感觉会在术后一定时间后得到恢复而不至于影响局部的功能。故而，术中术后感觉神经损伤的说法并不准确，而应该称为术后感觉神经功能障碍。

【临床表现】 神经支配区域的完全性或不完全性麻木。烧灼、肿胀、刺痛、蚁走感、对外界刺激敏感等可与麻木伴发或独立存在。

（1）完全性感觉功能障碍：表现为某一神经干支配区域全区域的感觉丧失，患者自觉该部位肿胀、变厚，痛觉、触觉和温度觉等完全丧失。部分患者可通过周围神经代偿，在数月至2年内重新获得感觉。

（2）不完全性感觉功能障碍：多数患者表现为非全支配区域的、部分感觉的功能障碍。舌神经和下牙槽神经的功能障碍表现略有不同。下牙槽神经常见的功能障碍如下。

1）下唇及下唇皮肤麻木：运动时麻木感及安静时自发麻木感、肿胀感。

2）感觉消失或减退：两点感觉、触觉敏感度、痛觉敏感度或温度觉减退。

3）牙及牙龈感觉异常：同侧下颌牙龈麻木、下颌牙列拥挤感或咬合不适。

4）下颌牙检查异常：叩诊迟钝或不适、牙髓电活力敏感或迟钝。

舌神经功能障碍可见不定部位的舌体麻木和味觉障碍，以舌前份多见，另有相当数量的患者表现为舌灼痛、拔牙创舌侧牙龈的压痛，舌运动或拔牙创舌侧软组织受压时出现的舌部的牵涉痛。

【预后】 术后感觉神经功能障碍的表现和恢复时间因人而异。症状较轻的病例往往恢复快，3～7周内感觉异常可完全消退；症状较重的患者恢复时间多需3～6个月，甚至更久；个别患者可有一过性（数分钟）或仅持续数天的感觉异常。持续6个月以上而无改善者，常无法自行恢复。

【辅助检查】 痛觉、触觉、两点辨别觉、温度觉、触觉方向测试等。

【鉴别诊断】 诊断术后感觉神经功能障碍者，需先排除因炎症（如中央性颌骨骨髓炎）、肿瘤（中央性颌骨癌）、外伤（颌骨骨折）等原因导致的神经功能障碍以及中枢性疾病导致的神经功能障碍等。

【治疗原则】

（1）保守治疗：可使用减轻水肿、促进血运的药物，如地塞米松、地巴唑等；促进神经恢复的药物，如维生素B_1、维生素B_6、维生素B_{12}、腺苷三磷酸（ATP）、胞磷胆碱、甲钴胺等；下牙槽神经和眶下神经理疗有一定的作用。临床密切随访神经的恢复情况。

（2）神经松解减压术：对确实无法自行恢复的神经功能障碍，且能确定受压部位者，可以采用神经松解减压术。神经外松解术解除骨端压迫，游离和切除神经周围瘢痕组织；神经内松解术除行神经外松解外，尚需切开或切除病变段神经外膜，分离神经束之间的瘢痕粘连，切除束间瘢痕组织。

（3）神经移植或缝合修补术　由各种原因导致的舌神经完全断裂或部分断裂，术后局部感觉无法自行恢复者，可以采用神经移植或直接缝合修补术。需要说明的是，即便手术顺利，仍有相当部分患者无法恢复正常的感觉功能。

（六）骨折

牙拔除术中的牙槽窝骨壁骨折较为常见，一般不造成严重不良后果。清理创口时，应仔细检查牙槽窝，清理游离的小骨块。对于边缘尖锐的骨断面应用涡轮钻或骨锉进行平整。对术后发现的牙槽窝尖锐骨突，可在局部麻醉下进行平整。

下颌第三磨牙拔除时，有可能发生下颌骨骨折，多见于低位的下颌垂直阻生第三磨牙。另外，个别上颌第三磨牙拔除时可能发生上颌结节甚至翼突骨折。为预防骨折，术中应尽量不用锤击，使用牙挺时应避免暴力。骨阻力较大的第三磨牙，可采用涡轮钻切割进行分根和剖根，解除骨阻力。

（七）牙体移位

牙拔除术中发生的牙体移位常见的有下颌第三磨牙落入舌侧咽旁软组织内，上颌磨牙牙根进入上颌窦以及埋伏上颌第三磨牙进入颊间隙。避免出现类似情况的主要措施是微创拔牙，避免使用暴力。一旦发生牙体移位，应尽快再次摄片，以锥形线束CT为佳。各种情况的具体处置各有特点，简述如下。

1. 下颌第三磨牙进入舌侧咽旁软组织　下颌第三磨牙舌侧骨板菲薄甚至缺如，舌侧口底肌肉可能直接与牙根相连，术中牙齿整体或牙根可能被拉入舌侧，轻微的移位一般在骨膜下，受力较大时可直接突破骨膜，进入咽旁间隙。

一旦发现牙齿或牙根落入舌侧，应避免用针持或血管钳去夹持，因该类器械容易滑脱并将牙体进一步推向深处。若牙体无法直视，应立即再次摄片了解牙体位置，然后翻开舌侧龈瓣，去除舌侧骨壁，用刮匙探查并将落入的牙体掏出。

2. **牙根进入上颌窦** 因上颌窦内侧黏膜菲薄，牙根常直接落入上颌窦，初期可随体位变化而滚动。欲取出上颌窦内牙根，应在上颌窦前外侧壁开窗取出，切忌扩大牙槽窝底穿孔部位来取根，否则可能造成无法封闭的口腔上颌窦瘘。

上颌窦内镜检查有助于查找、定位和取出异位的牙根。陈旧性的上颌窦内异位牙根，若无上颌窦炎，可以不予处理。

3. **上颌第三磨牙进入颊间隙** 埋伏的上颌第三磨牙颊侧骨壁可能菲薄或缺如，该类牙拔除时，若软组织瓣翻开范围不足，脱位的上颌第三磨牙可能直接滑入颊间隙内。故埋伏上颌第三磨牙拔除时宜选择用颊侧牙龈切口，或延长颊侧翻瓣范围，充分暴露第三磨牙及脱位路径。移位的第三磨牙一般位于颊脂垫内，一旦发生这种情况，可延长切口或在前庭沟底做前后向的黏膜切口，轻柔分离颊脂垫并将之拖出，在颊脂垫内找出牙齿取出。

（八）龈裂

复杂牙、阻生牙拔除术以及根尖手术等翻瓣时，若在邻牙附着龈上做侧切口，术后可能因为伤口下方缺乏骨质支撑、死骨、伤口对合或愈合不佳等原因形成龈裂。龈裂会导致所在牙的过敏和牙周的持续破坏，故一旦发现应及时处理。应仔细检查龈裂部位牙根表面是否有骨质或有无死骨，周围软组织是否有粗大瘢痕或组织缺损。

治疗上，对于局部无骨质缺损或死骨、软组织量充足者，可以重新切开、翻瓣，松解周围组织张力后重新缝合。若局部有骨质缺损或有死骨者应同时去除死骨，否则伤口不易愈合。若有软硬组织缺损，则需要植骨和软组织转移或移植。

五、骨隆突修整术

【手术目的】

（1）去除牙槽突区突出的尖或嵴，防止引起局部疼痛。

（2）矫正牙槽突各种妨碍义齿戴入和固位的畸形，消除倒凹。如过高、过大的腭隆突或舌隆突、突出的骨结节等。

【手术方法】

（1）麻醉方法：根据手术范围选择局部浸润或阻滞麻醉。

（2）孤立或游离的小骨尖，可在其表面做小切口，暴露骨尖后用针持夹除或骨锉锉平。

（3）较大的骨突需要较大范围的翻瓣暴露术野后操作。

1）切口：根据修整范围，选择龈沟内切口、弧形切口、角形切口或梯形切口，牙槽突顶部切口应位于牙槽突顶偏唇颊侧。

2）翻瓣：骨膜剥离器伸入骨膜下，从骨板光滑处开始，行骨膜下黏骨膜的全层剥离。

3）修整：使用骨凿或钻磨去骨尖、骨突、骨隆突或骨嵴，去骨量应适当，去骨后用大球钻或骨锉平整骨面，清理碎屑。适当修剪软组织，对位缝合伤口，术后1周拆线。

六、唇颊沟加深术

【手术目的】 唇颊沟加深术的目的是改变黏膜及肌的附着位置，使之向牙槽突基底方向移动，加深唇颊沟，相对增加牙槽突的高度，让义齿基托能有较大范围伸展，从而增加义齿的稳定和固位。

【手术方法】

（1）麻醉方法：阻滞麻醉或全身麻醉。

（2）受区准备：切开拟加深区域的牙槽突唇侧黏膜，翻半厚瓣，将骨膜保留于骨面，黏膜瓣根向复位，缝合固定。

（3）上皮瓣游离移植：上颌硬腭区取游离上皮瓣组织，缝合游离上皮瓣至根向复位瓣术后的骨膜创面，用腭护板或碘仿反包扎缝合固定硬腭取瓣区域，压迫止血。

【术后处理】 术后选择适宜的抗生素及漱口液预防感染。缝线和腭部反包扎10～14天拆除。

七、舌系带矫正术

【手术目的】 矫正过短或附着点前移的舌系带，消除伸舌运动障碍或影响义齿就位的因素。

【手术方法】

（1）麻醉方法：多采用局部浸润麻醉。

（2）用舌钳或缝线通过舌中央距舌尖约1.5cm处，向上牵拉舌尖，使舌系带保持紧张。

（3）用手术刀或剪刀从舌系带中央横向切开，切开线从前向后，与口底平行，长度2～3cm，或切开至舌尖在张口时能接触到上颌前牙的舌面为止，如有必要可剪断部分颏舌肌。

（4）纵向拉拢缝合横行切开出现的菱形创面。

> Tip：需要注意的是，舌系带过短影响语音尚无确切依据，舌系带矫正术亦无法立即改善语音。
>
> 部分患者舌系带较厚而短，或者因前期不规范手术导致局部瘢痕粘连者，需要行"Z"形改型。

八、唇系带矫正术

【手术目的】 矫正附着过低的唇系带，配合正畸治疗关闭上中切牙间的间隙。

【手术方法】

（1）麻醉方法：多采用局部浸润麻醉。

（2）用血管钳夹住系带中份，下方离牙龈表面约1.5mm。唇系带宽大或成年人可以2把血管钳上下呈"V"形夹持（图3-4-3）。

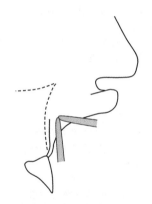

图3-4-3　唇系带矫正术

注：两把血管钳夹持之间的部位是需要切除的组织。

（3）用手术刀或剪刀贴钳喙边缘切除唇系带，在牙龈黏膜下略做潜行剥离后间断缝合创面。

（4）Ⅲ型唇系带畸形附着于龈乳头，应在龈乳头下做潜行剥离。Ⅳ型唇系带畸形剥离范围更大，甚至需要在腭侧翻开龈乳头进行剥离。

（5）过于肥大和外伤粘连者，需要做"Z"形改型纠正畸形。

Tip: 有前牙间隙的Ⅲ、Ⅳ型唇系带畸形可能在正畸关闭间隙后出现龈乳头肥大和术后间隙复发，故有专家建议手术应在关闭间隙后立即进行，离断越隔纤维并修整龈乳头。

九、颌骨囊肿治疗

（一）开窗减压术

【手术目的】 通过在囊性病变表面开窗，局部打开骨质及囊壁，引流出囊液，切取少量囊壁组织送病理活检，并使用碘仿纱条或制作塞治器保持引流口通畅。减压后囊腔可逐渐缩小、变浅甚至消失，颌骨形态可获不同程度的重建。对于累及多个牙根尖部位的囊肿，开窗引流后，随着囊肿的退缩，相邻的正常牙的根尖可能退出囊肿区域，从而达到尽量多保留活髓牙的目的。

【手术方法】

（1）麻醉方法：成人多采用局部麻醉，幼儿无法配合者可采用全身麻醉（全麻）。

（2）切口：患牙不能保留的病例，囊肿造口位于牙槽部，可在唇颊侧囊肿隆起最明显处做一角形或梯形切口；无须拔牙的病例，可在前庭沟或牙槽突侧壁做切口。

（3）翻瓣：切开黏骨膜后用小骨膜剥离器仔细剥离、翻转黏骨膜瓣。

（4）开窗：用骨凿、牙科钻或超声骨刀去除部分表面骨质，使骨造口大于黏骨膜切口，尽量保持牙槽高度。

（5）切取开窗口及周围部分囊壁组织送检，吸出囊腔内容物，对伴有感染的囊肿应用生理盐水反复冲洗。

（6）囊肿内置碘仿纱条从开窗处引出。

【术后处理】 囊腔内填塞的碘仿纱条每3～4周更换一次。术后1～2个月，可考虑制作塞治器。根据囊腔大小和患者症状，隔3～6个月行X线检查了解囊肿变化情况，若有疑似肿瘤病变应及时转诊。待囊肿退缩稳定后可再次手术彻底刮除囊肿。

Tip：

（1）儿童乳牙根尖周炎继发的囊肿常累及下方的继承恒牙牙胚，形成恒牙的含牙囊肿。这类囊肿可拔除乳牙后简单打开囊腔引流，不必过多探查或搔刮以免损伤恒牙胚，待恒牙自行萌出。若为乳磨牙区，应制作配戴间隙维持器。

（2）囊腔退缩的速度与囊肿类型、患者年龄和囊肿部位有关，未成年人开窗后囊肿退缩速度比成年人快，下颌骨囊肿开窗效果较好，上颌骨囊肿开窗后多数退缩效果不佳。

（3）下颌角和下颌升支部位的较大囊肿会使得囊壁骨质菲薄，若囊肿内有埋伏牙，直接拔牙可能导致病理性骨折。囊肿开窗后经过3～6个月，骨质恢复到一定程度时再拔牙可以适当规避骨折风险。

（二）囊肿摘除术

【手术目的】 彻底摘除（刮除）囊壁组织能根除病变，且创伤小，功能恢复快，但可能造成邻牙损伤或活力丧失、神经损伤以及多个牙缺失等。

【手术方法】

（1）麻醉方法：成年患者一般在局部麻醉下进行手术，上颌骨或多发囊肿、幼儿无法配合手术者可在全身麻醉下进行。

（2）切口：切口设计应以充分暴露手术野，便于彻底清除囊壁为原则。小型囊肿可在牙槽黏膜或前庭沟底做弧形切口；大中型囊肿，特别是手术时需同时拔除患牙者，应采用角形或梯形切口，将蒂部设计在口腔前庭沟处，同时黏骨膜瓣的基底部应较瓣的游离缘为宽，以保证充分的血液供应。此外，角形瓣或梯形瓣的侧切口应设计在囊肿范围以外的正常骨质处。

（3）翻瓣：切开黏骨膜后用小骨膜剥离器翻起黏骨膜瓣，对于表面骨质已吸收破坏者，应从两侧正常骨质处开始翻瓣。如囊肿表面骨质缺如，在囊肿区域应仔细区分肌肉、骨膜与囊壁组织。

（4）开窗：如囊肿表面骨质菲薄，可用小头骨膜剥离子掀起骨壁并逐渐扩大。如囊肿表面的骨壁较厚，可用骨钻开一小窗定位，再逐渐扩大开口。牙科动力钻常裹挟、破坏囊壁，可用超声骨刀去骨。囊肿表面骨壁去除范围以能显露囊肿并便于摘除为宜。

（5）剥离囊肿：沿囊壁与骨壁之间，用小骨膜剥离器或刮匙仔细推剥、分离囊壁。囊壁尽可能完整剥出，囊肿较大者可用注射器抽吸部分囊液，减小张力以利于剥离，同时要避免损伤邻近的重要解剖结构，如下牙槽神经管血管束等。囊肿粘连于牙根的部位应仔细剥离，尤其是牙根背面，必要时可用手工龈下刮治器清理囊壁组织。

（6）牙齿处理：除青少年恒牙的含牙囊肿可用开窗引流促萌外，与发育性囊肿有关的埋伏牙或囊内含牙应予一同拔除；根尖囊肿如牙根暴露在囊腔内而牙齿又可保留者，术前需先完善根管治疗，术中切除2～3mm根尖，有条件者可行倒预备及倒充填。

（7）创口处理：修整不整齐的骨壁边缘，清除骨残渣，冲洗骨腔并止血，必要时植入人工骨，缝合伤口。上颌骨范围较大的囊肿或与上颌窦穿通者，应在骨腔内填塞碘仿纱条，并经下鼻道开窗从鼻孔引出。

【术后处理】

（1）因颌骨囊肿切口位于口内，故围手术期应用抗生素预防感染。

（2）下颌骨囊肿植骨者应注意避免压迫下牙槽神经，可在神经表面先覆盖一层明胶海绵。上颌骨囊肿若以碘仿纱条填塞者，应在术后10天左右逐次取出。

（3）术后7～10天拆除缝线。术后应定期复诊，囊肿复发者应及时再次手术。

十、软组织小肿物切除术

（一）皮下表浅良性肿瘤切除术（以皮脂腺囊肿摘除术为例）

皮脂腺囊肿边界清楚，但被阻的开口处与表面皮肤粘连，故手术摘除囊肿应同时切除表面粘连的皮肤。

【手术方法】

（1）术前准备：术前备皮，修剪毛发。对于皮脂腺囊肿已继发感染或皮肤红肿，有炎性浸润者，应先控制感染。

（2）麻醉方法：常规使用局部浸润麻醉。

（3）切口：沿囊肿表面皮肤的皮纹方向（图3-4-4）做梭形切口。

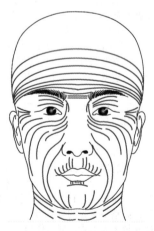

图3-4-4　颌面部皮纹正面观

注：面部小手术时，切口长轴应尽可能顺皮纹走向走行。

（4）摘除囊肿：切开皮肤暴露囊肿后，用止血钳或细齿组织钳夹持囊肿表面粘连的皮肤，提起囊肿，用手术刀或眼科剪于囊肿四周做锐性剥离，将囊肿和表面粘连皮肤一并切除。

（5）缝合：冲洗创腔后缝合皮肤与深层组织，缝合前应在伤口两侧皮下层适当剥离行皮下组织缝合以消除无效腔和减轻表皮层缝合的张力。

【术后处理】 术后清洗伤口及周围皮肤后，覆以75%乙醇纱布，再覆盖干燥敷料。术后24～48小时暴露，并保持伤口干燥。若创腔较大，可放置引流片1～2天，局部加压包扎。术后7天左右拆线。

Tip：面部小肿物切除后，术后瘢痕是否明显取决于切口与皮纹是否一致以及缝合后皮下组织的密实程度。故皮肤切口不宜太保守，切口边缘的菲薄皮肤、黏膜并不利于愈合。梭形切口两端应形成尖角，以免缝合后出现"猫耳"。

（二）黏液腺囊肿摘除术及唇腺活检术

【手术目的】 摘除黏液腺囊肿及其原发腺体，唇腺活检的目的是切取个别唇腺送检以确定是否有累及腺体的疾病，如干燥综合征。

【手术方法】

（1）麻醉方法：常规使用局部浸润麻醉。

（2）切口：沿囊肿表面黏膜做梭形切口。下唇囊肿和唇腺活检切口为下唇内侧的纵向切口，口角多采用前后向的切口。唇腺活检切口最好也采用梭形切口，将唇腺及其表面的黏膜一并切除。一则可以避免切口附近黏膜过薄导致缝合后伤口愈合不良，二来也可在标本上标记出唇腺的方向，便于病理诊断。

（3）摘除囊肿及腺体：切开黏膜后，术者或助手用手指紧捏住切口两侧下唇并使下唇外翻，既可让术野暴露充分，也可起到止血作用使创面清晰。用镊子或细齿组织钳夹持表面黏膜，用手术刀或眼科剪于四周做锐性剥离，然后将囊肿、腺体和表面黏膜一并切除。

（4）缝合：冲洗创腔，钳夹活动出血点电凝止血，然后缝合黏膜。

【术后处理】 伤口含棉纱球压迫止血30分钟左右，术后保持口腔清洁，术后24小时内可服用镇痛药。5～7天拆线。切除的组织浸泡于10%福尔马林液送检，如果唇腺活检需要进行特殊检查，应根据检查要求浸泡于特殊的固定液或生理盐水中。

Tip: 黏液腺囊肿手术摘除后复发的概率与囊肿发生的部位有关，其中以发生于下唇的黏液腺囊肿术后复发率最低，所以舌腹、口底的黏液腺囊肿首选保守治疗，下唇和口角的黏液腺囊肿可考虑手术摘除。病程较久的下唇黏液腺囊肿可能发生纤维化，但手术要求与囊肿一样。

（三）皮肤良性肿瘤切除术

【手术目的】 颜面部皮肤良性肿瘤多可随皮肤移动，多无明显的功能障碍，常见的有色素痣、乳头状瘤、血管瘤。手术切除多可达到治愈目的。

【手术方法】

（1）术前准备：常规备皮，修剪毛发。手术部位以氯己定乙醇（70%）溶液或2%聚维酮碘消毒。

（2）麻醉方法：一般采用局部浸润麻醉，幼儿多需要全身麻醉。

（3）切口：病变范围较小者，可沿皮纹方向在病变范围以外的皮肤上做梭形切口。病变范围宽广而形状又不规则者，则需依病变形状在其边缘以外做切口。

（4）切除病变：在肿瘤周围及基底的正常组织内，用刀将病变组织切除。

（5）缝合：彻底止血后，一般在创缘两侧皮下做潜行分离，直接拉拢缝合。如不能直接缝合，可考虑邻位瓣转移或游离皮片移植关闭创口。

【术后处理】 术后清洗伤口及周围皮肤后，覆以75%乙醇纱布，再覆盖干燥敷料。术后24～48小时暴露，并保持伤口干燥。若创腔较大，可放置引流片1～2天，局部加压包扎。术后7天左右拆线。

Tip: 分次切除的设计：面积较大的色素痣或毛细血管畸形，一次性切除可导致局部的畸形甚至无法关闭伤口，此时可采取分次切除的方法。分次切除时第一次手术切口应完全设计在病变区范围内，第二次或最后一次切除时，将前次手术瘢痕与剩余的边缘部分病变一起切除，这样可以减少最后的瘢痕。

（四）口腔颌面部肿瘤切取活检术

【手术目的】 切取少量肿瘤及周边组织行病理学检查以明确诊断，并确定下一步手术方案。

【操作方法】

（1）麻醉方法：一般采用局部浸润麻醉，部分区域可使用阻滞麻醉获得较好的麻醉效果。

（2）切口：在肿瘤边缘，从周围组织向肿瘤瘤体方向做梭形或菱形切口（图3-4-5），切口深度以皮下或黏膜下为宜。对于深部的肿瘤，切口可为直线或弧形切口，分开皮下组织暴露瘤体后再切取肿瘤组织。

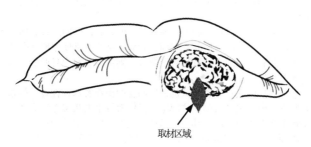

取材区域

图3-4-5　切取活检的切口位置

注：肿瘤切取活检时，应在肿瘤边界与正常组织交界处切取梭形组织块。取材部位尽量不超过统一解剖区内。如本图所示唇癌切取活检部位不宜超过中线至对侧。

（3）切取肿瘤组织：用手术刀（钢刀）切取肿瘤组织，部分操作不方便的部位，可以配合使用眼科剪。操作中应尽量减少对肿瘤组织的扰动。

（4）缝合：缝合部位一般位于肿瘤边界处的正常组织内，肿瘤组织的出血可考虑适当电凝止血，术后可压迫止血。部分出血较多的肿瘤可填塞少量碘仿纱条或用塞治剂止血。

【术后处理】　术后拆线时间根据下一步治疗计划而定，若不再手术，可以在5天后拆除缝线。若在短时间内需要进一步行切除手术，可暂不予拆线，以便切除手术时标定手术边界。

Tip：部分肿瘤不宜行活检手术，如黑色素瘤（可导致肿瘤迅速扩散）、腮腺肿瘤、血管瘤（可导致无法控制的出血）等。随着病理快速诊断技术的成熟和推广，很多恶性肿瘤均采用术前冰冻活检的方法，以减少肿瘤扩散、转移的风险。对于拟采用综合治疗，术前需要放化疗的深部肿瘤的患者，多采用细针穿刺活检。

十一、颞下颌关节脱位手法复位术

【**手术目的**】 让向前脱位的下颌骨髁突先向后下方移动，再向后上方移动回复到颞下颌关节窝内。

【**操作方法**】 复位方法有两种：一种是口内法；另一种是口外法。

（1）麻醉方法：一般不需要麻醉，但若脱位时间过长，肌肉出现痉挛也可先注射局部麻醉药，麻醉咀嚼肌，常使用卵圆孔注射法。若脱位时间超过数周甚至数月，则常需要在全身麻醉肌肉松弛下复位。

（2）口内法：患者坐低位，使站立的操作者双臂伸直，拇指能伸进口内，患者后脑顶住硬壁。操作者双手拇指覆盖在患者后牙殆平面上用力下压，其余四指把持住下颌体，双手中指和环指兜住颏部向上（图3-4-6），让下颌骨略向后下旋转，使髁突先向后下方移位，再向后上方复位。由于升颌肌群的张力，一旦髁突绕过关节结节，一般会自行回复到关节窝内。

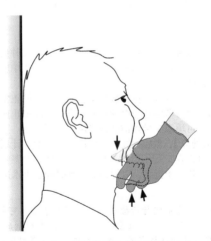

图3-4-6　颞下颌关节复位术各指用力方向

（3）口外法：用外力压迫髁突使其复位。先找到向前移位的髁突，用拇指向后下方挤压，这种方法关节头受压疼痛较为明显，更适用于昏迷患者。

【术后处理】 首次脱位的患者应强调术后制动，用绷带固定下颌 2～3 周，以使被牵拉过度受损的韧带、关节盘诸附着和关节囊得到修复。复发性关节脱位患者，复位后可行关节囊内注射（50% 葡萄糖 1.0～1.5ml），以紧缩关节囊和周围韧带。

Tip：关节脱位患者尤其是复发性脱位患者，在复位后常会习惯性做张闭口动作，以测试关节活动度和缓解酸胀感，甚至部分患者会尝试大张口后能否再自行复位，故在复位前应告知患者一旦复位应维持闭口位，不可马上再张口。

（高　攀　胡　沛　曹钰彬）

第四章　牙体牙髓科

第一节 常见疾病

一、龋病

（一）浅龋

【主要症状】 多无自发症状，遭受外界的物理和化学刺激如冷、热、酸、甜刺激时亦无明显反应。

【诊断及鉴别要点】

（1）口内检查要点：位于窝沟的浅龋的早期表现为龋损部位色泽变黑，黑色色素沉着区下方为龋白斑，呈白垩色改变。用探针检查时有粗糙感或能钩住探针尖端。位于平滑牙面上的早期浅龋一般呈白垩色点或斑，病程进展可变为黄褐色或褐色斑点。

（2）注意与牙釉质钙化不全相鉴别：牙釉质钙化不全亦表现有白垩状损害，表面光洁，同时白垩状损害可出现在牙面任何部位，浅龋则有一定的好发部位。

（3）注意与牙釉质发育不全相鉴别：牙釉质发育不全时也有变黄或变褐的情况，但探诊时损害局部硬而光滑，病变呈对称性。

（4）注意与氟牙症相鉴别：氟牙症又称斑釉症，受损牙面呈白垩色至深褐色，患牙为对称性分布，地区流行情况是其与浅龋相鉴别的重要参考因素。

【辅助检查】

（1）X线检查：邻面的平滑面龋早期不易察觉，常需配合X线检查作出诊断。

（2）荧光显示法：以一种氯化烃类染料涂布牙面，让其浸透2～3分钟，后用清水洗净，紫外线照射局部，龋损部位发出的荧光有助于早期诊断。

（3）显微放射摄影方法、氩离子激光照射法可帮助诊断。

【治疗要点】

（1）药物治疗：氟化物或硝酸银溶液涂布患处。

（2）再矿化治疗：配置成漱口液每日含漱，或局部涂布。

（3）渗透树脂治疗：用渗透树脂材料浸润到脱矿牙釉质的孔隙中，以阻断龋损进展。

（二）中龋

【主要症状】 对酸甜饮食敏感，过冷过热饮食也能产生酸痛感觉，冷刺激尤为显著，刺激去除后症状立即消失，有的患者可完全没有主观症状。

【诊断及鉴别要点】 因牙齿表面有明显变色和龋洞形成，结合患者相应的主观症状，较好诊断。X线牙片有助于明确有无潜行性龋和龋损深度。

【治疗要点】 去净龋坏组织，阻断其继续进展，保护牙髓。复合树脂或银汞合金充填修复，洞底可垫一薄层玻璃离子以防止继发龋，也可选择嵌体或高嵌体修复。

（三）深龋

【主要症状】 遇冷、热和化学刺激时，产生的疼痛较中龋时更加剧烈。食物嵌入时明显疼痛。

【诊断及鉴别要点】

（1）口内检查要点：临床常可见牙体硬组织明显变色和边缘不规则的窝洞形成，但位于邻面的深龋洞以及有些隐匿性龋洞外观仅略有色泽改变，临床检查较难发现，必要时辅助X线检查进行诊断。

（2）注意与可复性牙髓炎相鉴别：深龋引起的疼痛刺激需进入龋洞才引发，可复性牙髓炎患牙在冷测牙面时即出现一过性敏感。

【辅助检查】 邻面龋和某些隐匿性龋需拍摄X线片辅助诊断。

【治疗要点】 治疗原则：停止龋病发展，促进牙髓的防御性反应；保护牙髓。

（1）对于无自发痛、激发痛不严重、刺激去除后无延缓痛、能去净龋损牙本质、近髓牙本质厚度＞0.5mm、牙髓基本正常的患牙，窝洞预备后，行复合树脂修复术；若患者在备洞过程中有明显刺激症状，宜先行安抚治疗再做充填。

（2）对于软化牙本质不能一次去净，牙髓-牙本质反应能力下降，无明显主观症状的深龋患牙，未穿髓者可以间接盖髓术后充填；穿髓孔直径不超过0.5mm者可采用直接盖髓术；穿髓孔过大，或去髓未净已穿髓，并发牙髓炎时，需行相应的牙髓治疗。

二、慢性牙髓炎

【主要症状】 一般不发生剧烈的自发性疼痛，有时可出现不甚明显的阵发性隐痛或者每日出现定时钝痛，患者可诉有很长期的冷、热刺激痛病史，患牙常表现有咬合不适或轻度的叩痛。患者一般可定位患牙。

【诊断及鉴别要点】

（1）病史：可以定位患牙的长期冷、热刺激痛病史和/或自发痛史。患者可有进食疼痛和出血，也可有既往牙髓治疗史。

（2）口内检查要点：可查到引起牙髓炎的牙体硬组织疾患或其他病因；患牙对温度试验有异常表现；有轻微叩痛或叩诊不

适感。

（3）注意与深龋相鉴别：深龋患牙仅温度刺激进入洞内才出现敏感症状且刺激去除后症状立即消失；慢性牙髓炎对温度刺激引起的疼痛反应会持续较长时间。慢性牙髓炎可出现轻叩痛，而深龋患牙对叩诊的反应与正常对照牙相同。

（4）注意与可复性牙髓炎相鉴别：鉴别关键在于慢性牙髓炎一般有自发痛史，而可复性牙髓炎则没有。

（5）注意与干槽症相鉴别：干槽症者患侧近期有拔牙史。检查可见牙槽窝空虚，骨面暴露，有臭味。拔牙窝邻牙虽也可有冷、热刺激敏感及叩痛，但无明确的牙髓疾患指征。

【辅助检查】 X线片显示可有根尖周牙周膜间隙增宽，并可发现隐蔽部位（如邻面龋、继发龋或潜行性龋），年轻恒牙需要拍摄X线片评估牙根发育情况。

【治疗要点】

（1）尽量保留患牙，采用根管治疗术，因牙位或其他原因不能行根管治疗者，选择干髓术。

（2）年轻恒牙或根尖未成型者，根据情况行根尖诱导成形术、牙髓血运重建或根尖屏障术，具体操作参见第九章儿童口腔科。

（3）去除或控制病因，龋坏组织应去净，伴有牙周病变或骀创伤者，还需同时进行调骀和牙周治疗。

（4）牙体缺损大或无咬合功能的患牙，无保留价值者可拔除。

三、急性牙髓炎

【主要症状】 急性牙髓炎和慢性牙髓炎急性发作，都表现为剧烈疼痛，主要特点如下。

（1）自发性、阵发性痛，牙髓出现化脓时，可有搏动性跳痛。

（2）夜间痛：疼痛往往在夜间发作，或夜间疼痛较白天剧烈。患者常诉因牙痛难以入眠或从睡眠中痛醒。

（3）温度刺激可继发或加剧疼痛。牙髓化脓时可表现为"热痛冷缓解"。

（4）疼痛不能自行定位。

【诊断及鉴别要点】

（1）典型的疼痛症状。

（2）口内检查要点：患牙可查及接近髓腔的深龋或其他牙体硬组织疾患、深牙周袋等。温度试验患牙的反应极其敏感或表现为激发痛，刺激去除后，疼痛症状要持续一段时间（延迟痛）。测试时注意以健康牙为对照。通过温度试验可定位患牙，患牙的确定是诊断急性牙髓炎的关键。

> Tip：因牙髓炎难以定位，故怀疑后牙牙髓炎时一定要同时检查邻近和对殆牙，尤其是上颌第三磨牙等隐蔽部位牙齿。

（3）注意与三叉神经痛相鉴别：三叉神经痛呈电击或针刺样剧痛，一般有"扳机点"，触及该点即诱发疼痛，但每次发作持续时间在数秒至十几秒，疼痛较少在夜间发作。疼痛区域牙冷、热刺激不引发疼痛。

（4）注意与龈乳头炎相鉴别：龈乳头炎为持续性胀痛，对冷热刺激也有敏感反应，但不会出现激发痛，疼痛可自行定位。患处龈乳头有充血、水肿，触痛明显，有自行出血或探诊出血。患处两邻牙间可有食物嵌塞。

（5）注意与急性上颌窦炎相鉴别：急性上颌窦炎时患者表现为上颌牙疼痛和咬合痛，疼痛性质以胀痛为主，同时伴有头痛、鼻塞或脓涕等上呼吸道感染的症状，跑、跳、蹲等体位突然改变时，牙痛症状可加重。患侧的上颌前磨牙和磨牙可同时受累而致数颗牙均有叩痛，眶下区上颌窦前壁有压痛。X线检查可见上颌窦内昏暗。

（6）注意与急性心肌梗死或心绞痛相鉴别：急性心肌梗死或心绞痛可表现为左下牙痛，但同时伴有牙龈甚至左面下份皮肤的刺痛或撕扯痛。

【辅助检查】 X线检查有助于明确隐蔽部位的病损（如邻面龋、继发龋和潜行性龋等）、探明病损与牙髓腔之间的关系，牙周膜间隙多无明显增宽，根尖骨质也多无改变（逆行性牙髓炎除外）。年轻恒牙需评估牙根发育情况。

【治疗要点】 首先开髓引流并去除感染物，控制急性症状后，再行牙髓治疗，尽量保留患牙。

（1）若无化脓，开髓引流后，待出血量减少，可在髓腔内置牙髓失活剂并暂封。

（2）也可在局部麻醉下抽除根髓、适当预备根管后封药。

（3）感染严重，渗出较多时可适当延长引流时间后暂封。髓腔开放不作为首选。

（4）因牙位或其他原因无法行根管治疗者，可选择干髓术。

（5）伴有殆创伤或牙周病者，还需同时进行调殆或牙周治疗。

（6）年轻恒牙或根尖未成型者行根尖诱导成形术、牙髓血运重建或根尖屏障术。

（7）牙体缺损大或无咬合功能的患牙，无保留价值者可拔除。

四、急性根尖周炎

（一）急性化脓性根尖周炎

【主要症状】

（1）根尖周脓肿：患牙出现自发性、剧烈持续的跳痛，伸长感加重，不敢对合。

（2）骨膜下脓肿：患牙疼痛更加剧烈，自觉患牙浮起、松动，即使是不经意地轻触患牙亦感觉疼痛难忍。患者常诉因疼痛逐日加剧而影响进食和睡眠，还可伴有体温升高、身体乏力等全身症状。

（3）黏膜下脓肿：患者自觉自发性胀痛及咬合痛减轻，全身症状缓解。

【诊断及鉴别要点】

（1）患牙持续性、自发性跳痛，牙齿伸长感加重，咀嚼甚至触碰有明显疼痛，叩痛明显。若为黏膜下脓肿，患者可自述曾有上述症状，逐渐缓解。

（2）可伴体温升高、全身发热、颌下淋巴结触痛等症状。

（3）口内检查要点：同急性浆液性根尖周炎，但患牙叩痛和松动度更加明显，根尖区牙龈按压痛，前庭沟充血、肿胀，有波动感。

（4）注意与急性牙周脓肿相鉴别：急性牙周脓肿患牙有深牙周袋、袋口溢脓、牙槽骨吸收和牙松动等牙周炎的表现；脓肿范围靠近龈缘；患牙可为活髓；X线片通常可见牙周骨质破坏，可有骨下袋。

（5）急性化脓性根尖周炎各期鉴别要点：根尖周脓肿有持续性跳痛，借此可与急性浆液性根尖周炎相鉴别；骨膜下脓肿疼痛极为剧烈，根尖部黏膜明显红肿、扪痛，叩诊致剧烈疼痛，且可以伴有全身症状；发展到黏膜下脓肿时，疼痛有所减轻，黏膜下肿胀和波动感明显，对应面颊部可有反应性肿胀。

【辅助检查】 根尖X线检查，急性期早期一般看不出根尖周骨质改变，有时牙周膜间隙稍增宽；随病情发展，可见以病灶牙根尖为中心的骨质破坏，显现透射影像。

【治疗要点】 急性根尖周炎无论是化脓性或浆液性，治疗要点相同，均需开髓引流。

（1）急性期应控制炎症，患牙开髓引流，抽除根髓，疏通根尖孔，从根管建立引流。骨膜下和黏膜下脓肿成熟时应切开引流。给予抗菌药物。因咬合创伤引起的急性根尖周炎需降殆。

（2）急性炎症缓解后应行根管治疗并修复；患牙治疗效果不

佳或无保留价值者可拔除。

（3）年轻恒牙或根尖未成型者行根尖诱导成形术、牙髓血运重建或根尖屏障术。

（二）急性浆液性根尖周炎

【主要症状】 主要为患牙自发痛、咬合痛和伸长感，有时患者还可诉有咬紧患牙反而稍感舒服的症状，可指出牙位。可有牙髓炎病史、外伤史或不完善牙髓治疗史。

【诊断及鉴别要点】

（1）典型的咬合疼痛症状。

（2）口内检查要点：患牙可见龋坏、充填体、畸形中央尖或其他牙体硬组织疾患，或可查到深牙周袋；牙冠变色，牙髓活力测验无反应（乳牙或年轻恒牙对活力测验可有反应，甚至出现疼痛）；患牙叩痛；患牙可有Ⅰ度松动。根尖部牙龈扪诊疼痛或不适。

【辅助检查】 X线检查根尖周组织影像无明显异常表现。

【治疗要点】 同急性化脓性根尖周炎。

五、慢性根尖周炎

【主要症状】 自觉症状常不明显，有的患牙可有咀嚼不适感，也有因牙龈出现脓包或瘘管而就诊者。也有继发上颌窦炎、面部皮瘘就诊者。部分患牙有急性发作史或牙外伤史。

【诊断及鉴别要点】

（1）口内检查要点：患牙可查及深龋洞、充填体或其他牙体硬组织疾患；牙冠变色，失去光泽；探诊及牙髓活力测验无反应；叩诊无明显异常或仅有不适感，多无松动。

（2）患牙X线片上根尖区骨质异常影像为确诊的关键依据。

【辅助检查】 慢性根尖周炎X线表现可有不同类型。

（1）根尖周暗影：根尖周围区域可见骨质低密度区，骨硬板消失，外周可有增生反应。

（2）根尖周肉芽肿：根尖、根侧方或根分叉区有圆形或卵圆形的密度减低区，病变直径一般不超过1cm，无致密的骨硬板。

（3）根尖周囊肿：以根尖为中心的形状较规则的圆形或卵圆形低密度病变区，边缘清晰，常可见致密的骨硬板。继发感染或急性炎症期骨硬板可消失。牙根偶有吸收。

（4）致密性骨炎：根尖区周围骨质密度增高，界限较为模糊，根尖区牙周膜间隙可增宽。

【治疗要点】

（1）根管治疗是主要治疗手段。根尖囊肿经完善的根管治疗仍无法消退者，则需行根尖刮治手术。体量巨大的根尖囊肿需外科手术摘除。

（2）治疗效果不佳或患牙保留价值不大者可拔除。

（3）年轻恒牙或根尖未成型者行根尖诱导成形术、牙髓血运重建或根尖屏障术。

六、非龋性疾病

（一）磨损

【定义】 指由单纯机械摩擦作用造成的牙体硬组织渐进性丧失的疾病。常见于𬌗面和切缘。刷牙不当、不良的咬合关系和咬合习惯、磨牙症和医源性损伤等均可导致。

【主要症状】 患牙对冷、热、酸、甜刺激有酸痛感，易发生食物嵌塞，严重者可有牙髓病、根尖周病症状，关节可有弹响、疼痛乃至更为严重的关节病。

【诊断及鉴别要点】

（1）口内检查要点：患牙牙本质不同程度暴露，表面光亮呈浅黄色，探诊及冷热刺激敏感；无明显龋坏；磨耗不均匀者可见患牙高耸的牙尖和锐利的边缘嵴；严重者可有牙髓炎、根尖周炎相关表现。

（2）严重磨损时，颌间垂直距离变短，伴颞下颌关节功能紊乱综合征。

【治疗要点】

（1）去除和改正引起病理性磨损的习惯。

（2）调磨牙齿高耸的牙尖和锐利的边缘。

（3）有食物嵌塞者，可通过恢复正常的接触关系、重建溢出沟、消除对𬌗牙的楔形牙尖等措施加以改善并进行口腔健康宣教。

（4）有牙本质过敏、颞下颌关节紊乱综合征者，应做相应的处理。

（5）牙髓炎或根尖周炎需行牙髓治疗。

（6）磨牙症患者可采用戴咬合垫、肌电反馈治疗以及心理治疗等方法缓解。

（二）牙本质过敏症

【定义】 指牙齿受到生理范围内的刺激，包括机械、化学、温度、渗透压等时出现的短暂、尖锐的疼痛或不适的现象。

【主要症状】 牙齿遇到冷、热、酸、甜机械等刺激时酸痛，疼痛无延续。很多患牙可见不同程度的磨耗、牙本质暴露，牙周炎导致附着丧失也可使牙颈部附近牙根暴露而过敏，个别患者不

第四章 牙体牙髓科

149

易找到病因。

【诊断及鉴别要点】

（1）机械或温度刺激可引起酸痛。

（2）排除因龋使牙本质暴露或牙根暴露导致敏感。

【治疗要点】

（1）牙本质暴露部位可用药物脱敏、激光以及充填修复等方法缓解症状。

（2）治疗牙周组织病、咬合创伤等相关疾病。避免医源性破坏牙体硬组织。

（3）全身状态的调整。过敏症状可在病后虚弱、疲倦和精神紧张时加重，患者应注意调整。

（三）楔状缺损

【定义】 指发生在牙齿唇、颊面颈部的慢性硬组织缺损，多见于尖牙及前磨牙。严重者整个牙列的牙均可累及。

【主要症状】 轻者主要表现为过敏症状，随病程进展，遇冷、热、酸、甜等刺激时，会有明显的不适或激发痛，最终导致牙髓炎及根尖周炎后则出现相应症状。

【诊断及鉴别要点】

（1）患者常有用力横向刷牙的习惯。

（2）轻症者无症状，重症者表现为牙齿敏感乃至牙髓炎。

（3）检查：颈部横行楔状缺损，缺损上下两壁质地坚硬，表面光滑，边缘整齐。缺损深者，可在缺损底部的沟内查及近髓或穿髓部位。

（4）随病情进展可引起牙髓病及根尖周病，甚至牙颈部横折。

【治疗要点】

（1）缺损不深、症状不明显者可以不做处理，嘱改变刷牙动作正确刷牙，避免大量接触酸性饮食；有过敏症状可做脱敏治疗。

（2）缺损较深者行充填修复即可缓解症状又可减缓病情进展。

（3）继发牙髓炎和根尖周炎者应行牙髓治疗。

（4）牙齿横折者可在根管治疗术完成后行桩核冠修复。

（四）牙隐裂

【定义】 指发生在牙冠表面的、不易发现的、非生理性的细小裂纹。随着裂纹的加深，向牙本质延伸，可累及牙髓甚至导致牙体的折裂。好发牙位和部位都与承受的力量有关，以第一磨牙多见，其次是第二磨牙和前磨牙。

【主要症状】 浅的裂纹可无任何症状，表现为偶尔过敏，裂纹越深患牙对冷热刺激敏感程度越重。隐裂纹较深者可出现咬合不适和隐痛，特别是咬至牙齿某一点时激发剧痛。

【诊断及鉴别要点】

（1）患者可有某次咬合细小硬物时硌伤的经历，也有无明显咬合创伤史者。

（2）对原因不明的咬合痛，检查又未发现龋坏、缺损、发育缺陷等牙体硬组织疾病时，需考虑到牙齿隐裂的可能。

（3）口内检查要点：明显隐裂者可见患牙船面发育沟延长，越过边缘嵴；利用灯光和口镜多角度照射、碘酊浸染等，有助于缝隙的发现。

（4）患牙可有叩痛，不同方向叩痛程度不同。

（5）棉卷咬诊、探针加力探诊时如出现明确的疼痛即可确诊。

【治疗要点】

（1）预防：消除创伤船，平衡全口咬合力，防止个别牙齿负担过重而发生隐裂。

（2）医患沟通要点：隐裂是牙体结构性缺陷，治疗常无法一劳永逸，即使完善了根管治疗和冠修复，也可能有持续的咬合不适，甚至继续发展为牙折裂。

（3）应急处理：降低咬合，磨改高陡牙尖。

（4）隐裂未穿髓无牙髓炎症状者可做树脂充填、嵌体或全冠修复。

（5）隐裂累及牙髓者行牙髓治疗。注意治疗前应降船，有条件者治疗期间做带环或临时冠，治疗完毕及时冠修复。

（6）治疗结束后定期随访，炎症不愈及牙齿出现折裂者考虑拔除。

（五）牙根纵裂

【定义】 指发生在牙根的纵向开裂，患者多为中老年人。死髓的磨牙多见，保守治疗效果不佳。

【主要症状】 可有冷热刺激痛、自发痛、咀嚼痛或咬合无力，经根管治疗的可仅表现疼痛和咬合痛，未及时处理的患牙逐渐松动并不断加重。

【诊断及鉴别要点】

（1）常有咬硬物史和/或紧咬牙的习惯。

（2）患牙可有根管治疗史和桩冠修复史。

（3）患者可明确指出患牙，可伴有牙髓、根尖周病表现。

（4）口内检查要点：患牙可有高耸的牙尖或死髓牙，牙齿可有松动、牙周袋、牙周脓肿或窦道等，患牙叩痛明显。

（5）X线检查可确诊。

【辅助检查】 X线片显示根管腔异常增宽，甚至可见折片分离。

【治疗要点】

（1）多数纵裂牙需要拔除。

（2）多根牙若牙齿稳固，牙槽骨破坏局限于发生根裂的牙根，可考虑行半切术，拔除折裂牙根后，对保留的牙根行根管治疗和修复治疗。

（3）牙根较长的单根牙病灶局限在根尖附近、牙齿稳固者，可考虑根尖手术截根。

（六）酸蚀症

【定义】 指因长期接触酸或酸酐造成牙体硬组织崩解丧失的疾病，又称化学性磨损。

【主要症状】 初期多无症状，进一步发展可出现牙体敏感、牙髓炎等症状。

【诊断及鉴别要点】

（1）有持续酸类或碳酸饮料接触史。

（2）口内检查牙齿形态和色泽发生改变。

（3）牙体敏感。

（4）严重者可出现牙髓炎及根尖周炎的症状和体征。

【治疗要点】

（1）预防为主：加强劳动防护，高危人群应定期检查；刚接触了酸性食物后应用清水漱口，不要立即刷牙，使用软毛牙刷；减少酸性饮食、碳酸饮料的摄入；积极治疗胃病等相关疾病。

（2）轻症者局部用药物脱敏处理。

（3）缺损严重者可采用树脂充填、嵌体或全冠等修复。

（4）牙髓炎或根尖周炎者行根管治疗。

（七）釉质发育不全

【定义】 在牙发育期间，由于全身疾患、营养障碍或严重的乳牙根尖周感染导致釉质结构异常。根据致病的性质不同，分釉质发育不全和釉质矿化不全两种类型。

【主要症状】 无明显自觉症状。

【诊断及鉴别要点】

（1）口内检查要点：轻症者釉质白垩色，形态基本完整；重症者釉质表面出现带状或窝状的棕色凹陷，甚至牙冠形态发生改变；受累牙齿呈对称性。

（2）根据病变所在的部位，推测致病因素作用的时间：$\dfrac{631 \mid 136}{6321 \mid 1236}$ 的缺陷系在出生后1岁以内，上颌侧切牙的缺陷在出

生后2年内，$\dfrac{754|457}{754|457}$的缺陷系在出生后2岁以后。

【治疗要点】

（1）预防为主，对于新生儿和幼儿期较为严重的疾病应有记录，以便确诊。

（2）做好患牙的防龋保健措施。

（3）较为严重的缺陷可通过光固化复合树脂修复、烤瓷冠修复等方法进行治疗。

（八）氟牙症

具有地区性分布特点，为少儿期慢性氟中毒早期最常见且突出的症状。

【主要症状】 表现为深浅不同的牙变色，从白垩色到褐色不一，可伴有实质缺损，患者无明显自觉症状，多以美观问题求治。

【诊断及鉴别要点】

（1）患者有6岁前在高氟地区居住史。

（2）口内检查要点：牙釉质上有斑块，严重者并发釉质实质缺损。

（3）多见于恒牙，且发生在同一时期萌出的牙齿。

（4）严重者可伴腰、腿和全身关节症状。

（5）注意与釉质发育不全相鉴别：氟牙症患者有在高氟区的生活史。釉质发育不全白垩斑的边界比较明确，而且其纹线与釉质的生长发育线相平行吻合；氟牙症斑块呈散在的云雾状，边界不明确，与生长发育线不相吻合。釉质发育不全可发生在单个牙或一组牙；而氟牙症发生在多数牙，尤以上颌前牙为多见。

【治疗要点】

（1）重在预防，选择含氟量适宜的水源。

（2）前牙氟牙症可采用漂白或贴面修复处理，实质缺损严重者也可用全冠修复。后牙氟牙症可用复合树脂修复、嵌体或全冠修复等方法处理。

（九）四环素牙

【定义】 在牙齿发育矿化期间使用四环素类抗生素，导致四环素沉积于牙、骨骼和指甲等，使牙齿变色。

【主要症状】 以牙齿变色为主要症状，严重者引起牙釉质发育不全。患者无明显自觉症状。

【诊断及鉴别要点】

（1）母体妊娠期、婴幼儿及儿童期有服用四环素、土霉素等药物史。

（2）牙冠呈黄色，灰色甚或褐色，失去光泽。土霉素所致牙体变色最为严重。

【治疗要点】

（1）重在预防，妊娠期和哺乳期妇女及8岁以下的小儿应尽量避免使用四环素类药物。

（2）根据患牙色素沉着的程度不同，可选择漂白、复合树脂修复、贴面或全冠修复等方法治疗。

（十）遗传性乳光牙本质

该病为常染色体显性遗传病。男、女患病率均等，乳、恒牙均可受累。

【主要症状】 无明显自觉症状。

【诊断及鉴别要点】

（1）家族史：家族内直系亲属或兄弟姐妹可见类似病症。

（2）口内检查要点：牙冠呈微黄色半透明，光照下呈现乳光；釉质易从牙本质表面剥脱，导致牙本质暴露，咀嚼磨损甚为严重。

【辅助检查】 X线片可见牙根较短，髓室和根管完全闭锁。

【治疗要点】 乳牙列常有严重咀嚼磨损，需用覆盖殆面和切缘的殆垫预防磨损。在恒牙列，为防止过度的磨损，可用殆垫、嵌体或烤瓷冠修复。

（十一）畸形中央尖

【定义】 多见于前磨牙，尤以下颌多见，一般位于殆面中央窝处，呈圆锥形突起。约有半数的中央尖有髓角伸入。

【主要症状】 畸形中央尖常在萌出后不久即折断或磨损，因此时牙根尚未发育完成，根尖孔宽大，患者牙髓炎症状多不明显。后期常因根尖周炎急性发作或形成窦道而就诊。

【诊断要点】 患牙牙体解剖形态存在异常，中央窝处可见圆钝或尖陡的牙尖。中央尖折断或被磨损后可见断端圆形或椭圆形黑环，中央有浅黄色或褐色的牙本质轴。继发牙髓及根尖周炎症时，患牙可有脓肿、瘘管等表现。

【辅助检查】 X线片可见患牙根尖呈喇叭形或根尖及根尖孔形态异常。根尖周病时可见根尖周骨质暗影和牙周膜间隙增宽。

【治疗要点】

（1）对圆钝或髓腔未深入的中央尖可不做处理；也可少量多次调磨牙尖至殆面水平。

（2）尖而长的中央尖可在麻醉和严格的消毒下一次磨除，然后制备洞形，按常规进行盖髓治疗。髓腔伸入不多者也可少量多次调磨牙尖，刺激继发性牙本质的沉积。

（3）中央尖磨损或折断引起牙髓炎或根尖周炎时，可采用根尖诱导成形术，以便牙根继续完成发育。对于根尖感染严重，无法通过诱导形成根尖者，可用根尖屏障技术完成根管治疗。

（十二）畸形舌侧窝和牙中牙

【定义】 多见于前牙，尤以上颌侧切牙多见。根据畸形程度不同可表现为畸形舌侧窝、畸形舌侧沟或牙中牙。

【主要症状】 畸形舌侧窝或牙中牙初期无临床症状。后期多因继发龋病、牙髓炎或牙周病后就诊时发现。患牙牙体解剖形态存在异常，中央窝处可见深窝，或舌隆突上见深沟，窝沟深浅不一，浅者限于牙冠，深者可深入至牙根乃至形成分叉根尖。窝沟内可有釉质卷入，甚至形成类似牙体组织的结构，而称为"牙中牙"。

【诊断要点】 患牙舌侧牙面异常，窝沟可继发龋病，窝沟深者可探及深牙周袋。严重的畸形X线牙片即可确诊，畸形不明显者可通过锥形线束CT检查明确。

【辅助检查】 X线检查可见患牙牙冠或牙根的畸形、牙周骨质破坏等，继发根尖周炎时可见根尖区骨质低密度暗影区。

【治疗要点】

（1）对尚未继发牙髓炎的畸形舌侧窝可备洞填充修复，近髓或露髓者可盖髓后充填。

（2）较深的畸形舌侧沟和牙中牙者常需要牙体牙髓和牙周联合治疗，在用填充消除根面畸形沟的同时，处理牙周炎症。

（3）如果畸形位置深在、隐蔽而不易处理，可以行意向性牙再植，离体处理畸形部位后回植入原牙槽窝。

（十三）融合牙

【定义】 常由两个正常牙胚融合而成，可以是完全融合，也可以是不完全融合。乳牙或恒牙均可发生融合牙，最常见于下颌乳切牙。

【主要症状】 患者一般无症状。

【诊断及鉴别要点】 冠部融合口内检查即可诊断，根部融合需借助X线片确诊。

【辅助检查】 X线检查可明确融合牙，根部融合多在X线检查中发现。

【治疗要点】

（1）乳牙融合牙若已确定有继承恒牙，可定期观察，及时拔除。

（2）恒牙融合牙磨除联合处深沟并行复合树脂修复，一则可改善美观，再则可消除菌斑滞留区。也可以牙冠调磨改型、冠修复等方法改善外观。

（张雪峰　郑庆华）

第二节 操 作 常 规

一、前牙充填（活髓）

【适应证】

（1）因龋坏、楔状缺损或外伤等导致牙体缺损且牙髓活力正常的前牙。

（2）色泽异常牙或畸形牙的修复。

（3）不适用于牙体组织缺损过大、色泽等严重异常的患牙。

【操作要求】

（1）去净龋坏组织，严格隔湿，避免污染，推荐使用橡皮障。

（2）保护牙髓：钻磨时注意间断钻磨和持续水冷却，窝洞近髓处应垫底。

（3）特别重视色泽、外形等美观要求。

【要点提示】

（1）前牙充填因考虑美观，一般选择光固化复合树脂进行充填修复。涉及洞形为Ⅲ、Ⅳ、Ⅴ类洞。

（2）去龋及窝洞预备：在去净龋坏组织前提下，尽可能多地保留牙体组织。窝洞边缘应制备斜面，以金刚砂针沿洞缘制备 1～3mm 的斜面，斜面与牙长轴成45°夹角。

（3）比色：自然光下用比色板根据修复牙齿或邻牙的颜色，选用色泽合适的复合树脂材料。

（4）保护牙髓：洞底距髓腔的牙本质厚度大于 1.5mm 者无须垫底；距髓腔的牙本质厚度大于 1mm 的窝洞洞底垫一层玻璃离子粘固剂；深龋窝洞接近牙髓，应在近髓处先衬一薄层可固化的氢氧化钙。

（5）牙面充分处理：用小棉球或小刷子蘸 30%～50% 磷酸涂布洞缘釉质壁、釉质短斜面及垫底表面，操作时间严格按酸蚀剂商品使用说明，一般酸蚀 30～60秒，然后用清水彻底冲洗干净，吹干牙面，以牙面呈白垩色为宜，再用小毛刷蘸粘接剂均匀涂布整个洞壁，约 0.2mm 厚，气枪轻吹使粘接剂薄层均匀分布，光固化时间按说明书；若采用全酸蚀技术，即以同一处理剂同时酸蚀牙釉质和牙本质。

（6）累及邻面的Ⅲ、Ⅳ类洞形，充填时应先在邻间隙用聚酯薄膜成形片分割邻牙，并用楔子固定。

（7）树脂充填：选择与患牙颜色接近的树脂充填，斜向分层填入树脂，分层固化，每层树脂深度不超过2mm，每次光照

第四章 牙体牙髓科

40～60秒，光源尽量接近修复体，并从不同方向照射。

【各类洞形制备要点】

（1）Ⅲ类洞

1）窝洞制备尽量从舌侧进入病变区，钻头与舌侧垂直并与邻面平行。设计应尽量保守，尽量保留唇面，以维护美观。

2）龋损范围大者，需在龈轴线角做固位沟，切轴唇点角处做倒凹，洞缘牙釉质壁做斜面。

（2）Ⅳ类洞

1）窝洞制备时应尽可能少地去除牙体组织，但洞缘牙釉质壁的斜面必须制备。

2）缺损大，近远中径超过切缘宽度的1/2，或龈缘伸展至根面者，舌面适当制作鸠尾固位形。

（3）Ⅴ类洞

1）洞底与牙面相应弧度一致，近远中壁略向外敞，在洞缘的牙釉质壁制备斜面。

2）一般不做固位沟，仅在龈壁无牙釉质时，于龈轴线角做固位沟。

二、后牙充填

（一）树脂充填

【适应证】 适用于因龋坏、楔状缺损或外伤等导致牙体缺损的后牙，牙髓活力正常。不适用于牙体组织缺损过大的患牙。

【操作要求】

（1）去净龋坏组织，可在显微镜下结合龋指示剂进行，严格隔湿，避免污染，推荐使用橡皮障。

（2）保护牙髓：钻磨时注意间断钻磨和持续水冷却，窝洞近髓处应垫底。

（3）洞形制备和充填时应充分考虑机械承重性能，窝洞要求底平壁直。

（4）邻面洞充填时应用好成形片，保证邻面外形、触点，避免形成悬突。

【要点提示】 后牙树脂充填的基本步骤与前牙树脂充填类似，但需注意下述要点。

（1）后牙术野不如前牙清晰和便于观察，去龋可在显微镜下结合龋指示剂进行。

（2）分层固化修复，邻面缺损应该首先完成邻面的堆塑。邻面洞成形时需使用成形片。

（3）Ⅱ类洞应先充填邻面再充填𬌗面。

（4）树脂固化后收缩会导致洞壁边缘的微渗漏，故洞缘牙釉质壁应制成斜面。形成斜面的洞缘承力性较差，所以Ⅰ、Ⅱ类洞应尽量避免将洞缘设计于咬合接触处，确实无法避开时，该部位可不制备斜面。

（5）邻面树脂充填前，上成形片应根据空间大小，选用不同型号的楔子，避免悬突产生。

（二）银汞合金充填

【适应证】 基本同复合树脂充填。对金属过敏或对𬌗牙有金属冠者不适用。

【操作要求】

（1）去龋和洞形制备基本要求与复合树脂相近，但对洞形底平壁直要求更为严格。

（2）银汞合金固化时体积膨胀，故所有洞形的洞壁釉质边缘均不制备短斜面。

（3）银汞合金不具备粘接性，洞形制备需要充分考虑固位形。

【要点提示】

（1）Ⅰ类洞壁制备成典型盒状，侧壁可以略微向𬌗方聚拢，必要时可在侧壁制备小倒凹以增强固位。

（2）Ⅱ类洞颊舌侧壁应越过接触区，达到自洁区，并向𬌗方微微聚拢，成底在龈方的梯形，并在𬌗面制备鸠尾固位形。

（3）垫底：中等深度以上的窝洞在充填银汞合金前应先垫底以保护牙髓。可用聚羧酸锌粘固粉单层垫底，也可用氧化锌丁香油粘固粉上加一层磷酸性粘固粉。垫底完成后要求做到底平。

（4）分层充填：银汞合金固化时间较长，填充时应少量、分层填充，每次注入少量材料后铺平、压实，一般一层不超过1mm为佳。全过程在6分钟左右完成。

（5）有邻面洞时，一定需要使用成形片，成形片下缘应达到洞壁的龈方。为保证效果，经常需要用楔子配合成形片夹使用，以免形成悬突。

（6）成形片在全部填充完成并初步雕刻后取下，取下时应紧贴邻牙牙面从侧面缓缓拉出。仔细修整窝洞边缘。

（7）调整咬合：应反复做正中和侧方咬合及前后运动，每次用雕刻刀去除𬌗面银汞合金表面的亮点，直至合适为止。

（8）银汞合金完全固化接近24小时，故患者应在充填后24小时内避免使用患牙，抛光则一般在48小时后进行。

三、前牙复合树脂美学修复

前牙美学修复是一个系统工程，需要在多学科的协作下达到解决患者美学问题、实现患者美学期望的目的。与常规修复不同，其整体策略更重视修复前的分析、设计（如数字化设计）和沟通等环节，需要关注美学参数。

【适应证】 基本与前牙树脂修复相同，主要是用于对美观要求较高者。

【操作要求】

（1）修复前操作者应针对患者的修复要求结合其年龄、面型、患牙及邻牙情况进行细致评估和沟通，选择合适的治疗方案。

（2）严格隔湿，酸蚀和充填时应使用橡皮防水障，既能保证操作面的清洁，也同时保护了周围牙和软组织。

（3）分部位比色：牙体颈部、中部和切端的缺损需分别比色。必要时可进行试色与试修复。填充时也需按一定顺序，使用不同颜色和透明度的树脂材料分层填充，来实现近似天然牙的外形。

（4）高度重视外形形态，必要时可制备硅橡胶导板，在导板辅助下完成修复。

【要点提示】

（1）去龋和牙体预备：基本原则与前牙树脂修复相同，需要注意的是去龋时应尽量彻底，以保证美观效果和远期预后。

（2）酸蚀、粘接：①全酸蚀粘接技术。37%磷酸酸蚀牙釉质30秒、牙本质10秒，处理后牙齿冲洗30秒，吹干后光固化20秒。磷酸酸蚀时切忌过度，酸蚀后需足量水冲洗酸蚀表面。②自酸蚀粘接技术。按说明书指示，将配套的酸蚀剂涂布于牙釉质和牙本质上，光固化20秒。

（3）分层贯充填：颈部缺损遵循从切端至牙颈部方向的充填顺序，邻面缺损遵循先邻面后唇/舌面的充填顺序，切角缺损可在硅橡胶导板辅助下先完成腭侧釉质层树脂的修复，再向颊侧层层修复。

（4）修形、抛光：用金刚砂修形车针进行修复体表面形态修整。对修复体表面抛光时，应由粗至细依次进行（包括邻面及唇腭侧不同的抛光套装）。

四、根管治疗

根管治疗是目前治疗牙髓和根尖周感染性疾病的基本方法和

最佳手段。对于牙髓已处于感染或坏死状态的患牙，通常不能止步于牙体治疗，更需清理髓腔及根管系统内的病原刺激物（包括坏死/病变的牙髓、细菌及其产物、感染牙本质等），并结合药物消毒及严密的填充，达到消除感染源、三维封闭根管系统空腔、杜绝细菌再次侵入的目的。

【适应证】 临床具有保留价值的处于不可复性牙髓炎、牙髓坏死、牙内吸收、根尖周炎状态的患牙，义齿修复需要保留的残冠残根，或因其他治疗需要摘除牙髓的牙齿等。

【禁忌证】 髓腔或根管系统因医源性或非医源性因素严重破坏的患牙，如严重髓室底穿孔、根外吸收等导致根管系统无法形成严密封闭的患牙；破坏严重，无法通过牙体修复恢复其功能的患牙；没有足够牙周支持的患牙；患有严重全身系统性疾病，无法耐受治疗过程的患者；张口受限，无法用根管治疗器械完成操作的患者。

【常用器械】 根管治疗主要的专用器械有拔髓、根管切削、长度测定和冲洗清洁器械。具体参见表4-2-1。

表4-2-1 根管治疗主要器械分类及特点

功能分类	器械分类		器械特点及使用要点
拔髓器械	拔髓针		工作端有细长的倒刺，主要用于拔除根管内牙髓或拔出遗留在根管内的棉捻或纸捻
根管切削器械	手用不锈钢器械	K型器械 — K型扩孔钻	简称扩孔钻，刃部螺纹较稀疏，螺旋密度为每圈0.5～1.0mm，螺旋角10°～30°。当其在根管内顺时针方向转动时可切削根管壁的牙本质，旋转角度一般为1/4～1/2圈
		K型器械 — K型扩孔锉	简称K锉，其螺纹较K扩孔钻密，螺旋密度为每圈1.5～2.5mm，旋角为25°～40°，操作时可用旋转和提拉动作切削根管壁的牙本质
		H型器械 — H锉	横截面呈逗点状，螺旋角为60°～65°。切刃锋利，提拉动作可高效切削牙本质，适用于根管中上段较直部分的预备。H锉不能做旋转运动以免折断
		改良器械	通过调整刃缘角度和排列改良了操作性能（如K-Flex锉），或通过锐化刃尖（C先锋锉）提升了对锐化和细小根管的疏通能力
	机用不锈钢器械 与根管治疗用微型马达配套使用	G钻	杆部细长，尖端呈火焰状。刃部顶端有安全头。G钻编码为1～6号，主要用于根管口的扩开及根管直线段部分的制备。G钻最易折断部位在杆部，一旦折断易于取出
		长颈球钻	杆部细长而光滑，其尖端类似普通球钻，但较小。用于寻找变异和重度钙化的根管口，常结合手术显微镜使用
		P钻	刃部锐利，尖端亦有安全头，但较硬，易导致根管侧穿，主要用于桩腔预备和拔出根管充填材料。使用时应对应注意。主

第四章 牙体牙髓科

续 表

功能分类	器械分类		器械特点及使用要点
根管切削器械	手用镍钛器械	手用镍钛 K锉	类似于不锈钢K锉，如Ultra-Flex K锉、NiTiflex K锉、Naviflex K锉、Mity K锉等
		手用镍钛 H锉	类似于不锈钢H锉，如Ultra-Flex H锉、Hyflex-X锉、Naviflex H锉、Mity H锉等
	镍钛合金器械	ProTaper 器械	通常包括3支成形锉SX、S1、S2和3支完成锉F1、F2、F3。此外，还有补充装为40号和50号的F4、F5。刃部为多样变化的大锥度设计，使刃部弹性增加，减少了操作步骤，成形效果好。横断面为凸三角形，切削效率较高。成形锉具有部分切削能力的引导性尖端，既增加了切削效率，又不至于引起根管的偏移；完成锉尖端3mm大锥度设计，使根管尖部得以较好的清理
	机用镍钛器械	K3器械	有6种不同的锥度，从0.02到0.12，且每种锥度又有不同的长度。柄上同时有2个色环和2个数字，分别表明锥度和尖端直径：0.08、0.10、0.12锥度的尖端直径为0.25mm，主要用于根管中上段的预备；而0.02、0.04、0.06锥度的锉有较大的尖端直径，主要用于根管中下段的预备
		Mtwo器械	横断面为具有2个切刃的斜体S形，故而有较好的柔韧性和排出碎屑的能力。轻度的正角切刃、切削效率较高。较小器械（10号0.04锥度和15号0.05锥度）的螺距和螺旋角基本相同，便于器械深入根管；较大器械的螺距和螺旋角从尖端向柄部逐渐增加，提升了切削和排屑效能，并减少了器械被螺旋嵌入的可能性。尖端起引导作用，无切削力

续 表

功能分类	器械分类			器械特点及使用要点
根管切削器械	镍钛合金器械	机用镍钛器械	TF器械	抗疲劳性能和抗扭断性能得到明显提高。主要有5种不同的锥度，从0.04到0.12，其尖端直径均为0.25mm，即25号，另有大号补充装。TF刃部的横断面为三角形，切削效率较高，尖端为无切割能力的引导性尖端
			WaveOne和Reciproc器械	两种器械较相似，其特点包括采用M丝制作、往复运动、采用单只挫成形技术以及单次使用理念。柔韧性明显增加，往复运动可降低疲劳折断的概率，工作效率较高，一次性使用可避免交叉感染
			HyFlex器械	用记忆合金丝制作，高温消毒后可使变形或松解的螺纹恢复到原来的形状，即记忆功能。柔软而可预弯，中心定位能力和抗折断能力明显提高
根管长度测定器械	根管定位仪			是进行根管长度测定的电子仪器，准确性较高。早期使用的RootZX是基于计算两种交流信号在根管内电阻比值的第三代定位仪，而目前临床上常用的是基于计算多种交流信号在根管内电阻比值的第四代产品以及升级产品
	根管长度测量尺			塑料或金属材质，使用时可按照测量的结果在根管预备器械上标明根管工作长度
根管冲洗器械	冲洗用注射器及针头			临床上常使用带27号冲洗针头的注射器插入根管进行冲洗。侧方开口的根管专用冲洗针头，便于冲洗液在根管内的回流，且不会压出根尖孔
	超声治疗仪			使用超声治疗仪进行根管冲洗的效果要好于注射器冲洗。超声治疗仪配有多种工作尖，可分别用于根管冲洗、根管预备、去除根管内异物或牙周洁刮治等。根管超声冲洗工作尖的刃部结构类似K挫，刃部柔软、无切削作用

注：操作拔髓针时，切忌过度压入或过度旋转拔髓针，防止将感染物质推出根尖孔或造成器械分离，细小的根管应先适当扩大后再使用拔髓针。根管切削器械编号说明（ISO标准）：编号以器械刃尖底部直径（D1）为准。如器械的D1为0.1mm，即为10号；如器械的D1为0.15mm，即为15号，以此类推。柄部颜色从15号开始按三暖色（白、黄、红）及三冷色（蓝、绿、黑）顺序做颜色标志；10号为紫色，6号为粉红，8号为灰色。

【操作要求】

（1）为防止唾液进入，污染髓腔及根管，操作过程中应严格隔湿，以使用橡皮障为佳。

（2）操作应轻柔，防止根管内器械分离或将牙本质碎屑及感染物质推出根尖孔。

【要点提示】

（1）术前拍摄X线片，了解患牙髓室高度，根管走向、弯曲度，根管数目、大概长度，根尖周牙槽骨吸收情况等信息；必要时辅以锥形光束CT检查了解牙体和根管及病变的细节。

（2）开髓（必要时行局部麻醉）：高速裂钻或小金刚砂球钻穿通釉质和牙本质进入髓腔后，用安全头钻针沿髓腔窝洞边缘扩钻，将窝洞内髓角连通便揭开髓室顶。用探针检查髓室顶是否完全揭开，如有未完全揭开者，可以小球钻上下提拉或拂刷揭全髓室顶。

（3）橡皮障封闭隔离患牙或棉卷配合吸引器吸唾隔湿。

（4）定位根管口：常以根管探针探查根管口的分布。口腔科手术显微镜下用超声治疗仪工作尖对髓腔及髓室底进行清理将有效提升根管口的探查效率，并避免根管的遗漏。

Tip: 寻找根管口应遵循以下规律：根管口总是位于髓腔侧壁-髓室底的线角上；根管口总是位于髓腔侧壁-髓室底线角的拐角处；根管口总是位于发育沟的末端。

（5）拔髓：若牙髓组织未坏死，用拔髓针插入根中1/3和根尖1/3交界处轻轻转动，尽可能抽出完整牙髓组织。若牙髓组织坏死，选用细的根管锉慢慢插入根管中下1/3轻轻捣去分解的牙髓组织，用冲洗液清除。

（6）根管探查和疏通：通常以小号锉，如10号K锉尖端2～3mm预弯后沿根管口轻探插入根管，反复以顺时针-逆时针方向小幅度旋转（15°～30°），并慢慢向根尖方向渗透，同时以小幅度提拉疏通根管。10号锉可略超出根尖孔，再换15号锉采用同样的方法疏通到根尖止点。

钙化根管的疏通：钙化根管主要表现为X线片上根管影像不清或根管细小，开髓后无法探及根管口或根管不通。一般显微镜下可见钙化牙本质较周围牙本质颜色深，钙化牙本质的中央即是根管口所在；根管口定位后，使用6号K、8号K或10号K锉、C＋锉或C先锋锉可疏通根管。以8号K锉为例，将其尖端1mm预弯，蘸取根管润滑剂如EDTA凝胶，反复捻捻探查钙化根管并逐步深入，同时用大量根管冲洗剂冲洗根管内牙本质碎屑，每次加深1～2mm，直至根管完全疏通。注意在根管完全疏通并建立良好的直线通路前，不建议使用机用器械进行根管中下段预备，避免根管偏移和根管壁穿孔。

（7）确定工作长度：根管工作长度指从牙冠参照点到根尖牙本质牙骨质界的距离。牙本质牙骨质界是根管预备的终止点，又称根尖止点，通常距离根尖0.5～1.0mm。测定根管工作长度的方法主要有根尖定位仪测量法或根尖X线片法。根尖X线片法建议采用平行投照技术，避免图像变形；根管内有渗出液或根尖孔粗大时，根尖定位仪可能无法准确测量，建议与根尖X线片法联合使用。

（8）根管预备至工作长度：使用手工器械预备根管与根管疏通是连续操作，在确定工作长度后，从小号器械开始，用捻转提拉等操作，配合EDTA或次氯酸钠液冲洗，对根管进行扩挫和清理。器械应逐号使用，每个号均应达至无阻力进出工作长度，不能跳号。最后应达到根管壁光滑，根管成为连续的锥形。

配合微型马达的机用器械预备法有逐步后退技术和冠向下技术。逐步后退技术是用小器械从根尖开始预备，逐渐用较大的器械向冠方后退预备，现已较少用于机用预备。现以冠向下技术为例（ProTaper器械）阐述机用器械预备法。①疏通根管入口：根据X线片粗估工作长度，用小号K锉（10号、15号）疏通根管至距粗估根尖末端3～4mm处。②根管入口预备：用S1、SX敞开根管中上段，距粗估根尖末端3～4mm处，注意SX进入的深度不得超过S1。③确定工作长度：用10号、15号K锉疏通根管至根尖狭窄处，确定精确工作长度。④根尖初步预备：用S1、S2依次达到工作长度，进行根尖区的初步预备。⑤预备完成：依次用F1、F2、F3到达工作长度，完成预备；对于细小弯曲的根管，可仅预备到F1或F2。

（9）根管冲洗：常用的根管冲洗液是0.50%～5.25%次氯酸钠和17%EDTA，也有用过氧化氢、氯己定等。注意氯己定不可与次氯酸钠直接配合交替冲洗根管，可用蒸馏水冲洗隔开或蘸干后进行。

> Tip：氯己定仅有消毒灭菌效果，而无溶解坏死组织的作用，并禁止与次氯酸钠连用，否则将形成剧毒的络合物，且容易堵塞根管。

（10）纸尖干燥根管，注意纸尖不要超过工作长度，以免超出根尖孔损伤根尖周组织。

（11）根管消毒（非感染根管可省略该步骤）：将消毒药物放入根管内或髓腔。目前临床使用最多的根管消毒药物有氢氧化钙糊剂（现已作为一线用药）和氯己定。甲醛甲酚（FC）及樟脑酚（CP）等酚醛类制剂因细胞毒性较大已基本弃用。

（12）暂封膏（氧化锌丁香酚粘固剂等）暂封窝洞，预约 1～2 周后复诊。

（13）根管充填：常用的有冷牙胶侧方加压充填技术和热牙胶垂直加压充填技术，目前热牙胶在临床使用更广。

1）冷牙胶侧方加压充填：①患牙去暂封物，橡皮障封闭隔离患牙或棉卷配合吸引器吸唾。②超声锉荡洗去除根管内封药。③纸尖干燥根管。④试主牙胶尖，其应到达工作长度或稍短 0.5mm，且在根尖 1/3 区紧贴根管壁，回拉时略有阻力。此外，X线牙片也可辅助确定主尖是否到位。⑤使用扩孔钻或螺旋输送器将根充糊剂送入根管，向逆时针方向旋转，使其涂满根管壁，将主尖尖端蘸糊剂后放入根管到工作长度。⑥用侧压针以侧方加压牙胶尖，充填副牙胶尖至严密充填根管，挖匙加热后平根管口切断多余牙胶，垂直加压器向根方压紧牙胶。⑦拍摄X线片检查充填情况后完成窝洞的永久充填。

2）热牙胶垂直加压充填：①患牙去暂封物，橡皮障封闭隔离患牙或棉卷配合吸引器吸唾。②试主尖，如其比工作长度短 0.5mm，回拉有阻力，主牙胶尖大小锥度与根管基本一致，主牙胶尖在根尖区与根管壁相接触，可进行下一步操作。如果牙胶尖能够达到的深度长于或短于要求长度，或到达该长度后无明显夹持感，应仔细辨别原因，并更换新的主尖或用牙胶尖修正器修正主牙胶尖。主尖选择、修改完成后，用 75% 乙醇或 2.5%～5.0% 次氯酸钠溶液消毒，干燥备用。③选择携热器，携热器工作尖端直径以及锥度应与目标根管的条件相匹配，其尖端应能自由达到距离根尖 3～5mm 处且工作尖下段与根管壁有轻微摩擦感。④充填根管，冲洗、干燥根管后，将蘸有根管封闭剂（氢氧化钙糊剂）的主牙胶尖插入根尖孔。携热器去除根管口多余牙胶，垂直加压压实断面下 3～5mm 的软化牙胶后移除，重复移除牙胶—垂直加压操作，直至距离根尖 3～5mm 区域，将该段牙胶充分压实，致密填充根尖段根管。然后用牙胶注射器，采用分段充填的方法，将加热软化的牙胶分次注射于根管后再垂直压实，每次填充 3～5mm。⑤暂封窝洞，拍摄X线根充片确认根管充填质量恰当后，行永久充填窝洞。

> Tip: 向根管内注射牙胶后，需要去除上段多余的牙胶。通常用携热器插入加热软化需要取出的牙胶，停止加热后应向根尖方向持续加压保持10秒，待其稍硬化以便完整取出，然后再加热1秒后迅速退出根管，退出时即可去除携热器插入部分的牙胶，然后以垂直加压器向根尖方向对留下的牙胶均匀加压，使牙胶能充分充满根管。

【常见根管疑难问题的处置办法】

（1）变异根管的处理：根管形态变异较大，在横截面上呈扁形、圆形或C形。由于扁根管的固有解剖特点，临床操作易造成对最大径方向根管壁切削不足而残留感染物质以及对最小径方向根管壁预备过度而使牙根易折断或侧穿。因此，术中应使用根管显微镜对根管的解剖及清理情况有较为充分的了解，减少上述问题的发生。常使用冠向下预备技术，先预备主根管系统上2/3，再逐步向下预备根尖1/3。C形根管的峡部通过手用器械扩锉，大量5.25%次氯酸钠溶液结合超声荡洗进行清理。预备完成后，纸尖吸干，再用显微镜检查根管内的清理情况。充填时宜选用热牙胶垂直加压充填技术。

（2）根管内台阶以及根尖偏移的处理：根管弯曲是导致预备中出现台阶和根尖偏移的重要原因。当根管弯曲度大于20°时，台阶和偏移的发生率明显升高。根管预备时未能形成冠方直线通路、错误估计根管的弯曲走向、工作长度的测量失误、使用大号未预弯的不锈钢器械进入弯曲根管、不按照顺序使用器械等操作失误均可导致根管内台阶的形成。

处理根管内台阶和偏移时，应仔细阅读X线片，必要时应摄锥形线束CT，了解根管形态及走向、台阶和偏移发生的部位和根尖病变的情况。

1）根管内台阶的处理：首先在显微镜下用超声器械或G钻敞开根管中上段并冲洗根管。然后使用预弯的8号或10号根管锉，探寻原根管的走向。进入原根管后，小幅度提拉或旋转并逐渐加大运动幅度，直至台阶消除。操作过程中应在根管内置入次氯酸钠溶液或EDTA等螯合剂，保持根管内充分润滑。根管通畅后，依次使用大号器械预备根管。

2）根尖偏移的处理：轻度的偏移，可在偏移根尖孔上预备一个基台，以利于屏障材料（如iRooT BP、MTA等）固位和避免挤出至牙周，但需去除部分牙本质。中度的根尖偏移治疗时，应在根管尖部用屏障材料形成充填屏障和控制出血。在显微镜下利用显微器械或将屏障材料送至根尖偏移处，待材料硬固后再完成根管充填。部分根尖偏移屏障效果不佳或无法进行根尖屏障治疗，可以考虑手术治疗或拔除。注意发生根尖偏移的根管在修正后充填时，应在显微镜下使用热牙胶充填技术进行充填。

（3）根管壁穿孔的处理：根管壁穿孔是根管系统与牙周组织形成的医源性或病理性交通，可在开髓、根管预备（尤其是弯曲根管）或桩道预备等过程中发生，处理不当可对牙周组织造成持续的破坏。穿孔的预后与穿孔的位置、大小、形态、感染程度、修补时机、修补技术等因素相关。

髓腔穿孔后，应结合锥形线束CT和显微镜检查，明确穿孔位置、大小、病变状态，根据患牙整体及穿孔情况评估修复可行性和方式。修复方法主要有非手术性修复和手术性修复。其中非手术性修复适用于髓底穿孔、穿孔位于根管颈1/3和中1/3处且器械方便由原髓腔开口进行修补的患牙；手术性修复适用于非手术性修复预后不佳或有牙根外吸收造成的不规则穿孔或无法使用非手术方法修复的病例。

修复穿孔的材料应具备以下性质：①良好的封闭性。②易操作性。③生物相容性。④耐久性。⑤边缘封闭性。⑥诱导矿化组织形成的效能。按照材料特点可分为可吸收屏障材料（如胶原、硫酸钙等）、不可吸收屏障材料（如iRoot BP、MTA等）。

穿孔修复方法如下。

1）冲洗、止血、干燥：对于新鲜穿孔，用生理盐水冲洗、止血后干燥根管。对于陈旧性穿孔，刮除从穿孔处长入的肉芽组织，超声器械清洁穿孔四周，次氯酸钠冲洗液冲洗穿孔，止血，干燥根管系统。

2）保护根尖方向根管：将牙胶尖、棉球或胶原等材料放入穿孔区域根管的根尖方，防止修补穿孔时屏障材料堵塞根管。

3）修补：若穿孔较小，可将屏障材料直接输送至穿孔部位，稍加压堵塞穿孔。若穿孔较大，则可以先将少量可吸收屏障材料（如明胶海绵）塞入穿孔及周围的牙周组织中，再用iRooT BP等材料堵塞侧穿孔。必要时可以行牙周翻瓣或/和根尖外科手术治疗。

4）底穿的处理：底穿的处理原则与侧穿类似。穿孔较小时可直接使用具有良好生物相容性的不可吸收性材料如iRooT BP或MTA等修复穿孔。若穿孔较大，可在清理、止血后先将可吸收屏障材料放入穿孔处，然后使用玻璃离子水门汀、复合树脂等材料修复根管壁上的穿孔。

5）手术性修复包括根管外科手术或意向性牙再植术。前者是在翻瓣、去骨、暴露穿孔部位后根据穿孔位置和情况行根尖切除（近根尖处穿孔或伴有根尖周炎）或穿孔修补；后者是拔除患牙后，体外修补穿孔后将患牙回植固定。

（4）根尖未完全闭合的处理：对于根尖未完全闭合且无法通过根尖诱导形成根尖孔者，可采用根尖屏障技术。先将可吸收性材料（如明胶海绵）通过根管填塞至根尖孔外，至拟行根管填充的止点，然后用生物相容性较好的屏障材料如iRooT SP、MTA等代替普通AH根充糊剂进行根管根尖段的充填，以形成更好的根尖封闭效果。

五、根尖外科手术

根尖外科手术是指在根管治疗效果欠佳、根管超填、器械分离或根尖囊肿等情况下，根尖周和牙槽骨的炎性病变无法有效控制，为保存患牙而采用的手术治疗方式。一般包括根尖搔刮术、根尖切除术和根尖倒充填术3个步骤。

【适应证】 根管治疗失败、根管超填、器械分离等原因影响根管治疗预后者；翻瓣探查；重做根管治疗失败可能性很大，冠部修复体完好，尤其是冠部修复体为桩冠、烤瓷冠者；根尖有很大囊肿或者根尖病变需送病理检查者。

【操作要求】

（1）术者应熟悉牙体及牙周解剖特征，能准确定位患牙根尖。

（2）龈瓣切口应包括患牙近远中各一邻牙，切口深达骨面，勿损伤唇颊系带。

（3）彻底清理病变肉芽组织，以免影响伤口愈合和继发感染。

（4）操作轻柔准确，勿过多钻磨健康骨组织和牙体组织。

（5）倒充填时倒充材料应层层加压充填，直至填平整个窝洞。

【要点提示】

（1）有急性炎症者应先控制急性炎症再行根尖手术，有明显根管治疗缺陷者（尤其是根管中、上段的欠缺）应尽可能先行根管再治疗后再行手术。

（2）术前锥形线束CT检查对手术的计划和实施有极大帮助。

（3）牙龈切开与翻瓣：多采用梯形瓣和三角瓣，前者适用于前牙区，后者多用于后牙区。根尖正对牙槽黏膜的弧形切口对定位和微创操作要求极高，且只适用于根尖病变较局限者。切口完成后，应从骨面上将黏膜膜瓣剥离，以充分暴露术区。若唇侧有窦道或骨质缺损的，可以先从周围正常的骨质表面开始翻瓣，翻瓣中注意层次正确。

（4）术区去骨开窗：定位一定要准确，尤其是邻牙牙根较接近者。必要时可以借助外科导航模板定位。骨窗大小以能完成根尖部位手术为宜。

（5）彻底搔刮根尖区病变组织：选择大小合适的刮匙或小骨膜剥离子，插入软组织和骨腔侧壁之间，灵活使用推、刮等动作，清除病变组织。如果病灶临近重要解剖组织，如上颌窦、重要血管及神经、鼻底等，需要注意甄别解剖结构，避免误伤。

（6）根尖切除：用反角手机配裂钻切除2～3mm根尖，可以去除90%以上的侧副根管。使断面形成朝向唇、颊面的斜面，便于操作，在显微外科条件下，斜面小于10°甚至垂直于牙根长轴亦可行。

（7）根尖倒预备：传统技术是用小号球钻预备根管末端，形成利于倒充填的窝洞。但受器械进路限制，很难预备成与牙长轴一致的理想Ⅰ类洞形，且容易导致牙体组织的过多损失甚至侧穿。目前理想的方法是用专用的超声倒预备工作尖，沿根管走向预备3mm，能更彻底地去除根管内容物和预备根管峡部，提高倒充填的质量。

（8）倒充填：目前最理想的倒充填材料是MTA、iRoot BP、玻璃离子粘固剂等。充填时止血非常重要，周围软组织的出血可用激光、电凝等方法止血，骨腔的出血可用明胶海绵或棉块加压止血。

（9）牙龈瓣复位与缝合：用大量生理盐水冲洗创腔和周围组织后，轻刮骨面让新鲜出血充满创腔，或填塞人工骨粉等填塞材料。黏骨膜瓣复位后，用湿棉卷轻轻挤压使其紧密贴合于骨面，对齐切口防止内卷，缝合。术后7天左右拆线。

六、显微根管治疗术

显微根管治疗术是应用口腔手术显微镜和显微器械进行根管治疗的方法。

【适应证】 理论上适用于所有根管治疗的操作，在复杂根管治疗中有很大帮助，如寻找遗漏、钙化根管，弯曲/C形根管的预备，根管内分离器械的取出，修补穿孔等。

【操作要求】

（1）熟练显微镜下手眼配合操作，第一次操作前应做充分的训练。

（2）严格遵守工作体位，掌握瞳距调节方法。

（3）操作轻柔，勿过度切削牙体。

【要点提示】

（1）调整术者座椅与患者椅位高度使术者感到操作舒适。

（2）调整工作体位：术者在患者的11～12点的位置，术者大腿和前臂均与地面平行，双足均匀受力，腰背挺直，双眼注视目镜。

（3）调节瞳距和工作距离

1）将两侧目镜屈光度环调至"0"读数。

2）将物镜调至其焦距范围的中间值。

3）显微镜调至最高放大倍率，垂直向移动视野直至目标观察部位呈现最清晰的图像，获得此时焦距。

4）保持显微镜位置不变，调至最低放大倍率，分别调节左右侧屈光度环，直至双眼均能看到清晰图像。

5）记录瞳距数值以备下次使用。

（4）调整显微镜的位置使口镜反射的椅位灯光对准待治疗的牙齿并能进入操作部位。

（5）调节光源强度。

（6）在低放大倍数下确定视野，通常为×1；欲放大视野中观察对象，通常调节至×4。微调至视野清晰。

七、根管再治疗

【适应证】 适用于根管治疗完成后长时间存在疼痛等不适，配合影像学检查确认有遗漏根管、欠填、侧穿、根尖偏移、器械分离、继发内吸收等的患牙。牙周和根尖周骨质破坏严重、患牙松动度大或折裂、已有根管桩预计取出后牙体受损严重而无法保留者、根充材料无法取出者不宜行根管再治疗。

【操作要求】

（1）术前拍摄锥形线束CT，评估患牙根管解剖形态和治疗情况以及再治疗的预后。

（2）若存在冠桥，以去除为佳。无论是何种材质，在其上开洞行根管治疗后，因充填材料与冠修复材料无法彻底密封，存在微渗漏并继发感染的风险。

（3）改正原有治疗缺陷，必要时应有根尖手术的准备。

【要点提示】

（1）去除髓腔内充填物：去除冠桥修复体，有助于观察牙体有无继发龋等病变，也便于准确判断牙体长轴的方向。若修复体暂时不便去除，则应保证开髓孔大小能充分暴露所有根管口。彻底清理牙体和髓腔内充填物，若牙体存在缺损或缝隙、继发龋，则应一并去除。

（2）去除根管桩

1）首先去除髓腔内桩核材料，避免伤及根管桩。从窝洞边缘开始逐层向根管桩推进，最后用超声器械将根管桩周围和髓室底残存的材料清除干净。

2）取桩前先评估残存牙本质厚度。采用超声取桩时，应注意有水操作，并且能够到达工作尖的末端。若取桩时间超过10分钟，需停下冷却2分钟。

（3）探查遗漏根管

1）显微镜超声技术：多根牙的髓室底凹陷最深的部位常为根管口；髓室黑线末端常为根管口；显微镜下可观察到钙化根管口或继发牙本质呈白垩色，利用超声工作尖将其去除，可暴露髓室底黑线。

2）染色法：将染料滴入髓室后用清水冲洗并干燥髓室，遗漏根管的根管口常会有染料残留。

3）发泡试验：髓室清洁后，滴入次氯酸钠溶液，等待数分钟，遗漏根管口处可见有小气泡冒出。

（4）去除根管内牙胶及充填物：用iRooT BP材料充填的根管很难取出原充填材料。

处置充填不致密根管的方法：①选择合适大小的H锉或K锉顺着根管壁做1/4圈的顺时针旋转深入，使锉刃与牙胶嵌合，然后提拉取出牙胶。②使用镍钛旋转器械逐步深入，分段取出牙胶。③选择超声治疗仪配15号锉针在水冷却下低功率振动，利用振动和冲洗作用将牙胶振松后冲洗出来。

处理充填致密的根管可先利用加热或溶剂软化牙胶，然后器械进入材料内分段逐步去除牙胶。

（5）根管再预备：首选冠向预备方法，配合大量的次氯酸钠冲洗；对根管的化学消毒先用17% EDTA全工作长度冲洗，超声振荡10～20秒；再用1.5%～2.5%次氯酸钠或者2%氯己定溶液冲洗（两者不可混用），超声振荡20秒，重复2次。

（6）封药：用螺旋针将氢氧化钙糊剂输送入根管内，对怀疑根管内感染或根尖病变较严重者可加用氯己定调拌氢氧化钙糊剂封药。

八、橡皮障隔离技术

橡皮障隔离技术是使用橡皮布隔离牙齿，目的是防止口腔操作中的唾液污染，保护患者软组织免受器械、药物、冲洗液等造成的意外损伤，防止患者误吞误吸，防止医患交叉感染，保持术区视野清晰，提高操作效率等，是目前最有效的隔离方法。但使用橡皮障隔离技术，患者全程需要保持张口，没有休息的间隙，对有关节症状的患者应注意；部分患者会感觉不适，对橡胶制品过敏者不宜使用。

【适应证】 根管治疗、漂白治疗、渗透树脂充填治疗、前牙美学修复、牙体充填治疗等需要隔湿的操作。

【器械器材】 橡皮障、打孔器、打孔定位板、橡皮障夹、橡皮障夹钳、橡皮障面弓、牙线、楔线、剪刀、润滑剂。

【操作步骤】

（1）准备工作：检查确定局部软硬组织，不会因增生牙龈、牙结石、充填体悬突等产生不良影响，对邻面缺损大的牙体应先完成假壁的制作。

（2）橡皮障的选择：通常选择中厚型橡皮障，若考虑手术视野对比度，可考虑深色橡皮障。

（3）打孔：为了便于定位，橡皮障暗面朝上，在右上角（患者左侧）打一个确认孔。根据患牙牙位，通过打孔器比照打孔定位板在橡皮障上打出相应牙齿大小的孔。预成式橡皮障无须打孔，在牙列对应位置剪出穿孔即可。

（4）涂布润滑剂：在橡皮障的组织面及孔周区域涂布水溶性润滑剂，以便橡皮障就位。可在患者嘴唇（尤其是口角处）涂抹凡士林/可可脂，以减少机械刺激造成的损伤。

（5）橡皮障及橡皮障夹就位。

1）前牙区和前磨牙区：多采取橡皮障优先法，即先将橡皮障就位，再安装橡皮障夹。撑开橡皮障后自远中向近中逐个套入牙齿并推向牙颈部，邻面可使用牙线辅助就位。再使用合适的前牙和/或前磨牙的橡皮障夹固定就位。前牙可考虑使用楔线固定。

2）磨牙区：多采用"翼法"，即将橡皮障位于最远端的孔套在橡皮障夹的翼部，将两者同时置于目标牙上。利用翼部先撑开橡皮孔，橡皮障夹钳从橡皮障上方夹住橡皮障夹，将其就位于目标牙上，最终将橡皮障夹翼部的橡皮障推至橡皮障夹龈方即可。确认橡皮障位置正确、固位良好，确保操作时患者不闭口，具有理想的视野和操作入路。

> Tip：在橡皮障夹就位时应该注意保护牙龈，夹的弓部位于目标牙的远中。先放夹的腭侧夹口并保持与牙齿的接触，然后将颊侧夹口就位，达到夹与牙的4点接触。橡皮障就位时轻轻拉伸橡皮障，将打好的孔通过相邻牙的牙尖或切嵴滑入邻接触区，使橡皮障紧紧包裹牙颈部。

（6）铺放橡皮障面巾。

（7）安装橡皮障面弓：使用橡皮障面弓做好橡皮障口外的固定和支撑，尽可能减少褶皱以提供良好的视野和操作入路。避免橡皮障遮挡鼻孔影响呼吸。

（8）操作过程中口腔内和隔离区均需要使用吸唾管吸引

液体。

（9）拆除。

1）单颗牙：用橡皮障夹钳一同去下橡皮障夹和橡皮障即可；

2）多颗牙：从唇、颊侧拉伸橡皮障，将手指放在口腔软组织和橡皮障之间，保护口腔组织，剪断邻面橡皮障然后一并取出，并去除残存的橡皮障碎片。

（张雪峰　王诗达　郑庆华）

第五章　牙　周　科

第一节 口腔治疗相关牙周健康考量

牙周组织是口腔的重要组成部分,是牙齿能稳固于口腔内并行使功能的基础。第四次全国口腔健康流行病学调查报告显示,目前我国成年人牙龈炎和牙周炎的患病率居高不下,牙周病是成年人失牙的最主要原因。牙周病的存在及失控,不仅可直接危害患者口腔健康和功能,并可能导致或加重其他系统器官的病症。因此,患者就诊时,无论是哪个专业的疾病,接诊医师都应充分重视对牙周健康状况的检查,对可能存在的牙周病损进行评估,并制订应对策略和具体方法,以保证天然牙及修复体的稳定及功能等。

一、牙周基本情况的检查评估建议(非牙周专业医师适用)

2020年,中华口腔医学会制定并发布了《牙周基本检查评估规范》(T/CHSA 002-2020),可作为口腔医师日常工作中对牙周检查的参考。本部分论述仅适用于非牙周专业医师。牙周专业医师牙周检查相关内容详见本章第二节。

1. 病史询问并记录 询问并记录现病史、既往史、家族史、用药史和全身系统性疾病状况。

2. 牙周基本检查

(1)检查牙位:主诉牙必须检查,指数牙或全口牙由接诊医师确定选择性检查。

1)主诉牙:即患者本次就诊主诉涉及的牙。

2)指数牙:整个口腔分为6个区段,每个区段至少选1颗功能牙,区段内所选取的功能牙有缺失时以邻牙替代。如整个区段已无功能牙则省略。

3)全口牙:如有必要(如复杂活动义齿修复),则需要检查口腔内所有存留牙。

(2)检查项目

1)必查项目:主诉牙位的口腔卫生情况、牙龈色形质、牙松动度、探诊出血情况、探诊深度,记录检查的最高值。

2)选查项目:根据实际诊疗需要,可以进一步检查和记录目标牙(主诉牙、指数牙或全口牙)的根分叉病变、附着丧失等情况。

(3)记录:可自行设计规范化病历或表格记录牙周情况,中华口腔医学会制定的团体标准附有牙周记录表格可供参考(图5-1-1)。

非牙周专业医师牙周检查记录表（主诉牙）

姓名______ 性别_____ 年龄 _____ 病历号 _______ X线片号_______

检查日期：_____年__月__日

菌斑																		
牙石																		
松动度																		
角化龈宽度																		
根分叉病变																		上颌
BOP（探诊出血）	B																	
	L																	
PD（探诊深度）	B																	
	L																	
牙位		8	7	6	5	4	3	2	1	1	2	3	4	5	6	7	8	
PD（探诊深度）	L																	
	B																	
BOP（探诊出血）	L																	
	B																	
根分叉病变		—	—	—											—	—	—	下颌
角化龈宽度																		
松动度																		
牙石																		
菌斑																		

特殊病史：

其他：

影像检查：

诊断：

备注：1. 可仅记录主诉牙位。

2. 可仅记录主诉牙位的检测最高值。

图 5-1-1　非牙周专业医师牙周检查记录表

（资料来源：T/CHSA 002-2020）

二、专科相关检查

1. 咬合检查　在牙体和牙列修复，尤其是功能修复中，一定要重视咬合检查。包括咬合关系及相关因素、牙齿松动度、冠及根面龋、固定修复体及义齿的密合状况等。

2. 种植体及其周围组织的检查　包括种植体周围牙龈的色泽和质地、菌斑、探诊深度、探诊出血情况、修复体和基台的情况、种植体的稳定性、咬合关系等，以及有无疾病，如疼痛和溢脓等。

3. **检查** 外科将拔除牙的邻牙和对𬌗牙牙周情况，评估拔牙可能的影响以便制订随访策略

4. **X线检查** 应按照不同患者的病情及诊断需要，更新X线检查记录，以便评估牙齿、牙周组织以及种植体等的状况，及时发现并记录异常状况和病变。

三、处置策略

1. **重视医患沟通** 告知患者目前的口腔状况及治疗计划，并鼓励患者增强保持牙周健康的信心和长期维护的决心。如有需要，还应进行多学科的咨询和会诊。

（1）指导患者改变不良的口腔卫生行为，控制有关的牙周危险因素（如吸烟、全身相关疾病、紧张及营养不均衡等）。

（2）复诊患者菌斑控制的评估和宣教：对患者口腔卫生习惯进行了解，如刷牙方法和牙线等邻间隙清洁器具的使用及对菌斑控制情况的评估，并结合专业和主诉疾病进行针对性的健康宣教。

（3）牙周维护周期：对多数患者来说，基础牙周维护间隔期可为6～12个月；对多数牙周炎患者，复诊间隔期不应超过6个月；牙周炎加重或复发者，应中断维护治疗，重新进入治疗程序。

2. **必要的治疗**

（1）清除龈上和龈下菌斑、牙石；对口腔卫生良好的患者，也可进行预防性洁治。

（2）如有需要，应进行适当的调𬌗。

（3）如有需要，全身或局部辅助使用抗生素。

（4）如有需要，治疗牙本质敏感症。

（5）某些患者，如正畸治疗中的患者，应持续关注口腔卫生状况和牙周的变化，必要时应加大基础维护的力度。

（6）接受种植修复的患者洁牙时应注意避免损伤种植体。

3. **医源性菌斑生成的预防及处理** 见表5-1-1。口腔治疗中或修复完成后，可能改变局部卫生状况，导致菌斑的堆积和牙周状况的恶化，在治疗和随访中应予以重视。

表5-1-1　医源性菌斑生成的因素及对策

医源性菌斑生成的因素	对策
充填体悬突	①早期发现并消除：采用触感灵敏的工具（如精细的探针）和X线检查结合进行检查。②如果悬突小且易于操作，可选择简单易行的方法，如磨除悬突或修整修复体边缘。③如果修复体有很大缺陷，并存在继发龋，在修整时难以操作，应更换修复体
修复体的设计	①修复体边缘尽量平龈或位于龈上，只有在影响美观的部位才考虑位于龈下。尽量使用金属支架或基托而少使用树脂基托。②恢复良好的修复体外形，修复体表面应高度抛光。③扩大外展隙，调磨边缘嵴，建立修复体与邻近的修复体或邻牙的良好接触关系。④加强口腔卫生指导
修复体材料	精细抛光的烤瓷、黄金、银汞合金等对牙龈的刺激小于硅粘固粉、树脂充填材料等
正畸治疗	选择大小、规格合适的矫治器，必要时可采用冠延长术；施加矫正力时大小应妥当。加强健康宣教，形成良好的菌斑控制，必要时给予牙周基础维护

（杨　禾）

第二节 常见疾病

一、菌斑性龈炎

【主要表现】

（1）症状：病史较长，症状较轻。刷牙或咬物时牙龈出血，一般无自发性出血；偶有牙龈局部痒、胀、不适、口臭等症状。

（2）牙龈色泽：鲜红或暗红。

（3）牙龈外形：龈缘和乳头组织水肿圆钝，失去扇贝状边缘和表面点彩，牙龈冠向和颊舌向肿胀形成假袋。

（4）牙龈质地：松软，水肿。

（5）龈沟深度：一般不超过3mm，有时由于牙龈的炎性肿胀龈沟深度可超过3mm。

（6）出血倾向：探诊后出血，刷牙时出血。

（7）龈沟液量：增多，有时可出现龈沟溢脓现象。

【鉴别诊断】 牙龈炎必须与早期牙周炎进行鉴别，虽然两者都有龈乳头和龈缘的充血肿胀，但牙龈炎没有附着丧失，探诊仅及假性牙周袋；而早期牙周炎即有附着丧失，并能探及真性牙周袋，X线检查可见牙槽嵴顶的水平吸收或牙周膜增宽、牙周骨硬板消失。牙龈炎经治疗后龈乳头和龈缘色泽形态可恢复正常，牙周炎控制后病变静止但附着丧失和骨吸收难以恢复。

另外，白血病、艾滋病等疾病临床上可表现出牙龈炎的类似症状和体征，需要注意鉴别以免贻误，见表5-2-1。

表5-2-1 菌斑性龈炎与常见牙龈疾病的鉴别

	菌斑性龈炎	白血病性龈炎	急性坏死溃疡性龈炎	艾滋病相关性龈炎
病程	多慢性，偶有急性发作	急性或近期加重，常规抗感染处理后效果不佳	发病急、进展快，多在数天内急剧进展	慢性病程

	菌斑性龈炎	白血病性龈炎	急性坏死溃疡性龈炎	艾滋病相关性龈炎
牙龈表现	牙龈充血、水肿，形成假性牙周袋，以龈乳头处为重。质地松软，表现为凹陷性水肿	牙龈暗红或苍白，牙龈肿大，组织松软脆弱或中等硬度，或伴有坏死。红肿范围较大，可累积附着龈	以下前牙多见。牙龈暗红或绛紫色。从龈乳头顶部开始的累积整个龈乳头和边缘龈的坏死性溃疡，表面覆有灰白色污秽的坏死物	游离龈缘明显火红线状充血，充血带宽2～3mm，在附着龈上可呈瘀斑状。牙龈红肿常与局部菌斑堆积程度不匹配
出血倾向	探诊或刷牙后出血，一般无自发性出血	多为自发性出血，可伴全身其他部位出血	极易出血，有较严重的自发性出血	刷牙出血或自发性出血
伴随症状	除急性期外无疼痛等症状，全身无异常	贫血，全身衰弱	特殊的腐败性口臭，疼痛明显	可见伴有毛状白斑、白念珠菌感染、复发溃疡、卡波西肉瘤等疾病
辅助检查	血常规无明显异常表现	血象检查白细胞计数明显增多并有幼稚白细胞	细菌学涂片检查可见大量梭形杆菌和螺旋体	血清学检查HIV抗体阳性

【辅助检查】

（1）X线检查：无牙槽骨吸收破坏。

（2）血常规检查白细胞计数及分类、血细胞性状无异常。必要时应排查HIV感染。

【治疗要点】 局部治疗为主，通过消除致病因素即可恢复牙龈的健康，患者日常维护意识和能力较为重要。一般不需要全身用药。

（1）消除致病因素：清洁牙面，去除龈上、龈下菌斑和牙石。

（2）局部用药：洁牙后，常规以1% ～ 3%过氧化氢液和氯己定液冲洗龈沟，并在袋内涂布消炎收敛药物碘甘油、复方碘制剂等。急性期和传统机械方法清除菌斑不能完全有效的患者可单独使用或连续治疗3天。

（3）排查和去除导致菌斑滞留的其他因素，如充填龋损、去除修复体悬突，调磨过突的全冠外形，重做边缘不密合、邻牙接触不良的全冠及义齿，严重的牙列不齐应正畸治疗予以纠正。

（4）对患者进行口腔健康教育及个性化的口腔卫生指导。

（5）定期进行复查和维护（每6～12个月一次）。

二、妊娠期龈炎

【主要表现】

（1）妊娠前多有不同程度的菌斑性龈炎或牙周炎。妊娠期加重，若导致增生可随妊娠期进展而逐步加重。增生严重时可影响咬合。

（2）一般无疼痛，严重时龈缘可有溃疡和假膜形成，有轻微疼痛和自发性出血。

（3）全口牙均可累及，但在清洁不佳的牙位为重，前牙区和阻生第三磨牙处为重。

（4）龈乳头和附着龈呈鲜红色，松软而发亮，牙龈肿胀、肥大，有龈袋形成，轻探即易出血。

【治疗要点】

（1）高度重视口腔健康教育，着重强调自我口腔健康维护的重要性，并根据每个患者的个人卫生习惯进行针对性的指导。

（2）在妊娠期的任何时候均可做基础的牙周维护治疗和牙周急诊处理，仔细去除局部刺激因素。局部可用1%过氧化氢溶液和生理盐水交替冲洗，加强漱口。

（3）慎用抗生素和其他药物，局部不使用或少使用碘制剂。

（4）手术治疗：尽可能将牙周手术延至分娩后，如确实病情需要，也应避开妊娠早期和晚期，安排在妊娠4～6个月进行。如一些体积较大的妊娠期龈瘤，已妨碍进食，可根据情况酌情切除，手术宜选用局部麻醉而不用全身麻醉或辅助麻醉，慎用含肾上腺素的局部麻醉药，可选用利多卡因行局部麻醉。必要时请妇产科医师会诊。

三、药物性牙龈增生

【主要表现】

（1）多有基础牙周或牙龈炎，患者有相关用药史（如苯妥英钠、硝苯地平等），且牙龈增生开始于服药后1～6个月，一般无自觉症状、无疼痛。

（2）增生一般发生于菌斑控制不佳的位置。起始于龈乳头和边缘龈，呈小球状突起。随着病情进展，增生范围逐步扩大，龈乳头彼此相连，盖住部分牙面，严重时可波及附着龈。

（3）牙龈过度增生，影响口腔卫生，可合并不同程度的炎症。

（4）牙龈质地坚韧，弹性下降，呈淡粉红色，无继发炎症则不易出血。

【鉴别诊断】见表5-2-2。

表5-2-2　药物性牙龈增生与肥大性龈炎的鉴别诊断

	药物性牙龈增生	肥大性龈炎
病因	菌斑、牙石和药物（如苯妥英钠、硝苯地平等）	菌斑、牙石
病理	细胞增生	炎性水肿
牙龈颜色	淡红或粉红	深红或暗红
出血	不易	易
牙龈形态	质硬、分叶状、波及全口	光滑、发亮、松软
预后	不易消退，易复发	易根治

【治疗要点】药物性牙龈增生的病理基础是局部菌斑控制不佳与药物作用叠加所致，故治疗应从局部菌斑控制和药物调整两方面着手。

（1）基础牙周维护是临床首要实施的措施，也是后续诊疗的基本保证。

（2）相关专科会诊，能更换用药的尽量更换。

（3）在改善口腔卫生状况和控制炎症后，可视情况进行局部处理。增生程度不重者，以维护、控制为主。对严重增生影响进食和局部卫生保持者，可在原发疾病控制平稳的情况下，考虑牙周手术修整。

四、慢性牙周炎

【主要表现】

（1）疾病逐渐发展，可持续数十年。牙龈部位反复肿痛，易出血，严重者可继发牙髓炎。牙齿逐渐松动、咀嚼无力。多伴有口臭。

（2）牙龈颜色：鲜红或暗红，质地松软，表面光亮，点彩消失，探诊易出血。

（3）口腔卫生状况不佳，可见菌斑和龈上、龈下结石。可探及牙周袋形成，易出血，有时有脓液溢出，窄而深的牙周袋可表现为牙周脓肿。发展到中、重度，牙齿出现明显松动并逐渐加重（表5-2-3）。

表 5-2-3 慢性牙周炎的分类

分类	牙龈炎症	牙周袋深度	附着丧失	牙槽骨吸收（X线检查）	伴随症状
轻度慢性牙周炎	牙龈有炎症和探诊出血	≤4mm	1～2mm	≤根长1/3	可有口臭
中度慢性牙周炎	牙龈有炎症和探诊出血，也可有脓肿	≤6mm	3～4mm	>根长1/3，≤根长1/2	口臭、牙松动、根分叉区可有轻度病变
重度慢性牙周炎	牙龈炎症较明显或可发生牙周脓肿	>6mm	≥5mm	>根长1/2	根分叉区病变，牙明显松动，口臭

（4）附着丧失：能从牙周袋内探到釉质牙骨质界，或已暴露于口腔。

（5）发展到后期，可见牙龈退缩、牙颈部乃至牙根暴露。

（6）X线检查可见牙槽骨水平型或垂直型骨吸收。

【辅助检查】

（1）血常规及凝血功能、免疫、生化和传染病筛查，用以排查血液系统疾病和其他严重系统性疾病。

（2）X线检查：个别牙的牙周炎可拍牙片，涉及多个牙或全口牙者可拍全口牙片或全景片。怀疑有其他颌骨病变者应摄全景片。需要了解更为详尽的三维图像以明确病情者可行锥形线束CT检查。无论用何种检查，牙槽骨的垂直型或水平型骨吸收均是牙周炎诊断的重要依据。

（3）口腔卫生状况评估时可结合染色检查和牙周内镜等技术。

【治疗要点】

（1）清除局部致病因素

1）口腔卫生宣教，重点在菌斑控制的重要性和具体方法。

2）基础牙周治疗：彻底清除龈上、龈下牙石和菌斑，平整根面。

3）拔除患牙：对于牙槽骨吸收严重、过于松动的患牙，应尽早拔除。

4）牙周袋及根面的局部药物处理，如复方碘液、米诺环素等。

（2）建立平衡的𬌗关系，必要时应行调𬌗、松牙固定或咬合板治疗。

（3）排查和控制全身系统性疾病，如糖尿病、贫血和消化道疾病等，规劝患者戒烟。

（4）全身用药：对于急性炎症者、重症患者、基础和常规治疗反应不佳者、某些全身性疾病患者牙周治疗前后，可辅助给予抗菌药物。

（5）牙周手术：基础治疗后 4～6 周复查，若仍有 5mm 以上的牙周袋，且探诊后仍有出血，应考虑进行手术。

（6）维护期牙周支持疗法，定期复查，定期基础牙周维护。

五、侵袭性牙周炎

侵袭性牙周炎是一类快速进展的牙周炎，其临床表现和实验室检查结果与慢性牙周炎有明显区别。根据波及范围分为广泛性和局限性两型。患者多无严重系统性疾病，但常有家族聚集现象，可能与遗传因素有关。主要致病菌是伴放线放线杆菌（伴放线嗜血杆菌），患者免疫功能方面有不同程度的异常，表现为白细胞功能缺陷。吸烟可加重侵袭性牙周炎的病情。

【主要表现】

（1）起病年龄较轻，多在 35 岁以下，年龄与牙周破坏程度不相称。

（2）附着丧失和牙槽骨吸收的进展非常快，常早期出现牙齿的松动脱落。

（3）菌斑、牙石等牙周刺激物并不多，与牙周组织的破坏程度不匹配。

（4）邻面附着丧失是主要临床体征之一。局限型者至少出现在 2 个牙位，其中一个为第一磨牙，切牙也常受累。广泛型者则累及全口多数牙，侵犯第一磨牙和切牙以外的牙数在 3 颗以上。

（5）侵袭性牙周炎患者一般全身健康，无严重的系统性疾病。

多数患者对常规治疗如刮治和全身药物治疗有明显的疗效，但也有少数患者经任何治疗都效果不佳，病情迅速加重直至牙齿丧失。

【辅助检查】

（1）X 线检查可见明显的水平型和垂直型的牙周骨质吸收。局限型者，第一磨牙的邻面常可见垂直型骨吸收，呈典型的"弧形吸收"；在切牙区多为水平型骨吸收。广泛型者则表现为累及多数牙的严重的骨质吸收。

（2）有条件者可查外周血中性粒细胞和单核细胞的趋化、吞噬功能，部分患者有中性粒细胞和/或单核细胞的功能缺陷，或血清中对伴放线放线杆菌糖蛋白的 IgG2 抗体水平较低。

（3）有条件者可进行微生物学检查，主要病菌为伴放线放线杆菌、牙龈卟啉单胞菌。

【诊断】

年轻患者（35岁以下）快速进展的重度牙周破坏应警惕侵袭性牙周炎的可能，同时结合全面的牙周检查和X线检查，基本可明确。确诊前应先排除一些明显的局部和全身因素：

（1）是否有严重的牙排列不齐或其他咬合创伤，加速了牙周炎的病程。

（2）是否曾接受过不正规的正畸治疗，或在正畸治疗前未认真治疗已存在的牙周病。

（3）有无食物嵌塞、邻面龋、牙髓及根尖周病、不良修复体等局部因素，加重了菌斑堆积和快速的骨吸收及附着丧失。

（4）有无严重的全身疾病，如未经控制的糖尿病、HIV感染等。

【鉴别诊断】 见表5-2-4。

表5-2-4 局限型侵袭性牙周炎及广泛型侵袭性牙周炎、
慢性牙周炎的鉴别

	局限型侵袭性牙周炎	广泛型侵袭性牙周炎	慢性牙周炎
发病年龄	通常在青春期前后发病	通常发生于35岁以下者，但也有拖延至更大年龄就诊者	多见于成人，多在中老年后就诊
病程	快速进展，比慢性牙周炎快3~4倍	进展较快，呈明显的阵发性加速	缓慢到中等速度进展
口腔卫生情况	牙周组织破坏程度与局部刺激物的量不成比例	不定，有时一致	菌斑、牙石数量与破坏程度一致
龈下牙石	较少龈下牙石甚至不能查及	可有或无	有且明显
好发牙位	局限于第一恒磨牙或切牙，其他牙不超过2颗	除切牙和第一磨牙以外的恒牙至少3颗	病变分布不定，无固定类型
牙槽骨吸收	第一磨牙的近远中牙槽骨有垂直型吸收，呈典型的"弧形吸收"；切牙区多为水平型骨吸收	有严重而快速的牙槽骨吸收	吸收程度不一，呈水平型或垂直型
家族聚集性	明显	明显	不明显

【治疗要点】

1. 针对性宣教 因侵袭性牙周炎在35岁以后病情常有一

定自限性，故健康宣教时应说明，并以此鼓励患者积极参与治疗。

2. 早期治疗，防止复发 侵袭性牙周炎可导致早期失牙，故治疗原则是早期积极控制病情，治疗原则基本同慢性牙周炎，尽可能多保存患牙。

（1）完善、彻底的洁治、刮治和根面平整等基础治疗，基础治疗在多数患者有较好的疗效，治疗后病变可转入静止期。

（2）定期复诊：开始时每1～2个月一次，半年后若病情稳定可逐渐延长。

（3）必要时行牙周手术：松动患牙应谨慎拔除，可通过牙周手术控制病情。

3. 抗菌药物治疗

（1）全身用药：围手术期合并使用阿莫西林和硝基咪唑类药物。

（2）局部用药：在根面平整后可在深牙周袋内放置缓释的抗菌制剂如甲硝唑凝胶、盐酸米诺环素糊剂、氯己定凝胶等。

4. 免疫调节 规律起居、适当锻炼有助于改善免疫状态，吸烟是侵袭性牙周炎的重要影响因素，应规劝戒烟。中药应根据患者个体情况辨证用药，常以补肾固齿为主。

5. 综合治疗 对侵袭性牙周炎患者口内其他疾病应积极控制，如龋病治疗和必要的修复治疗，并在治疗中注意对牙周的保护。对有牙移位而病情控制较好的患者，可配合用正畸方法将移位的牙复位排齐，但正畸过程中务必加强菌斑控制和牙周病情的监控，正畸加力宜轻缓。

六、牙周牙髓联合病变

牙周牙髓联合病变是指牙髓和根尖周炎症发展导致牙周破坏或牙周病变引起的牙髓逆行感染，有时两种疾病可同时发展。具体临床分型参见表5-2-5。

表5-2-5 牙周牙髓联合病变的分型、病因及特点

分型	病因	临床特点
根尖周病变引起牙周病变	根尖周炎急性感染形成脓肿，脓液从牙周引流而破坏牙周组织；侧支根管、根管侧穿、髓底穿通等亦可引起牙周病变	牙髓无活力或活力降低，牙周袋和根分叉病变局限于个别牙，与根尖病变相连的牙周骨质破坏呈烧瓶形，即根尖区阴影向冠方扩散，近远中牙槽嵴高度几无损失，邻牙的牙周基本正常或破坏轻微

分型	病因	临床特点
牙周病变引起牙髓病变	深牙周袋内的细菌、毒素通过根尖孔或侧支根管进入牙髓，引起牙髓充血或发炎，称为逆行性牙髓炎。长期存在的牙周病变的慢性刺激可导致管内修复性牙本质形成，继而牙髓退行性变、钙化甚至坏死	典型的急性牙髓炎，患牙有深达根尖的牙周袋或牙龈退缩；慢性进展者可查及牙髓活力降低或坏死。牙龈有炎症，牙周袋有溢脓。X线片显示局部牙槽骨吸收，可以为水平、垂直吸收，甚至导致根分叉区、根尖区骨吸收
牙周病变与根尖周病变并存	二者可同时发生于同一牙位，各自为独立病变。当病变发展到严重阶段时，二者可互相融合和影响	患牙叩痛或明显不适，可探及牙周袋，牙龈肿胀、溢脓、探诊出血，甚至窦道形成、牙松动，有时可见牙槽骨角形吸收。严重者可有面部肿胀。

【治疗要点】

（1）由牙髓根尖病引起牙周病变的患牙，尽早进行彻底的根管治疗。病程短者，完善的牙髓治疗后，牙周病变可自然愈合。病程较长的患牙，在牙髓治疗的同时，即根管封药时即可进行牙周治疗，完善常规的洁治、刮治，平整根面，清除袋内感染物质，牙周袋局部冲洗上药，促使牙周组织尽早愈合。必要时行牙周翻瓣术。

（2）患牙有深牙周袋，牙体正常时，可根据患牙牙髓活力选择治疗方案。

1）牙髓活力正常者，先行彻底的牙周治疗。患牙冷热刺激敏感，患牙有早期牙髓充血症状者，可行洁治刮治后，袋内上甲硝唑凝胶或盐酸米诺环素软膏，局部敷以塞治剂，在控制袋内感染的同时，隔绝外界刺激达到安抚、镇痛牙髓的目的。

2）上述治疗无效并继续发展为牙髓炎者，或牙髓活力降低、牙周袋较深或已达根尖者，经彻底的牙周治疗症状控制有望保留患牙者，则行根管治疗。

3）已确诊牙髓炎或判断为死髓牙者，如牙周治疗预后不佳，可予拔除。若预计牙周治疗有效者，可同期行根管治疗及彻底的牙周治疗。

（3）牙周病变与牙髓病变并存，患牙能否保留，应以患牙牙周病变的程度及治疗的远期效果而定，患牙过于松动，感染不易控制时，应拔除患牙。可以保留者，行牙周序列治疗和根管治疗。

总之，应尽量查清病源，以确定治疗的主次，在不能确定的情况下，活髓牙先做系统的牙周治疗、调𬌗，若疗效不佳，再视情况行牙髓治疗。

七、根分叉病变

根分叉病变是指发生在多根牙根间中隔部，以骨质吸收、牙周附着丧失为特征的病变，可发生于上、下颌磨牙及上颌第一前磨牙。除了牙周病引起根分叉病变外，根分叉病还可继发于牙发育异常（如釉珠、副根管）、牙隐裂、牙髓根管疾病，或可以由冠修复后咬合负荷过大导致。

【主要表现】

（1）持续炎症：根分叉病变区易积存菌斑，常有明显的炎症或溢脓，当袋内渗出物引流不畅时，易发生急性牙周脓肿。

（2）牙髓活力变化：根分叉区菌斑中的毒素通过副根管可使一个或多个根管内的牙髓组织失去活力，故而有根分叉病变的牙均应进行牙髓活力测试，以判断患牙是否需要做牙髓治疗。

（3）牙周破坏一旦波及根分叉区，便可从临床上探查到根分叉。

（4）X线检查：可见根分叉区骨密度降低或骨质破坏。因为投照角度、组织影像重叠的原因，X线片所见的根分叉病变常比临床实际要轻。

（5）病变分度：Glickman将根分叉病变分为四度，用于指导治疗和判断预后。主要依据是临床探诊和X线检查结果。需注意的是，Ⅱ度和Ⅲ度病变靠临床探诊难以准确区分，一般的X线检查只能起辅助作用，需行锥形线束CT检查或在翻瓣术中确诊。

1）Ⅰ度：骨质吸收轻微，X线片上看不到改变。探针能从牙周袋内探及根分叉。

2）Ⅱ度：根分叉处有骨质吸收，X线片显示该处牙周膜增宽，骨密度降低。探针不仅能探及根分叉，而且可从水平方向不同程度地深入根分叉区。

3）Ⅲ度：牙根之间的牙槽骨完全吸收，形成"贯通性"病变，探针能水平通过根分叉区，X线片上可见根分叉区完全的透影区，但其仍被牙周袋壁覆盖而未直接暴露。

4）Ⅳ度：根间骨性间隔完全破坏，且牙龈退缩使病变的根分叉区直接暴露于口腔。X线片所见与Ⅲ度病变相似。

（6）探诊方法：用探针检测根分叉病变时需要注意，上颌磨牙的颊侧以及下颌磨牙的颊、舌侧根分叉一般较易探查，但上颌磨牙邻面的根分叉病变较难探测，可用弯探针从上颌磨牙的腭侧进入，分别探测近中腭分叉及远中腭分叉。但临床探诊难以准确区分Ⅱ度和Ⅲ度病变，需在翻瓣术中确诊，X线片只能起辅助作用。

1）上颌第一前磨牙为颊舌二根，所以根分叉病变的探查应该从近中和远中面进行。

2）上颌磨牙两颊侧根之间比较容易探查。邻面病变的检查则较困难，可用弯探针从上颌磨牙的腭侧进入，分别探测近中腭分叉及远中腭分叉。

3）下颌磨牙颊侧和舌侧均比较方便进入，病变情况易于探测。

【治疗要点】 根分叉病变的治疗原则：首先查明并消除病因，同时清除根分叉病变区内牙根面的牙石、菌斑，控制局部炎症，尽可能控制炎症；维护或创造一个有利于患者自我控制菌斑的局部解剖外形，防止或延缓病变加重或复发，维持患牙的基本功能；若根分叉区探及深达根尖的牙周袋且牙髓活力降低，应考虑做根管治疗；若确实无法控制炎症，则应拔除患牙，以为后续修复治疗创造条件。不同程度的根分叉病变治疗策略可参照图5-2-1。

（杨 禾 黄 萍）

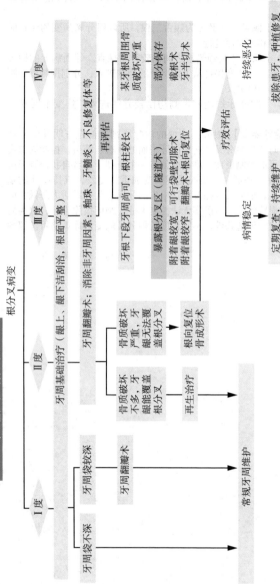

图 5-2-1 根分叉病变临床决策树

第五章 牙周科

第三节 诊疗常规

一、牙周诊疗器械

牙周诊疗器械根据工作端不同的设计特点分类。牙周非手术器械主要有检查评估器械和牙石去除器械。检查评估器械包括牙周探针和普通探针。牙石去除器械包括手用洁治器（镰形洁治器、锄形洁治器和磨光器）、龈下刮治器（通用性刮治器、Gracey刮治器等）以及超声洁牙机。

1. 普通探针 见图5-3-1。用于定位牙石，探查龋坏、脱矿、牙齿解剖特征或修复体边缘的位置或缺损情况，横截面为圆形，工作端长 $1 \sim 2mm$，较尖锐。探查牙结石时使用的是探针侧面最末端，而不是针尖。由于使用探针时触觉更灵敏，通常可用于在牙周治疗开始时定位龈下结石以及去除牙石后重新评估牙面。

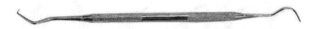

图5-3-1 普通口腔检查探针

2. 牙周探针 见图5-3-2。用于评估牙周组织的健康状况，工作端圆钝，不同类型的探针在弯曲角度和刻度间距上有所不同。

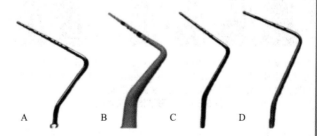

A.UNC-15探针，测长 $1 \sim 15mm$，每1mm均有刻度标记，每5mm有加粗的颜色标记；B.非金属探针，每1mm均有刻度标记，每5mm有加粗的颜色标记；C. Williams探针，刻度标记分别为1、2、3、5、7、8、9、10mm；D.WHO(CPITN)探针，尖端为0.5mm球状，刻度标记分别为3.5、5.5、8.5、11.5mm。

图5-3-2 常见牙周探针的比较

3. 牙周电子探针 见图5-3-3。佛罗里达探针是一种计算机辅助探针，提供15g恒定压力和0.2mm精度。与电脑连接，探诊

第五章 牙周科

过程可自定义为记录下列信息：牙周袋深度、附着水平、附着龈宽度、牙列情况、牙齿松动度、牙龈出血情况、根分叉病变、菌斑分布等反映牙周疾病程度及预后的指标。

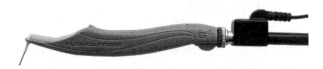

图5-3-3　佛罗里达探针工作头

4. 镰形洁治器　见图5-3-4。工作端的外形如镰刀，刀口的横断面为等腰三角形，使用的有效刀刃是镰刀前端的两侧刃口。适用于刮除牙齿各个面（包括邻面）的菌斑及牙石，较细的尖端亦可伸进牙周袋内，刮除较浅的龈下牙石。

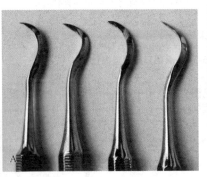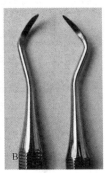

A.前牙镰形器：工作端与柄呈直角形或大弯形，其工作端与柄成直线，可以去除唇（颊）、舌面大块牙石；B.后牙镰形器：工作头颈部呈现两个角度，左右对称，方向相反，适用于去除后牙邻面牙石。

图5-3-4　镰形洁治器工作头

5. 锄形洁治器　见图5-3-5。工作头外形如锄，左右成对，刃口一端成锐角，使用时锐角朝龈方，可进入龈沟内，用整个刃口刮除光滑面上的龈上牙石及浅层龈下牙石，前后牙通用。

6. 磨光器　洁治后牙面并不光滑，常有刻痕并遗留色素和细小牙石，需用磨光器将牙面打磨光滑，延迟菌斑的再附着。常用的牙面抛光设备有橡皮杯、矽离子及喷砂设备。

7. 刮治器　用于去除龈上和龈下牙石。刮治器的工作端背部及尖端圆钝，截面为半圆形。匙形刮治器是龈下刮治的主要工具，有通用刮治器和专用刮治器，最常用的专用刮治器为Gracey

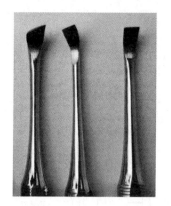

图5-3-5 锄形洁治器工作头

刮治器（图5-3-6），常用四支为 G 5/6（适用于前牙及尖牙）、G 7/8（适用于前磨牙及磨牙的颊舌面）、G 11/12（适用于前磨牙及磨牙的近中面）、G 13/14（适用于前磨牙及磨牙的远中面）。通用刮治器和 Gracey 刮治器的比较见图5-3-7和表5-3-1。

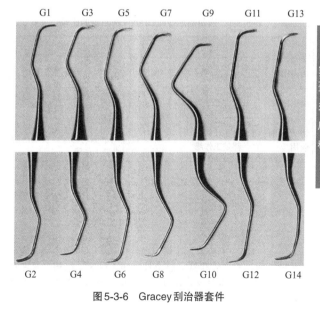

图5-3-6 Gracey 刮治器套件

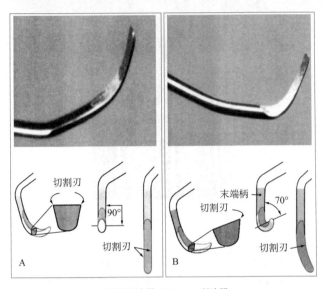

A.通用刮治器；B.Gracey刮治器。

图 5-3-7　通用刮治器和 Gracey 刮治器的比较

表 5-3-1　通用刮治器和 Gracey 刮治器的比较

	通用刮治器	Gracey刮治器
切刃角度	非偏位刃缘，刃面与器械颈部成90°	偏位刃缘，刃面与器械颈部成70°
应用区域	有前后牙之分，但每支适用于特定牙的各面	有牙位特异性，每支有特殊形态设计，适用于不同牙的不同牙面
切刃缘的应用	两侧切刃缘平行而直，都是工作缘	工作端的两个刃缘不平行，呈弯形。仅应用单侧切刃缘，长而凸的外侧切刃缘是工作缘

二、牙周检查

（一）收集病史

1. 全身病史　应着重了解出血性疾病、自身免疫病、内分泌系统疾病、心血管疾病、感染性疾病（肝炎、结核、艾滋病等）、用药史、过敏史及饮食习惯。妇女应询问月经史及妊娠情况等。

2. **口腔病史** 不仅局限于牙周炎，对修复治疗、牙体牙髓疾病、正畸治疗、关节和黏膜疾病以及外科手术史等均应概要了解，并着重关注义齿修复情况、拔牙史及拔牙原因、食物嵌塞的部位以及有无夜磨牙、吐舌等不良习惯等。

3. **牙周病史** 应了解起病时的情况、发病时间、可能的诱因、发病缓急等；主要症状的部位、范围、程度、阵发性或持续性、持续时间及缓解方法等；伴随症状；治疗经过及反应。家族史要询问家族中父母、兄弟姐妹的牙周病史情况，尤其是对发生在青春期前后的牙周炎、侵袭性牙周炎、牙龈纤维瘤病、21-三体综合征等患者应着重询问家族中有无相同症状者。

综合环境因素、社会因素、个体因素（包括生活方式、系统疾病、心理因素等），进行牙周病危险因素评估。

（二）基本检查项目

规范全面的牙周检查是牙周专业的基础内容，T/CHSA 002-2020《牙周基本检查评估规范》包括以下内容。

1. **口腔卫生情况** 根据菌斑和牙石的存在与牙面分布对口腔卫生状况进行评价，采用菌斑指数或简化牙石指数记录（表5-3-2）。局部如有明显的菌斑滞留因素，可一并记录。

表5-3-2　口腔卫生状况评价选用指数

分数	菌斑指数（PLI）	简化牙石指数（CI-S）
0	牙面无菌斑	龈上、龈下无牙石
1	牙颈部龈缘处有散在的点状菌斑	龈上牙石覆盖面积占牙面1/3以下
2	牙颈部连续窄带状菌斑宽度不超过1mm	龈上牙石覆盖面积在牙面1/3与2/3之间，或牙颈部有散在龈下牙石
3	牙颈部菌斑覆盖面积超过1mm，但小于牙面1/3	龈上牙石覆盖面积占牙面2/3或以上，或牙颈部有连续且厚的龈下牙石
4	菌斑覆盖面积至少占牙面1/3，但不超过2/3	
5	菌斑覆盖面积占牙面2/3或以上	

（1）检查牙位：16、21、24、41的唇（颊）面，36、44的舌面。

（2）检查方法：选择对菌斑或牙石进行检查并评分记录。菌斑检查使用染色法（2%碱性品红），根据牙面染色范围计分。若选用牙石指数，则以目测龈上结石结合探诊龈下结石方法，以最高分计分。

（3）菌斑滞留因素：有无牙体解剖异常、牙齿位置异常、错
𬌗畸形、充填体悬突、不良修复体或食物嵌塞等。

2. 牙龈情况　检查牙龈色泽、形态、质地、龈缘位置等
（表5-3-3），并进行相应记录。

表5-3-3　牙龈检查项目

检查项目	表现
牙龈颜色	正常为粉红色。红色加深提示有炎症
牙龈外形	正常是菲薄而紧贴牙面。炎症时牙龈肿胀，龈缘变厚，龈乳头圆钝或肥大
牙龈质地	正常为质地致密坚韧。炎症时牙龈松软缺乏弹性，增生时可变硬
牙龈退缩	位于釉质牙骨质界的（牙合）方。牙龈缘向根方退缩暴露出釉质牙骨质界甚至牙根面
牙龈表型	是龈缘下的牙龈厚度和形态。分薄龈型和厚龈型
角化龈宽度	是唇（颊）面龈缘至膜龈联合间的距离。记录中部测量值，美学考量增加记录龈乳头测量值

3. 牙周探诊

（1）探诊出血情况：用钝头牙周探针从颊、舌、近中、远中
轻探到袋底或龈沟底，取出探针后观察10～15秒，根据是否出
血记录为（＋）或（－）。

（2）探诊深度：探测龈沟或牙周袋的深度。

1）常规手动探诊检查：选择标准化牙周探针，放稳支点后，
平行于检测牙长轴的方向轻轻插到袋底，按颊、舌面的远中、中
央、近中测量，每个检测牙记录6个位点龈缘至袋底间的距离
数值。

2）根分叉探诊检查：检查能否水平探入磨牙根分叉区，记
录探入深度值或是否贯通（上颌磨牙建议用根分叉测量专用弯探
针从远中、近中和颊侧中央3个方向进行探查）。

（3）临床附着丧失（CAL）：测量探诊深度后，探针尖沿牙
根面退出，探寻釉质牙骨质界（CEJ）位置，记录CEJ到龈缘的
距离，将探诊深度减去该距离即为CAL。若两数相减为零或不
能探到CEJ，说明无CAL；若牙龈退缩使龈缘位于CEJ的根方，
则应将两个读数相加，得出CAL。每个检测牙记录6个位点的
CAL数值。

【探诊注意事项】

（1）要有稳定的支点，以免探针刺伤软组织；在龈沟或牙周

袋内轻触袋底。

（2）探诊力量要适当，过大会导致探诊深度失真并引起疼痛和损伤。应为手指关节用力，大小在20～25g。

（3）探测的位置和角度要正确，进针方向与牙长轴一致，并使探针末端1～2mm紧贴牙面；但在探诊邻面时，由于接触点的干扰，探针可顺接触点外侧向龈谷方向做一定程度的倾斜，以便探明有无凹坑状缺损及邻面牙周袋。

（4）以提插式方式移动探针，连续探诊间距约1mm。

（5）探诊应有一定的顺序：全口牙周探诊应按牙面的一定顺序完成，如先依次完成唇颊面，再完成舌腭侧面探诊；每个牙面探诊也应有一定的顺序，如从该牙面的远中→中央→近中，再进行下一牙面的探诊。

4. **牙松动度** 前牙用牙科镊夹住切缘，做唇舌方向摇动；在后牙，闭合镊子，用镊子尖端抵住𬌗面窝，向颊舌或近远中方向摇动。牙根的数目、粗壮程度、根分叉大小以及炎症程度都会影响牙齿的松动度，咬合创伤或急性炎症期，患牙的松动度增加。无松动无须记录，如有松动则按照表5-3-4记录。

表5-3-4　牙齿松动度的分度及标准

松动度	按松动幅度	按松动方向
Ⅰ度	松动幅度大于生理动度，但在1mm内	仅有唇（颊）舌（腭）方向松动
Ⅱ度	松动幅度在1～2mm	除唇（颊）舌（腭）方向松动外，还有近远中向松动
Ⅲ度	松动幅度大于2mm	在唇（颊）舌（腭）、近远中及牙垂直向均有松动

影响因素：牙根的数目、粗壮程度、根分叉大小以及炎症程度都影响牙齿的松动度；咬合创伤或急性炎症期，患牙的松动度增加。

（三）检查结果记录

检查结果的记录可以使用T/CHSA 002-2020的表格（图5-3-8），结合各自所在机构的要求和自身经验，可以做适当的调整。

姓名_____ 性别_____ 年龄_____ 病历号_____ X线片号_____

检查日期：_____年__月__日

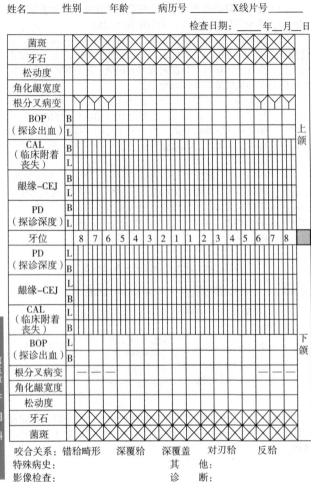

咬合关系：错殆畸形　　深覆殆　　深覆盖　　对刃殆　　反殆
特殊病史：　　　　　　　　　　　其　他：
影像检查：　　　　　　　　　　　诊　断：

图5-3-8　牙周专业医师牙周检查记录表

（资料来源：T/CHSA 002-2020）

（四）牙周病进阶检查

对确诊牙周病的患者，在制订治疗方案前还需要了解更为详尽的信息。

1. 牙周袋及跟分叉病变

（1）牙周袋情况：分布范围（单面袋、复合袋、复杂袋）、袋类型（骨上袋、骨下袋、凹状袋）等。

（2）袋内容物的性质：是否易出血、是否为化脓性（活动期）。

（3）根分叉区的情况：有无釉珠、根柱的长短、根分叉大小、牙根粗细、根分叉受累的情况等。

2. 早接触、𬌗干扰的检查

𬌗创伤是牙周炎发展的重要促进因素。因此，进行咬合关系检查并消除咬合创伤，对牙周疾病的康复非常重要。

（1）视诊：可初步确诊早接触点的部位，有早接触点的部位咬合时牙龈发白（血管受压，血液暂时挤出血管所致），个别牙出现牙龈退缩，局部可有龈裂或龈缘突出现。

（2）扪诊：检查者示指指腹轻按于该牙的唇（颊）面的颈 1/3部，嘱患者咬合，若手指感到震动或动度较大，提示该牙存在早接触。

（3）咬合辅助检查：利用器材辅助进行咬合关系检查。

1）咬蜡片：检查正中𬌗上的早接触。将厚度均匀的薄蜡烤软放在𬌗面，正中咬合后冷却取出，观察蜡片的咬合印记，早接触部位即印迹薄而透明或咬穿的部位。

2）咬合纸法：可用来检查各种咬合运动（正中𬌗、前伸𬌗、侧方𬌗）时的早接触点。擦干牙面，将咬合纸置于上下牙𬌗面之间，嘱做正中咬合运动，早接触点的部位牙齿着色较深，严重时可将咬合纸咬穿，在牙面留下中间白、周围着色重的印迹。做前伸𬌗或侧方𬌗检查时，先用一种颜色的咬合纸做正中𬌗，然后用另一种颜色的咬合纸做前伸𬌗或侧方𬌗，更便于检查𬌗干扰位点。

3）研究模型：对复杂而一次不易查清的创伤𬌗，可制备研究模型，将关系转移到𬌗架上做进一步检查分析。

3. 牙齿磨损　按Smith提出的咬合面磨损分度法可分为4度。①0度：牙釉质无磨耗，𬌗面/切缘形态完整。②1度：牙尖的牙釉质出现磨耗，牙本质未暴露。③2度：牙尖部的牙釉质消失，牙本质暴露并出现磨耗。④3度：牙尖已磨平，牙本质暴露，𬌗面失去原形，成平面。⑤4度：牙冠已磨损1/2或大于1/2，甚至髓腔暴露，而为继发性牙本质所充满，牙髓活力减低或消失。

4. 食物嵌塞　食物嵌塞对牙间隙软组织的机械压迫及其带来的清洁问题和菌斑滞留是促进牙周病进展的重要因素，故而食物嵌塞的诊断也是牙周检查的重要内容。一般结合病史、探诊和视诊进行确认。

（1）患者能明确指出嵌塞的牙位。

（2）用探针检查嵌塞部位有纤维性食物或食物碎屑。

（3）局部龈乳头有炎症表现，如果龈乳头退缩，多引起水平型食物嵌塞。

（4）边缘嵴磨耗或形成尖锐边缘嵴，邻面接触区增宽、外展隙变窄，对殆牙有充填式牙尖，牙齿移位或排列不齐等均可能导致食物嵌塞。

（5）邻面龋与食物嵌塞互为因果，几乎是同时存在的。

（6）用牙线检查邻面接触区，当接触区不紧时，牙线能毫无阻挡地通过邻面接触区，而运动性食物嵌塞在静止状态下表现为接触区紧密。

5. 影像学检查　根据病史、患者意愿、临床检查确定影像学检查范围，即主诉牙、区段牙或全口患牙。由接诊医师选择影像学检查类型，即牙片、曲面体层 X 线片或锥形线束 CT。观片内容如下：

（1）牙槽骨的吸收类型和程度

1）类型：水平型、垂直型、混合型、凹坑状。

2）程度：Ⅰ度吸收≤根长 1/3。Ⅱ度吸收＞根长 1/3 但≤根长 2/3。Ⅲ度吸收＞根长 2/3。

（2）牙槽嵴顶形态：有无变平、高度降低（正常时距釉牙骨质界 1～2mm，若＞2mm 则为异常）及骨质有无质地变化。

（3）牙槽骨硬板有无连续性中断及密度降低或升高（修复表现）。

（4）牙周膜间隙（0.15～0.38mm 为正常）有无增宽或缩小（骨增生、骨性粘连）。

（5）有无充填悬突、修复体边缘伸展情况及接触点情况。

（6）根分叉区骨质有无暗影及暗影大小。

（7）牙根的形态（吸收或膨大）及冠根比例（失调者可导致殆创伤），有无其他病理性改变。

6. 进阶辅助检查　除常规检查外，在牙周病的临床研究中还涉及其他的一些辅助检查，如使用牙周电子探针进行的探诊检查、数字减影血管造影检查、龈沟液检查、微生物学检查、白细胞功能检测和基因检测等。

三、牙周综合治疗设计和考量

【原则】

（1）注重长期疗效，而不是短期内某些症状的消失或改善。

（2）注重患者整体牙列病情的稳定以及功能。

（3）满足患者的美观要求，不只着眼于追求个别患牙的保留和保存牙的数目。

【目标】

（1）有效清除和控制菌斑及其他局部致病因子。

（2）消除炎症及其所导致的疼痛、出血等症状。

（3）阻断牙周支持组织的破坏，促使组织不同程度的修复和再生。

（4）恢复牙周组织的生理形态，以利菌斑控制。

（5）重建有稳定的良好功能的牙列。

（6）在条件允许和患者需要的前提下，改善前牙区美观。

【牙周序列治疗】 为达成治疗目标，牙周病临床治疗需要遵循一定程序（表5-3-5）。

表5-3-5　牙周序列治疗程序

治疗阶段		治疗内容
急症处理		①处理急性牙周脓肿及牙龈脓肿。②处理急性坏死性龈炎。③处理逆行性牙髓炎
第一阶段	基础治疗阶段	①口腔卫生指导。②危险因素评估，控制相关的全身系统性疾病。③洁刮治与根面平整。④去除不良修复体和无保留价值患牙。⑤调𬌗。⑥暂时性牙周固定。⑦药物辅助治疗
	再评价（基础治疗后4～12周）	①检查口腔卫生状况。②临床检查PD、BI、牙龈炎症。③针对性强化口腔卫生指导。④制订下一步治疗计划
第二阶段	牙周手术治疗	有效控制菌斑后，仍存在5mm以上牙周袋，有探诊出血，牙龈及骨形态不良，膜龈关系不正常者
第三阶段	修复治疗阶段（术后3个月）	①永久性固定修复或活动义齿修复。②种植修复治疗。③正畸治疗
	修复后牙周情况再评价	①系统的牙周检查和评估。②排查并解除致病因素
第四阶段	维护期治疗	①定期复查和必要的治疗。②针对性口腔卫生指导。③根据个体情况确定复查间隔时间

【牙周病使用抗菌药物的原则】

牙周病的药物治疗包括全身和局部用药，是基础治疗和手术治疗的辅助手段，为了避免药物的不规范使用，在牙周药物治疗过程中应遵循以下原则。

（1）遵循循证医学的原则，合理使用药物：牙周病为感染性疾病，使用抗菌药物应遵循抗菌药物临床应用指南。一般情况下，龈炎和轻、中度的牙周炎不建议全身使用抗菌药物，彻底的洁治和刮治可使龈炎痊愈，也可使大多数的牙周炎得到控制。牙周病的抗菌药物治疗适用于以下情况。

1）牙周组织的严重急性感染（如急性坏死溃疡性龈炎、多发性龈脓肿、急性牙周脓肿及多发性牙周脓肿等）。除急性坏死溃疡性龈炎（坏死性龈口炎）需静脉使用抗菌药物外，一般选择口服抗菌药物。

2）常规机械治疗后病情仍未明显缓解的牙周病，如侵袭性牙周炎、某些重度慢性牙周炎、种植体周围炎等。

3）伴有全身系统性疾病的牙周炎或牙周手术围手术期控制感染。

（2）用药前应清除菌斑、牙石：进行抗菌药物治疗前或治疗的同时，必须尽量彻底地清除菌斑牙石，破坏菌膜结构，使药物作用于残余的细菌，达到辅助治疗的目的。药物治疗应主要用于那些对常规牙周治疗反应不佳的患者，必要时可以选择联合用药。

（3）规范联合用药，规范预防性用药：考虑到口腔感染常为需氧菌和厌氧菌的混合感染，故可以考虑联合用药。最常使用的是β-内酰胺类抗生素（如青霉素类和头孢类抗菌药物）与硝基咪唑类药物各一种合用。预防性用药应在术前0.5～1.0小时开始用药。

（4）有针对性地用药：对难治性感染，在使用抗菌药物治疗前，应尽量做细菌学检查及药敏试验，以便有针对性地选择敏感的抗菌药物。

（5）合理局部给药：目前已有不少证据显示有一些抗菌药物局部给药（如甲硝唑等）在牙周病的治疗中有良好的效果，氯己定和碘制剂也在局部杀菌、消炎方面有确凿的效果。故而在能局部用药条件下，应尽量避免全身用药。

四、菌斑控制的方法

（一）机械方法控制菌斑

1. 刷牙　普通人群建议每次刷牙时间至少2分钟。每天至少要刷牙2次，晚上睡前刷牙最重要。

（1）水平颤动法（bass法）：着重清洁龈缘下区域，应选择软毛牙刷。

（2）竖转动法（rolling法）：刷毛不进入龈沟，可选择中硬毛或软毛牙刷。

（3）电动牙刷：可根据其振动的方式分为两大类：旋转振动

式和声波振动式。前者刷毛以自动而快速的前后振动或旋转振荡方式达到清洁牙齿的效果，而声波振动牙刷的刷毛高速摆动能带动口腔内唾液产生流动活力，不仅能够清洁牙齿表面，还可以清洁刷毛难以触及的牙间隙的菌斑。

2. 牙间护理

（1）牙线：逐个清除全口牙的邻面菌斑，包括最后一颗磨牙远中。目的在于清除牙邻面的菌斑，尤其是龈乳头无明显退缩的牙间隙。

（2）牙间隙刷：用于清洁牙周病牙龈退缩患者邻间隙牙（根）面的菌斑，比牙线或牙签更适用于邻面外形不规则或呈凹面的邻面菌斑清除，以及根分叉贯通病变的患牙。

（3）牙龈按摩器：适用于菌斑控制好，但刷牙时仍然出血的患者。

（4）口腔冲洗器：借助具有一定脉冲压力和速度的水流，冲洗清除软垢和食物残渣，龈上喷嘴液体可以用于清洁全口牙，龈下喷嘴可放于龈缘下方，针对一些深袋、根分叉、种植体及冠桥修复体等。

（二）化学药物控制菌斑

用含某些抗菌药物、植物挥发油、生物碱、酶、中药等的含漱剂抑制菌斑的形成或杀灭菌斑中的细菌，在机械清除菌斑和牙结石的基础上，辅助控制菌斑。

（三）特殊人群的菌斑控制

（1）对于一些手行动不便或长期卧床的患者，有条件时最好选用电动牙刷。

（2）对于昏迷患者或植物人，可由他人用棉签蘸化学抗菌剂如氯己定液、过氧化氢等擦洗牙面和口腔，每日2～3次。

（3）幼儿在乳牙萌出后即可由家长用棉签或指套牙刷为其擦拭牙面，稍长后即应养成良好的口腔卫生习惯。

（4）对于口腔内各种手术后的患者，除用漱口剂含漱外，能张口者仍应刷牙来控制手术区以外的牙面菌斑。

五、龈上洁治术

【适应证】

（1）牙龈炎、牙周炎：是所有牙龈炎、牙周炎的最基础治疗。

（2）预防性治疗：牙周维护期治疗阶段，定期（一般为6个月至1年）做洁治以去除菌斑、牙石，是维持牙周健康、预防龈炎和牙周炎发生或复发的重要措施。

（3）口腔内其他治疗前的准备：如修复、种植、正畸、口腔外科手术前。

【操作要点】

（1）手用龈上洁治：手用洁治器需依靠手腕的力量来刮除牙石，虽然比较费力且费时，但手用器械洁治是基本的方法，效果明确可靠，是口腔医师的基本功。其基本操作要点如下。

1）以改良握笔法握持洁治器：将洁治器的颈部紧贴中指腹（而不是中指的侧面），示指弯曲位于中指上方，握持器械柄部，拇指腹紧贴柄的另一侧，并位于中指和示指端之间约1/2处，这样，拇指、示指和中指三指构成一个三角形力点，有利于稳固地握持器械，并能灵活转动器械的角度。

2）支点：以中指与环指贴紧一起共同作支点，或以中指作支点。将指腹支放在邻近牙齿上，支点位置应尽量靠近被洁治的牙齿，并随洁治部位的变动而移动。

3）器械的放置和角度：将洁治器尖端1～2mm的工作刃紧贴牙面，放入牙石的根方，洁治器工作面与牙面角度应大于45°、小于90°，以70°～80°为宜。注意紧贴牙面的是工作刃的尖端，而不是工作刃的中部，这样才能避免损伤牙龈。

4）除牙石的用力动作：握紧器械，向牙面施加侧向压力，再通过前臂和腕部的上下移动或转动发力，力通过手部以支点为中心的转动而传至器械，从而将牙石整体向冠方刮除，避免层层刮削牙石。

5）用力方向一般是向冠方，也可以是斜向或水平方向。

6）器械的移动：完成一次洁治动作后，移动器械至下一个洁治部位，部位之间要有连续性，即每一次动作应与上一次动作的部位有所重叠。

7）将全口牙分为上、下颌的前牙及后牙左右侧6个区段，逐区进行洁治。

（2）超声龈上洁治

1）功率调节适中，一般建议使用约0.5N的侧向力，尽量选用中低档，不宜过大。

2）握笔式握持手机柄，工作尖与牙面的角度应尽量平行或小于15°。

3）工作头对牙面的压力不宜过大。

4）工作头只能振击在牙石或色渍上，尽可能不直接接触牙面；对于大而坚硬的龈上牙石，可采用分割手法，从而使牙石与牙面分离碎裂。

5）工作头应来回移动，切忌停留在一点上振动。

6）洁治完成后应仔细用探针检查有无遗漏，对于一些细小或邻面的牙石应以手工洁治补充刮除。

7）超声洁治后一般需要打磨、抛光牙面。

六、龈下刮治和根面平整术

【适应证】 适用于有龈下牙石的病例，用于去除龈下牙石、菌斑、含有内毒素的根面牙骨质、袋内壁炎性肉芽组织、残存的袋内上皮，从而形成硬而光洁、平整的根面，有利于牙周附着愈合。

【操作要点】 无论用什么器械进行龈下刮治，操作中都应避免遗漏牙石或造成牙龈组织的损伤。

（1）手工龈下刮治术（根面平整）：操作要点如下。

1）探查：刮治前应探查龈下牙石的形状、大小和部位。

2）用改良执笔法握持刮治器。

3）支点：以中指和环指紧贴在一起作支点，或中指作支点，指腹放在邻近牙齿上，支点要稳固。

4）角度：将刮治器工作面与根面平行（即0°）缓缓放入袋底牙石基部，然后改变刮治器角度，使工作面与牙根面成45°～90°，以70°～80°为最佳。

5）用力方式：向根面施加压力，借助前臂－腕部的转动，产生爆发力将牙石去除；也可使用指力，但只在个别部位使用。

6）用力方向：以冠向为主；当牙周袋较宽时，可斜向或水平方向运动，刮治器应放在牙石与牙面结合部，尽量整体刮除。

7）幅度：每一个刮治范围不要过长、过大，要有连续性、有所重叠，在刮治过程中由袋底向冠方移动，工作端不要超出龈缘。

8）刮治的连续性：每一个动作的刮除范围要与前次有部分重叠，连续不间断，并有一定的次序，不要遗漏。

9）根面平整：刮除牙石后，要继续刮除腐败软化的牙骨质层，将根面平整，直到根面光滑坚硬为止。但也应注意不要过多刮除根面，以免刮治后敏感。

10）刮治完成后要用尖探针检查，以确定龈下牙石是否已去净、根面是否光滑坚硬。

（2）超声龈下刮治术：龈下机用器械的工作尖与龈上器械相比，尺寸小且更为细长。操作要点如下。

1）术前应更加仔细探明龈下病损情况，如探诊深度及形态、牙石量及分布、根分叉病变及其解剖特征。

2）宜选择细而长的工作尖，以便深入各个部位进行彻底刮治。

3）功率不宜过大，宜调至中低档，以免降低手指的感觉及过多的损伤组织。

4）水量的调节：水流至少20ml/min。

5）器械的握持及支点：改良握笔式，口内支点或口外支点。

6）放置工作头的方向和压力：工作头要与根面平行，工作头的侧面与根面接触，施加的压力要小，不超过1N，因为它的工作原理是振荡，若用力太大，反而降低效率。

7）动作及方向：要以一系列快速、有重叠的水平迂回动作，从冠方移向根方，与手工刮治的重叠的垂直向动作不同。工作头不要在一处停留时间过长或用工作头尖端指向牙面。工作端必须与根面的各个面接触，以确保彻底清除全部根面上的菌斑和毒素。

8）刮治过程中，应随时用探针检查根面，以评价洁治的彻底性。超声刮治后，一般还要用手用器械进行根面平整，并将袋内的肉芽组织刮除。

9）全部刮治完成后，用3%过氧化氢溶液和氯己定液伸入龈缘下轮替冲洗，将残余在袋内的牙石碎片、肉芽组织彻底清除。上碘甘油。

七、牙龈切除术

【定义】 牙龈切除术是用手术方法切除肥大增生的牙龈组织或后牙某些部位的中等深度的牙周袋，重建牙龈的生理外形及正常的龈沟。手术通过切除牙周袋壁，为彻底清除牙石和平整根面提供良好的操作空间，创造有利于牙周组织愈合、牙龈生理外形修复的良好环境。牙龈成形术是用手术方法单纯修整牙龈形态，重建牙龈正常的生理外形，临床上二者常联合使用。

【适应证】

（1）牙龈纤维性增生、药物性增生，经牙周基础治疗后牙龈仍肥大、增生、形态不佳，或存在假性牙周袋，全身健康无手术禁忌证者。

（2）后牙区中等深度的骨上袋，袋底不超过膜龈联合，附着龈宽度足够者。

（3）牙龈瘤和妨碍进食的妊娠性龈瘤，在全身状况允许时可手术。

（4）位置正常，冠周有龈瓣覆盖的阻生牙，若其后方与下颌升支间空间充分，也可行牙龈切除术。

【禁忌证】

（1）未进行牙周基础治疗或治疗不完善，牙周组织仍存在明显炎症者。

（2）深牙周袋的袋底超过膜龈联合者。

（3）牙槽骨缺损及牙槽骨形态不佳，需行骨手术者，应采用翻瓣术。

（4）前牙的牙周袋，牙龈切除术会导致牙根暴露，影响美观，需谨慎。

【操作要求】

（1）去除增生肥大的牙龈组织或后牙某些部位的中等深度牙周袋，重建牙龈正常的生理外形及龈沟。

（2）遵循无菌操作的原则。

（3）操作动作轻柔。

（4）切龈时应一次切到牙面，切忌反复切割损伤组织，并要避免损伤牙龈组织，影响组织愈合。

【要点提示】

（1）氯己定漱口液含漱，局部麻醉，常规消毒铺巾。

（2）标定牙周袋袋底的位置：①测量袋底的深度。②用印记镊或探针在牙龈的表面相应位置刺破牙龈定位。③在患牙的颊舌面的近中、中央、远中分别标定，各点连线即为袋底位置。

（3）切口：在距标定点根方1～2mm处用15号刀片或斧形龈刀，在已定好的切口位置上将刀刃斜向冠方，与牙表面成45°切入牙龈直至袋底的根面，切忌反复切割，切口由远中至近中连续切除。

（4）龈乳头修整：用柳叶刀或11号刀片，在邻面牙间处沿切口处切入，将龈乳头切断，切除牙龈。

（5）清创：彻底刮净牙面残留的牙石、病理性肉芽组织及病变的牙骨质。

（6）修整牙龈外形，使龈缘呈扇贝状生理外形。

（7）清洗创面、止血并敷塞治剂。

八、龈瘤切除术

【操作要求】

（1）尽量切尽龈瘤，刮除相应部位的牙周膜，以防止复发。

（2）使用锋利的刀片切开、解剖组织。

（3）细心止血，使用材质良好、对组织无刺激的缝线。

（4）消除伤口处的无效腔。

（5）缝合时避免消除张力。

【要点提示】

（1）氯己定液含漱，局部麻醉，常规消毒铺巾。

（2）切除龈瘤：使用手术刀、电刀或激光在龈瘤肿块基底部外围约1mm的正常组织上做切口，将瘤体组织连同骨膜完全切除。

（3）翻瓣刮治、修整牙槽骨：用骨膜分离器翻起牙龈瘤邻近处的黏骨膜瓣，刮尽牙龈瘤相应部位的牙周膜，以防止复发，凿去牙龈瘤基底部位的牙槽骨，修整牙槽骨外形。

（4）修整牙龈：清除龈瓣内面尤其是龈乳头内侧残留的肉芽组织和上皮，修整牙龈外形，使颊、舌侧乳头处的龈瓣能够对接，龈瓣的外形与骨的外形相适应并能覆盖骨面。

（5）龈瓣复位：适当松解龈瓣和周围组织，使龈瓣无张力覆盖并复位。

（6）创面止血后冲洗，缝合伤口，敷牙周塞治剂。

（7）当牙龈瘤过大，切除牙龈瘤后牙龈无法完全覆盖骨面时，若裸露的骨面面积不大，可使用碘仿纱条反包扎覆盖裸露的骨面；若裸露的骨面面积过大，可使用脱细胞真皮组织补片覆盖骨创面，组织补片除周边与牙龈缝合外，还需反包扎加压以贴紧骨面。

九、牙周翻瓣术

【定义】　牙周翻瓣术是用手术方法使牙龈和下方的结缔组织分离，暴露病变区的根面和牙槽骨，在直视下刮净龈下牙石和病变组织，并进行根面平整，必要时可修整牙槽骨，然后将牙龈瓣复位、缝合，达到消除牙周袋或使牙周袋变浅的目的，同时也为骨成形术、骨切除术、组织再生性手术、截根术等其他手术提供手术入路和暴露术野。

【适应证】

（1）深牙周袋或复杂性牙周袋，经基础治疗后牙周袋仍在5mm以上，且探诊出血者。

（2）牙周袋袋底超过膜龈联合，不宜做牙周袋切除术的患者。

（3）有骨下袋形成，需做骨修整或引导组织再生者。

（4）根分叉病变伴深牙周袋或牙周牙髓联合病变患者，需直视下平整根面，并暴露根分叉或截根者。

【操作要求】　同龈瘤切除术操作要求的第（2）～（5）条。

【要点提示】

（1）氯己定液含漱，局部麻醉，常规消毒铺巾。

（2）手术切口

1）水平切口：是指沿龈缘做的近远中方向切口，包括以下三种。①内斜切口，距龈缘0.5～1.0mm处切入，刀片与牙体表面成10°，切向牙槽嵴顶或牙槽嵴顶的外侧，切口依据龈缘外形线呈连续的弧线，尽量保留龈乳头外形。②沟内切口，刀片从袋底进入，切向牙槽嵴顶。③牙间水平切口：紧贴牙槽嵴顶的水平向切口。

2）纵切口：是指水平切口的一端或两端的垂直向的松弛纵切口，目的是减小组织张力、更好地暴露术区。注意避让龈乳头，切口不应在牙单位龈缘的中央，而应在轴角转角处。

（3）翻瓣：用锐利的小骨膜分离器翻起黏骨膜瓣，翻至暴露牙槽嵴 $1 \sim 2mm$，避免撕裂龈瓣。

（4）刮治和根面平整：用刮治器刮除龈下结石，清理袋壁和根面的肉芽组织以及病变牙骨质。

（5）根面化学处理：提高根面的生物相容性。常见的药物有：枸橼酸、四环素、纤维连接蛋白、EDTA 及各种生长因子如血小板衍生生长因子、胰岛素样生长因子、骨形成蛋白等。

（6）修整牙槽骨：出现在牙周炎牙颊、舌侧的游离薄壁骨称为壁架骨，其与牙根面之间有"壕沟"样骨下缺损，需在术中修整去除。

（7）瓣的修整：用小弯剪刀剪除残留的肉芽组织和过厚的龈组织，修整龈瓣外形，使之复位后能覆盖骨面，颊、舌侧龈乳头能接触。

（8）清理手术区：细心止血后冲洗创面。

（9）龈瓣复位：根据手术目的的不同，将龈瓣复位于相应的位置（冠向复位或根向复位）。

（10）缝合

1）牙间间断缝合：适用于颊舌侧龈瓣的张力相等、高度一致时，包括直接环间间断缝合、"8"字形间断缝合。

2）悬吊缝合：适用于颊舌侧龈瓣高度不一致、张力不相等时，或适用于仅有牙的一侧有龈瓣者，包括单个牙的双乳头悬吊缝合、单侧连续悬吊缝合、双侧连续悬吊缝合。

3）水平褥式缝合：适用于两牙之间有较大缝隙或龈乳头较宽时。

4）锚式缝合：适用于最后一个磨牙远中的龈缘或缺牙间隙相邻处的龈瓣闭合。

（11）敷布牙周塞治剂。

十、牙冠延长术

【定义】 牙冠延长术是通过手术方法，降低龈缘甚至牙槽骨的位置，以使临床牙冠加长，从而利于牙齿的修复或解决美观问题，是常用的修复前手术之一。

【适应证】

（1）牙折断达龈下，影响牙体预备、取模及修复。

（2）龋坏破坏达龈下，影响治疗或修复。根管侧穿或牙根外吸收在颈1/3处，而该牙尚有保留价值者。

（3）破坏了生物学宽度的修复体，需要暴露健康的牙齿结构重新修复者。

上述情况下，患牙应有一定的牙根长度，在手术切除部分牙槽骨后，仍能保证足够的牙周支持。如果患牙牙根过短或过细，后牙牙柱过短，则不宜采用牙冠延长术；切除牙龈和牙槽骨过多导致与邻牙牙龈外形不协调者也不宜实施牙冠延长术。

（4）临床牙冠短、笑时露龈，影响外观者；后牙因临床牙冠过短，冠修复固位差，需延长临床牙冠以增加固位力者。

【操作要求】

（1）牙冠延长术前应先消除牙龈炎症，并有效控制菌斑。

（2）行牙冠延长时需要小心去骨，应避免伤及其深面的牙根。用钻头去骨时，在牙周膜表面留薄层骨质，用手用器械剔除，或使用超声骨刀去骨。

其他操作要求同龈瘤切除术操作要求的第（2）～（5）条。

【要点提示】

（1）氯己定液含漱，局部麻醉，常规消毒铺巾。

（2）切口设计

1）探明牙断端的位置及范围，估计术后龈缘应在的位置，据此设计切口。

2）个别前牙的冠延长术，切口设计时应考虑术后龈缘的位置与邻牙相协调。

3）前牙美容的冠延长术，切口位置应遵循牙龈的生理外形，注意中切牙、侧切牙及尖牙龈缘位置的整体协调（可使用美学标尺）。

（3）根据术后龈缘的新位置而确定内斜切口的位置。若附着龈宽度不足，则需采用根向复位瓣技术。

（4）翻瓣并去除需切除的牙龈，暴露根面。

（5）牙槽骨修整：在修整骨质时，需注意去骨部位骨嵴高度与其他邻近的骨嵴应逐渐移行，不可过于陡峭的移行甚至出现台阶。根据不同手术目的去骨时要求如下。

1）为修复暴露牙体组织者，骨嵴高度位置应能满足术后生物学宽度的要求，骨嵴顶需降至断牙或龋坏边缘根方至少3mm。

2）为改善露龈笑的美容手术，骨嵴应在釉质牙骨质界下方2mm，使得术后龈缘位于釉质牙骨质界的冠方1mm；若为特殊情况需暴露更多的临床牙冠，也可进一步降低骨嵴位置，但这类病例术后必须进行全冠的修复以掩饰；此外，还应注意中线两侧牙齿的龈缘位置要左右对称。

（6）彻底进行根面平整，去除根上残余的牙周膜纤维，防止术后形成再附着。

（7）修整牙龈：修整龈瓣的外形和厚度，龈瓣过厚会影响术后牙龈缘的外形，过薄会出现牙龈退缩。

（8）清理手术区，止血、冲洗。

（9）龈瓣复位缝合：观察龈缘的位置及牙齿暴露情况。一般将龈瓣复位缝合于牙槽嵴顶处水平，采用牙间间断缝合，必要时可配合水平或垂直褥式缝合。如为根向复位瓣，则需采用悬吊缝合。

（10）敷布牙周塞制剂。

【被动萌出不足的治疗方案选择】 见表5-3-6。

表5-3-6　被动萌出不足的治疗方案选择

组织条件			治疗方案
牙槽嵴顶位于釉质牙骨质界根方至少2.5mm	有壁架状骨突	角化组织足够	龈沟下切口，骨切除，瓣原位复位
		角化组织不足	沟内切口，骨切除，根向复位瓣
	无壁架状骨突	角化组织足够	龈沟下切口，切龈和牙龈成形术，不翻瓣或骨切除
		角化组织不足	沟内切口，无须骨切除，根向复位瓣
牙槽嵴顶位于釉质牙骨质界根方少于2.5mm	角化组织足够	无壁架状骨突	龈沟下切口，超声骨手术，不翻瓣
		有壁架状骨突	龈沟下切口，骨切除，根向复位瓣
	角化组织不足		沟内切口，骨切除，根向复位瓣

十一、激光在牙周治疗中的应用

（一）牙周治疗中的激光选择

目前牙周治疗中常用的激光种类有CO_2激光、Er，Cr：YSGG激光、Er：YAG激光、二极管激光、Nd：YAG激光等。

1. CO_2激光　波长为819 nm，有脉冲型和连续型。CO_2激光手术刀具有切割能力强、组织吸收系数大、不易伤及动脉血管等特点，目前连续CO_2激光大量应用于外科手术的临床治疗。

2. Er，Cr：YSGG激光（水激光）　激光光谱范围较广，几乎适用于所有口腔疾病的治疗。其2780nm激光能量直接作用于软组织，并有恰当的吸水率，可获得极佳的切割和止血效果，创面不易产生结痂区。切割时几乎无疼痛，简单的口腔软组织手术无须麻醉。

3. Nd:YAG激光　波长为1064nm，为近红外激光，可由光导纤维传输，有脉冲和连续两种发射方式。激光发射的能量主要是散射到靶组织内，在色素深的组织散射是吸收的两倍。由于能量的散射，对其穿透组织的深度较难判断，在软组织中估计为（2.0＋1.0）mm。多用于牙龈手术、系带修整以及牙本质脱敏等治疗。

4. Er:YAG激光　波长为2940nm，接近水的吸收峰，易被水吸收。对组织的副作用是由水蒸发导致的牙槽骨和牙齿硬组织的微爆，故使用时须持续喷水。临床主要用于浅龋的窝洞预备、根管预备和根面平整。

5. 二极管激光　波长为810～1064nm，能精准地切割、凝固、烧灼、气化目标软组织，使用时不需要介质和水冷却，对骨组织和牙髓组织的损伤小，不易损伤周边组织，操作范围容易控制。与其他激光相比，二极管激光体积小，操作简便。

6. 半导体激光　波长为810～1064nm，不适合用来切割硬组织，但血红蛋白对其吸收率甚高，使其在有血液的环境中能发挥最佳性能，适用于软组织的治疗，其应用的原理主要基于其生物刺激或生物促进效应。

（二）激光的软组织治疗

软组织手术是激光在牙周治疗中的一个主要适应证，CO_2、Nd:YAG、二极管、Er:YAG及Er, Cr:YSGG激光在软组织治疗中均有效，激光手术在切除、消毒和止血方面优于传统机械性手术，且术中及术后疼痛少，具有独特的优势。但激光热效应可能给术区下方组织带来损害，医师须在实际操作中特别注意。此外，与其他激光种类相比，在牙周美容手术中，Er:YAG激光可能更为安全有效，可实现较低的热效应和更为精细的去除效果。

（三）激光的牙周非手术治疗

牙菌斑是牙周病的主要致病因素，菌斑和牙石的清除是牙周治疗的主体。传统的牙周治疗方式存在一定的治疗盲区，根面的菌斑生物膜影响药液渗透，振动和噪声也会给患者带来不适。激光治疗可以在一定程度上克服上述不足。利用Nd:YAG激光作为辅助治疗方式，在牙周非手术治疗中与常规治疗联合使用，可达到更为明显的清除效果；二极管激光作为辅助治疗方式，可能降低或清除牙周袋内微生物。Er:YAG激光既可以作为辅助治疗，也可以单独使用，是包括去除牙石在内的牙周治疗最有效的激光。

（四）激光的牙周手术治疗

应用Er:YAG激光，可实现牙周炎骨缺损处的清创、牙槽骨整形、牙槽骨切除、牙冠延长术、牙槽嵴增宽时的牙槽嵴分割等多种手术。

（李津乐　黄　萍）

第六章 口腔黏膜科

第一节 常见疾病

口腔黏膜常见疾病的诊断与鉴别诊断、治疗原则是口腔住院医师必须掌握的内容。疾病的治疗按照病损严重程度、类型、恶变风险高低或不同人群分别进行介绍。本节主要突出重点内容和关键点，便于住院医师轮转临证时查阅。

一、创伤性溃疡

【定义】 由机械、物理、化学等局部刺激因素所致的口腔黏膜溃疡性疾病。

【诊断】

（1）病史规律：有创伤史，去除刺激因素后，可以很快好转或愈合，不复发。

（2）临床体征（彩图1）

1）口腔局部一般存在明确的理化损伤因素。

2）溃疡的部位、大小、形状与刺激因素关系密切。

【鉴别诊断】 应与癌性溃疡相鉴别，癌性溃疡具有以下特点。

（1）病损持续时间长，通常在1个月以上。

（2）溃疡表面常呈颗粒样或菜花状。

（3）质地较硬，基底部有浸润感，颌下或颏下有时可扪及肿大淋巴结。

【治疗】

（1）低恶变风险：损伤因素明确（如锐利的牙尖或残根、不良修复体等），去除局部刺激因素后，症状显著好转者，以局部消炎、镇痛、促进溃疡愈合为主，年老体弱者可给予全身支持和抗感染治疗。

（2）高恶变风险：长期不愈的深大创伤性溃疡，消除刺激因素后，可尝试诊断性治疗，若病损明显好转或愈合，则按低恶变风险者进行处理。若保守治疗2周以上症状改善有限甚至无效者，应进行切取或切除活检。

二、复发性口腔溃疡

【定义】 具有周期复发特点的口腔黏膜自限性溃疡性损害。

【诊断】

（1）病史规律

1）周期复发性，即至少2次发作病史。

2）具有自限性。

（2）临床体征（彩图2）

1）口腔黏膜溃疡呈单个或数个。

2）多见于非角化黏膜部位。

3）溃疡多呈圆形或椭圆形，中心略凹陷，周围充血红晕，表面有黄色假膜，即具有"红黄凹"的特点。

【鉴别诊断】

（1）贝赫切特综合征（白塞综合征）：可伴有眼部、皮肤或外阴部位的病损。

（2）糜烂型口腔扁平苔藓

1）缓解期一般仍有疼痛症状，不是完全无痛，可为刺激痛。

2）糜烂面多呈不规则形，周围伴白色珠光网纹。

3）病损常累及双侧口腔黏膜。

（3）创伤性溃疡

1）形状不规则，与损伤因素关系密切。

2）有明显的局部刺激因素，去除后可愈合不复发。

【治疗】

（1）轻度：溃疡复发次数少、疼痛可耐受。

1）局部治疗：以消炎、防止继发感染为原则。

2）卫生宣教：养成良好生活习惯，如规律作息、进食温和等。

（2）中度：介于轻度和重度之间。

1）优先选择局部治疗，以消炎、镇痛、促进愈合、防止继发感染为原则。①在溃疡的前驱期（出现刺痛、肿胀）时，及时应用糖皮质激素终止其发展。②局部应用糖皮质激素，如曲安奈德口腔糊剂或软膏、地塞米松含漱液等。③局部应用镇痛制剂，如利多卡因凝胶、喷剂，复方苯佐卡因凝胶，0.15%苄达明含漱液等。④局部应用抗炎制剂，如氨来呫诺糊剂、氯己定含漱液、聚维酮碘含漱液、复方硼砂含漱液等。

2）解释和心理疏导，让患者知晓病损不易恶变，缓解其紧张焦虑情绪。对较为严重者，可参考重度患者使用小剂量短疗程口服激素类药物。

（3）重度：发作频繁，可多个溃疡同期或先后发生，疼痛明显。

1）用于轻中度溃疡患者的局部治疗都可在重度口腔溃疡时使用，还可行糖皮质激素（如曲安奈德、倍他米松、地塞米松等）病损局部黏膜下封闭注射治疗。

2）全身治疗：以对因治疗、减少溃疡复发为原则，同时应重视心理疏导。①全身应用糖皮质激素、硫唑嘌呤或其他免疫抑制药如沙利度胺等。对于较顽固的病例，可全身短期应用糖皮质激素，如泼尼松片，一般不超过50mg/d，晨起顿服，服用

1周左右。②对免疫功能低下者（结合患者全身情况及免疫学检查结果综合判断），可选用免疫增强药剂，如胸腺肽、转移因子等。

三、口腔扁平苔藓

口腔扁平苔藓是较常见的皮肤-黏膜慢性非特异性炎性疾病。世界卫生组织将其列入潜在恶性疾病的范畴。

【诊断】

（1）病史规律

1）非糜烂型：①无症状非糜烂型。无明显不适，可因偶然发现口腔黏膜的白色条纹就诊。②有症状非糜烂型。有疼痛或仅有口腔黏膜局部粗糙感。

2）糜烂型：常表现为不同程度、持续或反复发作的疼痛。

（2）临床体征（彩图3）

1）可发生于口腔黏膜任何部位，常呈对称性，颊黏膜最常见。

2）由白色珠光丘疹排列成网状、树枝状、环状条纹或斑块等，可伴有充血、糜烂。

3）可同时伴有全身皮肤损害，多发生于四肢和躯干，为扁平多角紫红色丘疹，有瘙痒。亦可伴有指（趾）甲病损。

【鉴别诊断】

（1）复发性口腔溃疡：间歇期无症状。溃疡多呈圆形或椭圆形，不伴白色珠光网纹，而具有"红黄凹"特点。

（2）慢性盘状红斑狼疮

1）黏膜病损呈圆形或椭圆形红斑或糜烂，中央萎缩变薄，周围有放射状短白纹，常发于单侧，不具有对称性。

2）唇部红斑狼疮可超出唇红缘累及唇周皮肤，病损区周围有放射状细短白纹排列。

3）皮肤病损好发于头面部，典型病损为鼻翼两侧面颊部的"蝴蝶斑"。

（3）口腔白斑病：表现为白色或白垩色斑块，稍突起于黏膜表面，粗糙质稍硬。遇不易甄别的病例可行组织病理学检查。

【治疗】

所有扁平苔藓的患者都应针对性进行健康宣教，注重心理疏导，并强调定期复查、随访。

（1）无症状非糜烂型：消除局部刺激因素，如烟、酒、辛辣食物、牙结石、尖锐牙体、龋洞、不良修复体及银汞合金充填材料等。若怀疑损害的发生与患者长期服用某种药物有关，可建议换用其他药物。

（2）有症状非糜烂型

1）排查并去除局部和全身刺激因素。

2）损害充血较明显、有疼痛症状者，必要时全身使用免疫抑制类药物，配合糖皮质激素局部剂。

3）角化损害程度较高、粗糙紧绷症状明显者，必要时使用维A酸类局部制剂，病情缓解后，逐渐减少用药次数至停药，以免病损反复。唇部病损禁用维A酸类局部制剂。

4）免疫功能低下者（结合患者全身情况及免疫功能检查综合判定），可选用免疫增强剂。

5）可补充维生素类制剂如β-胡萝卜素、维生素A、维生素E等。

6）伴真菌感染征象者加用抗真菌局部制剂。

7）可根据临床情况考虑配合中医药治疗。

8）加强心理疏导，缓解精神压力，必要时可建议患者进行心理咨询及治疗。

（3）糜烂型

1）排查并去除局部和全身刺激因素。

2）治疗方案参照中华口腔医学会口腔黏膜病专业委员会、中西医结合专业委员会联合颁布的《口腔扁平苔藓诊疗指南（修订）》（图6-1-1）。

3）对上述药物抵抗、迁延不愈者的治疗方案如下：①免疫功能低下者（结合患者全身情况及免疫检查结果综合判定），可选用免疫增强剂如胸腺肽、转移因子等。②无效者可酌情试用物理疗法如补骨脂素光化学疗法（PUVA）、激光等。

4）糜烂型口腔扁平苔藓治疗方案的辅助用药如下：①可酌情补充维生素类及微量元素制剂。②酌情选用抗菌制剂和消毒防腐类局部制剂。③伴真菌感染征象者选用抗真菌局部制剂。④可根据临床情况考虑配合中医药治疗。

5）病情顽固或进展迅速者，应定期随访，防止癌变，必要时行病理活检。

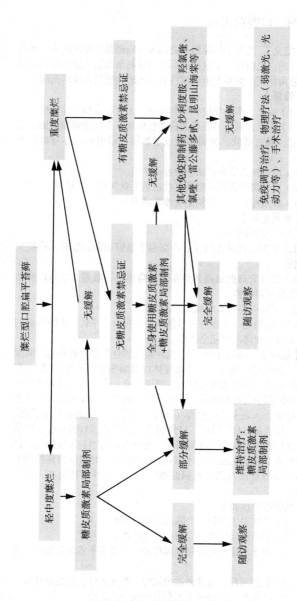

图 6-1-1　糜烂型口腔扁平苔藓治疗方案图解

第六章　口腔黏膜科

四、口腔白斑病

【定义】 发生于口腔黏膜的临床和病理都不能诊断为其他任何疾病的白色病变，不包括吸烟等局部刺激因素去除后可以消退的白色角化病。世界卫生组织将其归入潜在恶性疾病的范畴。

【诊断】

（1）症状：多为粗糙感或异物感，无症状或偶尔伴疼痛。

（2）临床体征：多表现为白垩色斑块，突出于黏膜表面，边界清楚，触之柔软，表面粗糙或不粗糙（彩图4）。亦可有如下表现。

1）白色损害呈颗粒状，表面不平整。

2）白色斑块表面粗糙呈刺状或绒毛状突起，质稍硬。

3）在增厚的白色斑块上有糜烂或溃疡。

【鉴别诊断】

（1）口腔扁平苔藓

1）常为白色珠光网纹，不突起于黏膜表面，质软，病损变化较快。

2）常伴有口腔黏膜其他部位的病损，一般累及双侧口腔黏膜，甚至呈对称性。

3）必要时需行组织病理学检查。

（2）白角化：表现为灰白色斑片，质软，平伏。去除局部刺激因素后可变薄甚至完全消退。

【治疗】 口腔白斑病有癌变风险，故首先要排查和消除刺激因素（如残根、残冠、不良修复体以及嚼槟榔等不良习惯）。有下述因素之一者应考虑有较高的癌变风险：①伴有上皮异常增生者，程度越重者越易癌变。②疣状型、颗粒型、溃疡型及伴有念珠菌感染、人乳头状瘤病毒（HPV）感染者。③病损位于舌缘、舌腹、口底的"U"形区、口角内侧三角形区、软腭复合体区域者。④病程较长者。⑤不吸烟者。⑥女性，特别是不吸烟的年轻女性患者。⑦病损面积大于200mm^{2}的患者。对确诊白斑病的患者均应做好健康宣教，提倡健康生活方式，并定期复查、密切随访。

其治疗要点如下：

（1）口腔卫生宣教，去除局部刺激因素。

（2）全身和局部联合应用抗角化药物。

（3）对于考虑有较高癌变风险者，可考虑手术切除治疗并送病检。

（4）物理治疗，包括光动力治疗、激光治疗、冷冻治疗等。

（5）可根据临床情况考虑配合中医中药治疗。

（6）定期随访。

五、单纯疱疹

【定义】 由单纯疱疹病毒感染引起、以成簇小水疱为特点的一种急性皮肤黏膜疾病。

【诊断】

（1）病史规律

1）原发性疱疹性口炎：好发于婴幼儿；有发热等全身症状，患儿哭闹、拒食等。

2）复发性疱疹性口炎：好发于成人；疱疹反复发作，常出现在原来发作过的地方（如口角），全身反应较轻。

（2）临床体征（彩图5）

1）全口或局部牙龈红肿，易出血。

2）口腔黏膜任何部位及口周皮肤可见成簇小水疱、糜烂与结痂等。

【鉴别诊断】

（1）疱疹样复发性口腔溃疡

1）多发于成人，全身反应较轻。

2）反复发作，密集小溃疡，一般不融合，无水疱，较少累及牙龈。

（2）三叉神经带状疱疹

1）水疱较大。

2）黏膜及皮肤病损不越过中线。

3）疼痛剧烈，且病损愈合后易遗留神经痛。

4）极少复发。

（3）手－足－口病

1）牙龈一般不红肿。

2）口腔内病损多散在。

3）可累及手掌、足底、臀部等。

【治疗】

（1）原发性疱疹性口炎

1）全身治疗：加强卫生宣教，注意患儿衣物、用具的清洁消毒，避免传播。保证患儿休息、清淡饮食。①目前认为核苷类抗病毒药物是抗单纯疱疹病毒最有效的药物，主要有阿昔洛韦、伐昔洛韦、泛昔洛韦等。②免疫力低下者可酌情使用免疫增强剂。③疼痛明显者可使用解热镇痛药。

2）局部治疗：①注意消毒、防腐、控制继发感染，促进愈合。②疼痛剧烈者局部可用麻醉药剂涂敷。

（2）复发性疱疹性口炎：加强卫生宣教，避免传播。局部注

225

意消毒、防腐、控制继发感染。

六、口腔念珠菌病

【定义】 由念珠菌属感染所引起的口腔黏膜疾病，是人类最常见的口腔真菌感染。

【诊断】

（1）病史特点：有口干、局部烧灼和疼痛感。病史中可有如下前驱或基础病史：

1）有抗菌药物、糖皮质激素用药史。

2）放射治疗史。

3）义齿戴用史。

4）贫血等血液系统疾病史。

5）糖尿病史及免疫功能低下等病史。

（2）临床体征：口腔黏膜出现白色凝乳状假膜，周围或底面黏膜充血发红（彩图6）。亦可有如下表现：

1）舌背乳头萎缩、口角炎、口腔黏膜发红。

2）有肉芽肿样增生。

【鉴别诊断】

（1）球菌性口炎：黏膜充血水肿明显，假膜为灰白色或灰黄色，易拭去。

（2）过角化性的白色病损：多为慢性病程，无全身症状。白色损害不能拭去。

【治疗】

（1）婴幼儿

1）局部用药：主要使用2%碳酸氢钠溶液擦拭口腔黏膜，注意待白膜消失后尚需继续用药1～2周。

2）卫生宣教：注意奶瓶、母亲乳头的灭菌或抑菌。

（2）老年人

1）调节全身状况：进行相关疾病治疗，如贫血、糖尿病等。

2）局部用药：碳酸氢钠溶液含漱。

3）全身用药：①慢性增殖型或对局部用药反应不佳者，应行全身抗真菌治疗。②免疫功能低下者可配合使用免疫增强剂。

4）卫生宣教：注意义齿的合理使用，切勿滥用抗菌药物或糖皮质激素，注意保持口腔卫生。

（3）特殊感染人群

1）全身治疗：于相应专科或疾病控制中心就诊进行针对性治疗，尽可能控制原发疾病。一般需全身抗真菌治疗，继发细菌感染者还需要规范的抗感染治疗。

2）局部用药：碳酸氢钠溶液漱口。

3）卫生宣教：加强对特殊感染以及各类继发感染的宣教，使其注意避免传播。

【附】 口腔黏膜的基本病损及疾病分类

一、口腔黏膜基本病损

1. **斑与斑片** 是指黏膜上的颜色改变；直径小于2cm的颜色异常，称之为斑；直径大于2cm的损害，称之为斑片。

2. **丘疹与斑块** 丘疹是黏膜上一种针头大小的实体性突起。斑块（丘斑）直径大于1cm，是多由数个丘疹密集融合而成的稍隆起而坚实的白色或灰白色的病损。

3. **疱** 黏膜内贮存液体而成疱，直径小于1cm，突起表面为半球形。

4. **大疱** 是直径大于1cm的疱损害。

5. **脓疱** 是内容物由脓性物取代了透明疱液的疱性病损。

6. **溃疡** 是黏膜上皮的完整性发生持续性破坏或缺损。

7. **糜烂** 是黏膜上皮部分的表浅缺损，不损及基底细胞层。

8. **结节** 是一口腔黏膜的实体性突起病损。

9. **肿瘤** 是一种起自黏膜而向外突起的大小、形状、颜色不等的实体性生长物。

10. **萎缩** 病损组织中的细胞体积变小，但数量不减少。

11. **皲裂** 是炎性浸润使黏膜失去弹性变脆而成的表面线状裂口。

12. **假膜** 由炎性渗出的纤维素、炎症细胞和坏死脱落的上皮细胞聚集在一起形成的灰白色或黄白色膜，可擦掉或撕脱。

13. **痂** 出现于唇红部的渗出物与上皮表层粘连凝固而成的痂皮，多为黄白色，如有出血则颜色加深。

14. **鳞屑** 已经或即将脱落的上皮角质层细胞，常由角化过度或角化不全而来。

15. **坏死与坏疽** 体内局部细胞发生病理性死亡称为坏死。较大范围的坏死，并且受腐败菌感染而发生腐败，称为坏疽。

二、口腔黏膜疾病分类

口腔黏膜疾病根据分类依据不同，有多种分类，常结合病因、部位、症状等来进行分类。此处分类主要依据人民卫生出版社出版的本科教材《口腔黏膜病学》（第五版），见表6-1-1。

表6-1-1 口腔黏膜疾病分类

分类	疾病
口腔黏膜感染性疾病	①主要疾病：单纯疱疹、带状疱疹、手-足-口病、口腔念珠菌病、深部真菌病、口腔结核、球菌性口炎、坏死性龈口炎。②亚型或类似疾病：感染性口角炎（致病微生物多样）、化脓性肉芽肿
口腔黏膜变态反应性疾病	药物过敏性口炎、接触性口炎、接触性口角炎、血管神经性水肿、多形红斑
口腔黏膜溃疡类疾病	复发性口腔溃疡、贝赫切特综合征、创伤性溃疡（血疱）、创伤性口角炎、放射性口炎、莱特尔综合征
口腔黏膜大疱类疾病	天疱疮、类天疱疮、副肿瘤性天疱疮、类天疱疮样扁平苔藓、线性IgA大疱性皮肤病
口腔斑纹类疾病	口腔白色角化症、口腔扁平苔藓、口腔白斑病、口腔红斑病、盘状红斑狼疮、白色海绵状斑痣、口腔黏膜下纤维性变
口腔黏膜肉芽肿性疾病	克罗恩病、结节病、浆细胞肉芽肿、嗜酸性肉芽肿、韦格纳肉芽肿病
唇舌疾病	①唇炎：慢性非特异性唇炎、腺性唇炎、良性淋巴组织增生性唇炎、浆细胞性唇炎、肉芽肿性唇炎、梅-罗综合征、光化性唇炎。②舌疾病：地图舌、沟纹舌、舌乳头炎、毛舌、正中菱形舌炎、舌扁桃体肥大、舌淀粉样变、萎缩性舌炎。③灼口综合征
口腔黏膜色素异常	内源性色素沉着异常（黑色素沉着异常、血红蛋白沉着异常、胆红素沉着异常）；外源性色素沉着异常；色素脱失

（吴芳龙 葛 林）

第二节 操作规范

一、辅助检查技术

（一）针刺试验

【适应证】 疑有贝赫切特综合征者。

【禁忌证】

（1）孕妇。

（2）患有红丘疹或伴有疱疹的人群。

【注意事项】

（1）患者在过于饥饿、疲劳，精神过度紧张时，不宜立即进行针刺。

（2）严格无菌操作，防止感染。

（3）在贝赫切特综合征中的阳性率约65%，高于正常人群。

（4）其诊断的特异性较高。

（5）与病情活动有一定相关性，病情重时阳性率高、程度重。

【操作流程】

（1）75%乙醇消毒皮肤。

（2）用20～22号无菌针头在前臂屈面中部斜行刺入约0.5cm，沿纵向稍作捻转后退出或抽取生理盐水0.1ml注入前臂皮内。

（3）24～48小时后观察进针点，直径≥2mm的毛囊炎样小红点或者脓疱疹样改变为阳性。

（二）甲苯胺蓝染色

【适应证】

（1）口腔黏膜潜在恶性疾病可疑病灶活检前的辅助检查。

（2）口腔黏膜长期不愈溃疡的良恶性初步鉴别。

（3）口腔癌术后复查。

【禁忌证】

（1）对本药有过敏史者或高过敏体质者。

（2）婴幼儿。

（3）精神障碍不能配合者。

【注意事项】

（1）操作前的告知：试剂不可咽下。万一咽下，告知尿液和大便可能出现暂时性蓝染。

（2）操作前的准备

1）受试患者应穿外套，以防止衣服染色。

2）为防止试剂洒入眼中，应给患者带上眼罩。

3）操作应在设有下水口的地方进行，以便于吐出染色剂时减少周围环境污染。

（3）出现试剂过敏情况应及时指导患者去内科诊治。

（4）醋酸清洗脱色应均匀而轻柔。

（5）应在炎性损害愈合后再重复染色。

（6）对表面有角化的口腔白斑不易着色。

（7）甲苯胺蓝无法浸透深层组织。

【操作流程】

（1）患者用清水漱口3次，每次半分钟。

（2）擦干病损表面。

（3）用棉签蘸甲苯胺蓝液涂于病损表面，等待半分钟。

（4）用1%冰醋酸棉签脱色，更换棉签反复脱色，直至棉签无着色。

（5）良好的灯光照射条件下观察口腔黏膜病损部位的染色情况。

（6）深蓝色的着色部位为可疑的恶变部位。

（7）将染成蓝色的可疑病灶的部位、大小、形态、表面特征和颜色用示意图加以描记，可用作组织活检前的定位。

（三）白念珠菌直接镜检

【适应证】 疑有念珠菌感染的口腔黏膜病。

【禁忌证】 糜烂创面。

【注意事项】

（1）涂片不能太厚，并且要均匀，否则菌体堆积或分散不匀，会影响染色结果。

（2）脱色要至无蓝色脱落为止。

（3）烤干时，若火焰固定，应避免菌体过分受热而皱缩变形，影响结果的判断。

【操作流程】

（1）涂片

1）铺薄膜于桌面上。

2）放上载玻片并滴一滴生理盐水。

3）用无菌棉签的木棒端擦拭取检部位。取检目标：口腔黏膜的假膜、脱落上皮、痂壳及少量唾液。

4）用取材棉签于生理盐水中擦拭混匀，均匀涂布载玻片。

（2）固定：以木夹子固定载玻片夹持端，于酒精灯上均匀受热、烤干。

（3）染色

1）注射针头滴注一小部分革兰染液1液于载玻片上。

2）用一洁净棉签木棒端轻轻抹拭以混匀染液。

3）15秒后用清水自载玻片夹持端向下顺流冲洗其上染液。

（4）烤片：再次烤干载玻片。

（5）镜检：调试好目镜16倍，物镜25倍，观察。结果判读：

1）镜下未见真菌孢子及菌丝出现，报告：受检部位真菌（－）。

2）有真菌孢子及菌丝出现且为1～2个/高倍视野时，报告：受检部位真菌（±）。

3）有真菌孢子及菌丝出现且为≥3个/高倍视野时，报告：受检部位真菌（＋）。

4）有真菌孢子及菌丝出现且远多于3个/高倍视野时，报告：受检部位真菌（＋＋）。

（四）揭皮试验

【适应证】 疑有天疱疮的口腔黏膜病。

【禁忌证】 糜烂创面过大。

【注意事项】 动作尽量轻柔，在可资判别的基础上，尽量减少创面。

【操作流程】

（1）患者用清水漱口。

（2）用镊子将疱壁撕去或提取。

（3）若连同邻近外观正常的黏膜一并无痛性地撕去，并遗留下一鲜红创面，可判为揭皮试验阳性。

（五）直接免疫荧光检查

切取患者病变部位组织行免疫荧光组织学检查。

【适应证】 口腔黏膜感染类疾病、口腔黏膜斑纹类疾病（如口腔扁平苔藓、口腔白斑病）和口腔黏膜大疱类疾病。

【禁忌证】 血常规异常者、病情未控制的血液病患者、有严重慢性全身性疾病者和手术切取部位有严重感染者。

【注意事项】

（1）标本切取时，从口腔黏膜取活检标本至少应该有3mm×3mm大小，立刻用生理盐水浸泡保存，送至实验室。

（2）从开始取标本到最后观察需注意标本的保湿，加荧光抗体后需注意标本的避光保存。经荧光染色的标本最好在当天观察，随着时间的延长，荧光强度会逐渐下降。

（3）结果判定：在荧光显微镜下观察荧光强度，待检标本特异性荧光染色强度达（＋＋）以上，而自发荧光对照和特异性对照显示为（±）或（－），即可判定为阳性。荧光强度判读标准如下：（－）无荧光；（±）极弱的可疑荧光；（＋）荧光较弱，但清楚可见;(＋＋)荧光明亮;(＋＋＋～＋＋＋＋)荧光闪亮。

（六）间接免疫荧光检查

抽取患者血液在已知抗原标本片上进行免疫荧光检查。

【适应证】 一般用于检测口腔黏膜病患者血液循环中是否存在自身抗体,如舍格伦综合征、口腔扁平苔藓、红斑狼疮、大疱性疾病等。

【禁忌证】 血常规异常者、血液病患者和有严重的慢性全身性疾病者慎做。

【注意事项】

（1）告知患者抽血前一天不吃过于油腻、高蛋白食物,避免饮酒。

（2）通常采用大白鼠口腔、食管或胃黏膜、脾脏以及肝脏等制成4～6μm的冰冻切片,作为已知抗原标本片。取患者静脉血2ml,分离血清,作为待检抗体标本。

（3）荧光染色后一般在1小时内完成观察,4℃可保存4小时,时间过长会使荧光减弱。

（4）每次试验时,需设置荧光标记物对照、阴性对照和阳性对照。结果判定同直接免疫荧光法。

二、辅助治疗技术

（一）湿敷治疗

【适应证】 上、下唇红部的糜烂、结痂损害;口腔内黏膜的充血糜烂面损害。

【注意事项】

（1）唇红部湿敷时切勿让覆盖纱布干燥,更不可在纱布干燥粘于病损时强行撕脱。

（2）痂皮浮起后不能用手剥脱。

（3）口腔黏膜湿敷时纱布不能留在口内过夜,以防误吞。

【操作流程】

（1）唇红部湿敷操作流程

1）剪取与唇部病损部位大小相仿的消毒纱布3～5层。

2）用一次性塑料杯倒取适量湿敷剂,可用漱口液或中药煎剂做湿敷剂。

3）将备用小纱布浸入湿敷剂中。

4）镊取浸透湿敷剂的纱布小心覆盖于病损之上。

5）用吸管或另一块纱布不断蘸取塑料杯中的湿敷剂滴在覆盖于病损的纱布上,使之保持湿润。

6）持续约20分钟,待痂皮浸泡至浮起,去除纱布后,用消毒棉签小心卷去浮起的痂皮。

7）在去除痂皮的新鲜创面上洒上皮质散等散剂，或涂油膏类保护剂。

8）待创面重新结痂后重复上述过程，每日2～3次。

（2）口腔内黏膜充血糜烂面湿敷操作流程

1）用2%小苏打液或复方硼砂含漱液等含漱5分钟，吐出。

2）剪取与创面相仿的消毒纱布2～3层。

3）用含有上皮生长因子的喷剂将消毒纱布喷湿，但无液体滴下。

4）镊取以上纱布小心置于口内黏膜病损区20分钟左右。

5）可吞咽唾液，但需要谨慎，避免误吞。

6）湿敷完成后吐出纱布。

7）每日湿敷2～3次。

（二）雾化治疗

【适应证】 各类疾病造成的口腔黏膜广泛糜烂、溃疡；恶性肿瘤放射治疗引起的口腔黏膜损伤。

【禁忌证】 孕妇及哺乳期妇女慎用；对雾化药物有变态反应者禁用。有严重传染性疾病患者不能混用设备器械。

【注意事项】

（1）临床常用维生素B_{12}、维生素C、庆大霉素、地塞米松等药物配制雾化液。

（2）雾化液必须当日新鲜配制。

（3）对年龄较小的患儿应注意酌减雾化时间。

（4）雾化液配方中，易过敏的药物必须先行皮试。

（5）注意观察病情，吸入时如感不适，应立即停止雾化。

（6）雾化器用毕要擦净消毒，雾化器械及管道应定期消毒，防止发生交叉感染。

（7）对神志不清的患者或儿童，雾化吸入时一定要有护士或家属看护。

【操作流程】

（1）将蒸馏水加入雾化器水槽内至规定刻度，每次治疗前都应仔细检查槽内水位，以保证适当水量。

（2）将雾化罐放入水槽内嵌紧，将10～20ml雾化液倒入雾化罐。

（3）连接螺纹管和出雾口，如使用含嘴型出雾口应嘱患者含紧含嘴，勿使药物外泄，缓缓吸入药物，口、鼻同时吸气，鼻呼气；如使用面罩型出雾口，面罩贴近患者口鼻处，雾化喷嘴距患者口鼻5～10cm。

（4）接通电源，打开雾化开关，见指示灯亮并有气雾溢出，按需要调节雾量，计时，吸入10～20分钟；每日1～2次，3天为一疗程。

（5）雾化吸入完毕后，取下含嘴或面罩。

（6）用毕，先关雾化器开关，再关电源开关，最后拔除电源。

（7）如非一次性的含嘴或面罩，需清洗干净、消毒后备用。

（三）局部封闭治疗

【适应证】

（1）口腔长期不愈的单个深大炎性溃疡，包括结核性溃疡。

（2）各种病因造成的口内长期的范围较局限的糜烂型病损。

（3）唇部炎症造成的唇红部长期的干燥脱屑、皲裂、糜烂、渗出结痂等病损。

（4）肿胀不消的肉芽肿性唇炎。

（5）口腔黏膜下纤维性变。

【禁忌证】

（1）对封闭注射药物存在变态反应者禁用。

（2）孕妇及哺乳期妇女慎用。

（3）明确诊断为恶性溃疡者禁用。

【注意事项】

（1）临床常用曲安奈德和2%利多卡因或注射用水的配伍，1:1或1:2稀释，浓度5～20mg/ml。

（2）用量视部位大小而定，控制每次最大剂量20～50mg。

（3）两次注射间隔时间至少1周。

（4）尽可能小剂量、短疗程用药，2～4次无效或疗效不佳即终止治疗。

【操作流程】

（1）选择基底封闭部位

1）选择安全部位，避免损伤大血管和神经。

2）选定病损边界外约0.5cm处外观正常的黏膜为进针点，小面积一个点注射，大面积多个点（相距1cm布点，一次不宜超过5个点，每个点注射0.1～0.5ml）。

3）唇部较广泛病损可采用前庭沟小剂量多点注射法，多选和上下颌尖牙对应的前庭沟处进针，如病损累及整个上唇或下唇，可增加唇系带对应的前庭沟为进针点。

（2）用无菌棉签拭净拟进针部位唾液，聚维酮碘消毒。

（3）持注射器向病损基底下方进针，到达基底部结缔组织层后将针头尽量与黏膜平行推进。

（4）约到达病损中央后，回抽无血，缓慢推注大部分药物，再缓慢边退针边注射，直到注射到所需剂量为止。注射应缓慢，以减少患者疼痛，并注意观察患者反应。

（5）注射毕，拔出针头，用棉签轻压针眼处片刻。

（吴芳龙　葛　林）

第七章　口腔修复科

第一节 概　述

一、常见疾病

口腔修复治疗主要是针对牙体、牙列的缺损和缺失开展的修复工作，牙体外形色泽不佳者可以用修复技术进行美学修复，另外颌面部软硬组织缺损但无法用外科技术修复的也可用膺复体技术进行修复。

1. 牙体缺损　是指由于各种原因引起的牙体硬组织不同程度的破坏、缺损或发育畸形，造成牙体形态、咬合及邻接关系的异常，对牙髓、牙周组织以及咀嚼、发音、美观等造成不同程度的不良影响。

2. 牙列缺损　是口腔疾患中的一种缺损畸形，它是指牙列中的部分天然牙丧失，临床上表现为牙列内不同部位、不同数目的牙齿缺失。

牙列缺损的分类（肯氏分类）：以牙列中主要缺隙所在位置进行分类。

第一类：牙弓两侧后部牙缺失，远中为游离端、无天然牙存在。

第二类：牙弓一侧后部牙缺失，远中为游离端、无天然牙存在。

第三类：牙弓一侧有牙缺失，且缺失两端均有天然牙。

第四类：牙弓前部牙齿连续缺失并跨过中线，天然牙在缺隙的远中。

亚类：以主要缺隙外的其他缺隙进行亚分类。

（1）亚分类以缺隙的多少为依据而与缺牙数目无关，每增加一个缺隙就递加一个亚类，一般不超过4个。除主要缺隙外，还有一个缺隙则为第一亚类，有两个缺隙则为第二亚类，以此类推。

（2）若前后牙都有缺牙，则以最后缺隙为主分类依据。牙弓两侧都有缺隙，仍以最后缺隙位置为主分类依据。例如，一侧游离，一侧非游离者，以游离端分类为主分类。

（3）第四类为单一缺隙分类，不分亚类。

（4）最后牙缺失但不修复者，如第三磨牙和不计划修复的第二磨牙，则不计入分类。

3. 牙列缺失　又称无牙颌，是指上颌或下颌整个牙弓上不存留任何天然牙齿或者牙根。

4. 个别牙错𬌗畸形　对于成年人的个别牙的错𬌗畸形（如

程度不严重的倾倒、错位、扭转等），患者不宜或不愿行正畸治疗时，可以用冠修复技术进行改正。

5. 咬合错乱　对于引起颞下颌关节症状的不良咬合关系，如严重磨耗、牙周炎导致的多数牙松动等，可以进行咬合重建或牙周夹板技术进行治疗。

6. 前牙美学修复　对于前牙色泽、外形等方面的缺陷，或对美观要求极高的患者，可以用修复技术进行美学修饰治疗。

7. 颌面部软硬组织的缺损　外伤、肿瘤等疾病可造成颌面部器官的缺损，导致对患者功能和容貌的影响，如上颌骨的全部或部分缺损，外鼻、外耳、眼球甚至面颊部软硬组织的缺损，若不适宜或无法用外科技术修复的，可以考虑用赝复体修复。

二、诊疗原则

（一）全面诊断

口腔修复科临床诊断时，除了对缺损本身的准确诊断外，还应该全面了解患者情况及修复相关信息。

1. 患者基本情况　患者的年龄、性别、职业和社会背景都会影响修复方案的制订和其对修复效果的期望，故应在接诊时初步了解。

2. 口腔卫生和全身健康状况　口腔卫生状况不良会影响修复体的清洁并进而影响修复效果，而口内的其他疾病（如黏膜病、牙周病、颞下颌关节疾患、导致张口受限的各种疾病）和某些全身系统性疾病直接与修复方案的制订有关。同时，口腔卫生状态也间接反映了患者对口腔健康状况的认识和重视程度，是医患沟通和开展口腔宣教的基础。

3. 缺损或修复的原因　因牙周、牙体疾病、外伤、颌面部创伤、先天畸形、肿瘤手术等不同原因导致的缺损，局部软硬组织条件不同，适合的修复方式也有一定差异。因美观原因需要修复治疗的，由于原有缺陷和患者观感的认知差异对修复效果有不同的要求，这些信息是制订修复方案时需要考虑的重要因素。

4. 口内余留牙情况　活动修复和固定修复都需要考虑邻牙和对颌牙的基本情况以及咬合关系，而口内有其他可能在短期内导致失牙的疾患，会严重影响修复的远期效果，因此应在治疗前全面检查全口牙和咬合关系。

5. 患者对自身缺损和修复效果、费用等的认知和接受程度　修复方案的制订与上述因素密切相关，口腔医师应在制订方案前全面了解上述信息，并对相关疾病进行诊断，必要时需要相关专科会诊或协同。

（二）治疗原则

1. 以人为本　应充分尊重患者的意愿和知情权，对患者及家属进行充分的知情告知，尊重其选择并兼顾经济能力，体现医师对患者的人文关怀。在不违反诊疗规范的前提下，尽可能地考虑患者的需求。

2. 生物学原则　修复治疗的最终目的是不同程度地恢复缺失牙的功能，所以在治疗过程中应注意牙齿及其支持组织的生物学特性，遵循牙科治疗的生物学原则，既要去除可能影响修复效果的牙齿及局部软硬组织疾患，还要尽可能地保护正常组织的健康。

3. 生物力学原则　在余留牙处理、修复方案和修复体设计、修复体试戴调节等阶段都应注重生物力学的考量，使其符合生物力学原则。尽可能多地保存牙体组织，综合考虑咬合关系、修复体基本的抗力形和固位形等方面的因素。

4. 美学原则　在前牙牙体缺损修复时，除了要满足功能的要求外，还应满足美观方面的要求，包括牙齿形态、色彩、牙龈软硬组织条件和患者的个性化要求等。

5. 协同原则　当患者的修复治疗条件不佳，单独靠修复治疗难以达到理想效果时，应与牙体牙髓、牙周、黏膜、正畸或牙槽外科等专业科室协同，为患者制订完整的治疗方案，综合施治，从而达到最优的修复效果。

三、常规工作流程

修复科的常规工作流程从临床接诊患者开始，包含初诊、复诊和复查3个部分，通过与患者的充分沟通交流，针对患者的主诉问题，通过病史采集和临床检查，明确诊断，制订并逐步完成治疗方案，最后还需要定期复查来达到患者满意的治疗效果。固定修复、活动修复或种植修复（单章另述）都需要经过这些流程，但在具体工作中又略有侧重和不同。

（一）总体工作流程

1. 初诊　初诊是临床接诊过程的开始，患者首次向接诊医师诉说主要症状和主观要求，并接受系统的检查，商议治疗方案。初诊过程中有效的医患沟通有助于建立患者的信任感，建立良好的医患关系，为后续治疗的顺利开展建立基础。初诊时的主要内容包括：

（1）准确地掌握和理解患者的主诉。尤其重要的是要准确掌握患者对修复效果的期望和理解，这是后期制订修复方案和开展医患沟通的基础。

（2）详尽地收集患者相关病史。包括缺损的直接原因和时间、全身健康状况、与修复治疗有关的个人生活和工作情况等。

（3）系统全面地完成专科检查及必要的全身检查和辅助检查，包括系统检查、口腔外部检查和口腔内部检查。系统检查时需关注与口腔修复相关的系统疾病及其控制情况。口腔外部检查时注意颌面部外形特征和颞下颌关节的检查。口腔内部检查主要针对缺损特点、修复目的和修复条件进行检查。再次修复的，还需检查旧修复体并分析旧修复体更换的原因。

（4）在确立诊断的基础上提出诊疗方案或转诊建议，尽可能提供必要的口腔卫生指导与其他帮助。

（5）围绕可能的各种治疗方案的预期效果、治疗过程和费用等问题，与患者充分沟通，并在达成共识的情况下选定治疗方案，明确修复计划，签署知情同意书等相关医疗文书。

（6）条件允许的情况下，可按照治疗计划进行第一步操作，如牙体预备、印模制取等。

2. 复诊　复诊是患者按照初诊确定的治疗计划再次接受治疗，按照诊疗规范，逐步实施治疗计划，直到最终完成修复治疗的全过程。可以通过一次或多次诊疗完成。复诊的主要内容包括：

（1）确认牙体牙周等修复前治疗的效果，重新评估患者的口腔条件，并针对现有的条件确认或修改相应的治疗计划。

（2）确定治疗计划无误后，再按治疗计划逐步实施相应的临床操作，包括但不限于牙体预备、印模制取、咬合记录、比色、修复体制作、修复体试戴、修复体调磨等。

（3）对治疗后产生的不适进行诊治。

3. 复查　定期复查的目的是维护患者口腔卫生，维持口腔健康，及时发现患者的其他问题，并指导修复体维护，保证修复体的正常使用，提高修复体的远期成功率。复查应尽可能面诊，可以辅以电话、邮件和网络沟通等方式。

（二）固定修复工作流程及注意要点

1. 病情分析　在初诊时需要明确患者的主诉症状和主观要求，若遇其他科转诊的患者，应明确前期治疗是否结束，效果如何以及是否需要其他治疗。可按以下流程进行。

（1）病史采集：除前述病史采集的内容外，要注意明确患者的主观要求，尤其是对前牙固定修复的美观需求，必要时应对其心理及精神健康状况进行初步评估。

（2）体格检查：行口腔内部检查，检查前期口腔治疗的效果和基牙的情况。

（3）辅助检查：一般单颗牙固定修复可以选择根尖片，了解患牙（或基牙）前期牙体治疗和/或牙周情况。对于多颗牙需要修复或涉及咬合重建等的患者，可以选择全景片初步了解全牙列的状况。对于部分复杂病例，可以选择锥形线束CT检查。

（4）模型分析：模型分析让医师有充分的时间和视角来观察和分析患者口内牙列情况，如上殆架有助于咬合分析，诊断蜡型有助于美学分析等。对于美学修复的患者，还可以通过照片、视频的方式进行更加详细的分析。

2. 诊断及治疗计划　根据病史材料、体格检查和辅助检查，对患者的病情作出判断，并制订治疗方案，包括修复体设计，对每种治疗方案进行详细的描述和解释，进行预后评估，介绍治疗费用、周期和修复后注意事项等。在患者知情同意后，协商制订详细的修复计划，并对修复材料作出选择。

3. 修复前的其他治疗　根据患者病情和检查，分析是否需要进行其他专科的处理，如全身疾病的控制、牙体牙髓疾病或牙周疾病的治疗和控制、必要的正畸和/或外科治疗等。

4. 准备工作

（1）器械准备：按照修复计划，选择本次治疗必要的器械和材料。

（2）比色：在牙体预备前进行比色，以取得更接近余留天然牙的颜色。

（3）印模制取：牙冠尤其是殆面形态比较完整的患牙或基牙，可在牙体预备前取模以便于临时修复体的制作。

5. 牙体预备　根据治疗计划中选定的修复体类型和材料，按要求进行牙体预备。必要时应采取排龈或切龈技术。

6. 终印模制取　按修复加工工艺和精度的要求，制取终印模，固定修复的终印模通常使用硅橡胶或聚醚橡胶来制取。

7. 记录咬合关系　通常可以使用咬合记录硅橡胶或红蜡片来记录咬合关系。

8. 临时修复体制作和粘固　牙体预备前制取有印模的，可利用印模制作临时修复体，不能在牙体预备前获得临时修复体印模的，可选择口外制作临时修复体。临时修复体要注意保护基牙牙体和牙髓组织，维护牙周组织的健康，有需要时还可以通过临时修复体对牙龈形态进行塑形。粘固时要注意方便临时修复体取下，注意保护牙髓和牙周组织健康。

9. 填写加工设计单　在设计单上明确和详细地记录需加工修复的种类、材料、颜色等，并标注其他特殊要求。

10. 修复体试戴　修复体试戴时注意是否被动就位，检查边缘密合性和触点、固位力、修复体颜色和形态等。修复体本身强度足够的，应在粘固前进行咬合检查和调磨，修复体本身强度不足的如贴面等粘固修复体，需在最终粘固后进行咬合检查和调磨。调磨后都需要抛光。

11. **修复体粘固**　固定修复的修复体通常都需要粘固在基牙上，选择粘固剂时，除了考虑修复体自身的材料和类型，还应注意保护牙髓，对于活髓牙使用非刺激性的粘固材料。

12. **修复后检查**　固定修复体复查时需注意检查修复体的完整度、修复体边缘密合度、触点、咬合情况、患（基）牙牙体牙髓和牙周的健康等情况。

（三）活动修复工作流程及注意要点

1. **病情分析**

（1）病史采集：在病史采集的过程中要注意明确患者的主观要求，尤其是对多颗缺牙且余留牙条件较差、缺牙区牙槽嵴较低平、口内情况复杂而修复难度较大的患者，应让患者明确活动义齿能达到的功能上限，以利于患者作出判断和选择。

（2）体格检查：口腔内部检查主要包括缺牙区的检查、余留牙的检查和口腔黏膜、系带位置的检查等。

（3）辅助检查：根据局部缺损的情况和修复技术要求选择根尖片或全景片或锥形线束CT检查。

（4）模型分析：对于多颗缺牙等复杂修复病例，模型分析是必要的。可以通过模型观测分析，设计义齿卡环、支托、连接体等。对于倒凹较大或分布较复杂的患牙，可通过模型分析调节观测线来解析倒凹，确定就位道，并以此为据调节倒凹分布，设计义齿。

2. **诊断及治疗计划**　在明确诊断的基础上，结合患者全身及局部条件，制订治疗方案，并进行预后评估。据此向患者介绍治疗周期、费用和修复后注意事项等。在患者知情同意后，协商并确定详细的修复计划。

3. **修复前的其他治疗**　根据患者病情和检查，分析是否要进行其他专科的处理。

4. **准备工作**

（1）设计单绘制：根据计划的修复体类型和材料，初步绘制修复体设计单，与患者协商，必要时请示上级医师。

（2）器械准备：按照本次治疗内容选择必要的器械和材料。活动修复多使用成品牙，可根据余留牙颜色、患者肤色、牙弓形态和脸型酌情选择成品牙色泽和外形。

5. **牙体预备**　按照设计单描绘的支托、隙卡等位置进行必要的牙体预备。

6. **初印模取和个性化托盘制作**　单个牙修复的患者可一次完成印模取。遇口内情况较为复杂的患者，成品托盘常不能很好地适应患者口腔情况，需制取初印模来制作符合患者口腔情况的个性化托盘。

7. **终印模制取** 按修复加工工艺和精度的要求,制取终印模,活动修复的患者在有松动牙或组织倒凹较大时,应避免使用硅橡胶或聚醚橡胶作为终印模材料,实在需要时,要注意保护患者口内软硬组织健康。

8. **填写设计单** 根据治疗计划填写和描绘设计单,标注修复体种类、材料等,有特殊要求的应一并说明。

9. **试支架** 复杂的整铸支架活动义齿通常可以选择试支架,检查支架的边缘位置、贴合性并检查调节咬合等。

10. **确定和记录颌位关系、上𬌗架** 活动义齿确定颌位关系是必不可少的重要步骤,在余留牙能够确定准确和舒适的颌位关系时,可利用咬合记录硅橡胶或红蜡片等进行咬合记录。当口内余留牙不能维持稳定的颌位关系时,需使用𬌗堤进行颌位关系记录。确定颌位关系后需要上𬌗架,可根据缺牙数目和口内颌位关系情况选择𬌗架种类。

11. **试排牙** 对于复杂的活动修复,可选择试排牙来检查义齿的咬合和外观效果。

12. **义齿试戴** 活动义齿试戴时注意检查是否能顺利就位,边缘是否贴合,基托边缘位置是否合适,是否有压痛点,检查颌位和咬合是否合适。打磨调节后需对光滑面进行抛光。修复体初戴时需要详细交代患者义齿使用的注意事项。

13. **修复后检查** 对于活动修复的患者,在复查时需注意检查是否有戴牙后疼痛、固位不良、摘戴困难、咀嚼功能差、食物嵌塞、发音不清晰等情况,并在定期维护中对需要修理的义齿进行必要的处理。

四、基础操作规范

(一)印模制取和灌模

1. **印模方法、托盘和印模材料的选择** 印模是物体的阴模,口腔印模是指口腔有关组织的阴模,要求能够反映口腔的软硬组织。

(1)印模方法的分类和选择:印模方法根据不同的标准有不同的分类。按照印模的次数可以分为一次印模法和二次印模法;按照取印模时患者的张闭口状态可以分为开口式印模和闭口式印模;按照取印模时是否进行肌功能整塑可以分为解剖式印模和功能性印模;按照取印模时是否对黏膜施压可以分为压力式印模、选择性压力印模和非压力印模等。

一次印模法是指采用成品的托盘和印模材料(如藻酸盐)一

次性完成工作印模的制取。二次印模法又称联合印模法，由初印模、初模型、终印模、终模型组成，先用藻酸盐制取初印模，用石膏灌注形成初模型，在其上制作符合具体患者牙弓形态的个别托盘，进行托盘边缘整塑，再用流动性及细节还原度较高的终印模材料（如硅橡胶）制取终印模，超硬石膏灌注形成终模型。

一次印模法多用于固定义齿和可摘局部义齿的修复，二次印模法多用于全口义齿、部分复杂的固定义齿及复杂的局部可摘义齿的修复。

不同印模方法的优点和缺点：一次印模法的优点是一次性完成，操作简单，缺点是采用成品托盘可能因患者个体差异而不能与牙弓形态完全匹配，造成印模质量不高，影响印模质量和最终修复效果。二次印模法的优点是印模准确性好、印模质量高，缺点是操作相对烦琐。

（2）托盘的分类和选择：按照制作托盘的材质可以分为金属托盘（可以反复消毒使用）、塑料托盘（多为一次性）和金属支架外部涂塑料的托盘；按照托盘的结构和使用目的可以分为全牙列托盘、部分托盘和无牙颌托盘。

托盘的选择：选择托盘的大小和形态要与牙弓一致，托盘比牙槽嵴略宽2～3mm，托盘内面及边缘与牙弓内外侧组织间有3～4mm的间隙，托盘翼缘不能过长，要止于黏膜褶皱约2mm处，并且不能妨碍系带、唇、颊、舌和口底软组织的功能活动，托盘后缘在上颌需要覆盖颤动线及上颌结节，在下颌需要覆盖至少最后一颗磨牙或磨牙后垫区。如果成品托盘某部分与口腔情况不太适合，可使用技工钳稍作调改、使用蜡片增加托盘边缘的长度和高度。制取的印模必须囊括与修复有关的所有口腔软硬组织的范围。

（3）印模材料的选择：根据印模塑形后有无弹性可分为弹性和非弹性印模材料两类。根据印模材料是否可反复使用，可分为可逆性和不可逆性印模材料。

目前临床上常用的印模材料有印模膏、藻酸盐印模材料、硅橡胶印模材料、聚醚印模材料等；其中印模膏为弹性可逆性印模材料，藻酸盐和硅橡胶为弹性不可逆性印模材料，藻酸盐的优点是操作简便，缺点是印模材料的表面清晰度和尺寸稳定性较差，硅橡胶印模材料的优点是具有良好的弹性与韧性、强度高，能灌注2～3副模型，制取的印模精确度较高，化学稳定性较好，缺点是不适用于牙周条件差、牙间隙大、倒凹大、倾斜严重等情况。临床上可根据不同修复方式选择适宜的印模材料。

2. 印模制取的具体步骤

（1）患者的准备：患者的椅位应保持直立状态，取上颌印模时，患者的上颌与医师的肘部齐平或稍高，张口时上颌牙弓平面与地面平行；取下颌印模时，患者的头稍前倾，患者的下颌与医师的上臂中份大致相平，张口时下颌牙弓与地面平行。

（2）器械和材料的准备：大小适合的托盘、橡皮碗、调拌刀、量勺、量杯、轻体、重体、藻酸盐印模粉、水等。

（3）藻酸盐印模的制取：藻酸盐印模制取时，如患者存在牙列缺损，先取少量调拌好的印模材料涂抹在缺牙间隙处或倒凹大的位置，有利于缺隙处细节的准确。然后用口镜牵拉一侧口角，将含有印模材料的托盘旋转就位，取上颌印模托盘常从后向前就位，取下颌印模嘱患者向后卷舌的同时托盘从前向后就位，避免舌对口底解剖结构的影响，并进行肌功能整塑，待藻酸盐印模材料凝固后（藻酸盐一般为2～3分钟凝固），适当减压（牵拉口角或者气枪吹入少量空气）后，将托盘脱位。

（4）硅橡胶印模的制取：常采用二次印模法，初印模采用重体制取，完全硬固取下后可对初印模进行适当的修整，检查就位情况，再打入轻体取终印模，口内吹干基牙后将轻体均匀地沿着预备牙齿的牙龈及肩台注射，完整密合打在基牙四周，保证边缘无气泡、唾液和血液的污染，再牵拉口角，将托盘就位，并根据需要可进行肌功能整塑，待印模材料凝固后（硅橡胶一般至少需要等待5分钟），适当减压（牵拉口角或者气枪吹入少量空气）后，将托盘脱位。

硅橡胶印模制取注意事项：①使用硬质托盘。②不用戴橡胶手套的手接触印模材料。③过深过大的倒凹应先用棉球或蜡稍填充，以免印模材料无法取下或撕裂印模。④二次印模法时，初印模取下后应充分修整肩台、龈乳头、牙间隙部位的倒凹，修排溢道，便于二次印模就位。⑤取模后至少半小时再灌模。

（5）印模质量的检查：工作颌印模要求边缘及组织面完整，无气泡；印模范围适合，清晰；印模材料与托盘贴合，无分离；对颌印模要求牙冠部分清晰准确、无气泡、无变形、印模材料与托盘无分离。

（6）印模消毒：可采用2%的戊二醛、10%次氯酸钠或者聚维酮碘对印模进行消毒，临床常用冲洗法、浸泡法或者喷雾法进行消毒，消毒后要再次检查印模是否变形和清晰。

3. 灌注模型　灌注模型是指将调拌好的模型材料灌注到印模中，待模型材料凝固脱模后形成的阳模。口腔模型要求能够准确地反映口腔组织解剖的精细结构，要求较高的精度、模型清晰、无缺陷（如气泡、石膏瘤等）、尺寸稳定（热胀冷缩无明显变形）等；并且模型要求有一定的厚度和强度，能够保证修复体制作过程中不会损坏；模型表面要求光滑，容易脱模。

模型按照用途可以分为工作模型、对颌模型以及研究模型；按照模型的材料分类可以分为石膏模型（普通石膏、硬质石膏和超硬石膏)、耐火材料模型和树脂模型等。模型灌注的方法及操作要点如下。

（1）灌注前仔细检查印模是否完整和清晰。

（2）模型材料的调拌，要严格按照说明书进行。

（3）灌模的方法一般有两种：一般灌模法是制取印模后不做处理，直接灌注模型；分段灌注法是指在灌模时在组织面灌注硬石膏或者超硬石膏，其他部分采用普通石膏灌注。

（4）模型需要加底座，厚度应大于10mm，以免折裂。

（5）脱模：脱膜时，先用工作刀修去托盘周围多余的石膏，使得托盘周围不被石膏包埋，然后根据不同的印模材料采用相应的脱膜方法。其中弹性印模材料脱膜比较容易，一手拿住模型底座，一手持住托盘，顺着牙长轴的方向，轻轻用力，使印模和模型分离即可。印模膏印模脱膜时，先放入热水中浸泡，使印模膏中的淀粉溶胀后再脱膜。

（二）颌位关系的确定和转移

颌位关系的确定和转移对修复体的制作至关重要，颌位关系的确定分为两种：患者口内余留牙有稳定的咬合，颌位关系稳定以及患者口内没有稳定的咬合，颌位关系不稳定。

1. 有稳定颌位关系　此类患者在确定并转移颌位关系时相对比较容易。一般嘱咐患者反复开闭后，观察稳定咬合时的位置关系，在牙体缺损的修复中，可利用烧软的红蜡片或者咬合硅橡胶置于牙齿咬合面，在闭口达到稳定的咬合位置，待红蜡片或者咬合硅橡胶凝固后取出，再将上下颌石膏模型按照红蜡片或者咬合硅橡胶的印记进行咬合复位，观察记录的颌位关系是否与患者口内一致以及稳定，即完成颌位关系的确定和转移；如在牙列缺损的修复中，需要制作𬌗托或利用试戴的金属支架结合蜡𬌗堤来记录咬合关系。

2. 没有稳定的颌位关系或无牙颌　此类患者颌位关系的确定和转移相对复杂。

（1）垂直颌位关系的记录：在石膏模型上制作𬌗托，𬌗堤宽度一般要求前牙区6mm左右，后牙区8～10mm。𬌗堤制作完成后进行垂直关系的确定，一般采用息止颌位法和面部比例等分法。息止颌位法是测量息止颌位时鼻底至颏底的距离，减去息止𬌗间隙2～3mm作为确定垂直距离的数据。面部等比例分法是指额上发际线至眉间点、眉间点至鼻底、鼻底至颏底三段距离大致相等。

（2）水平颌位关系的记录：确定水平颌位关系即确定正中关系位，是指下颌髁突位于关节窝居中而不受限的生理颌位，在这个位置，患者颞下颌关节不紧张、咀嚼肌力大，咀嚼效能也高。

采用的常规方法有哥特式弓描记法和直接咬合法（包括卷舌后舔法、吞咽咬合法、后牙咬合法、诱导法以及肌肉疲劳法）。

（3）颌位关系记录的核对：确定垂直关系记录以后，可以通过发"m"音来引导观察息止颌位的下颌位置，通过发"s"音来确定最小的发音间隙。正中关系的校正可采用𬌗堤划线后反复咬合法、扪颞肌法或扪髁突动法。𬌗平面平分𬌗间距，两侧𬌗平面高度需一致。

（4）𬌗堤的标志线：一般采用𬌗堤记录颌位关系后，可在𬌗堤上画一些标志线，根据标志线进行排牙，以获得更好的美学效果和功能。主要的标志线有面中线、唇高线、唇低线、口角线等。

（5）颌位关系的转移：将带有上下𬌗托的石膏模型固定在𬌗架上，同时要保持所记录的水平和垂直关系的正确和稳定。在转移过程中要注意面弓转移上颌与颞下颌关节的位置关系，要转移相应的髁导斜度、侧方髁导斜度以及切导斜度。下面以平均值𬌗架为例，简述颌位关系转移的一般方法步骤。

1）调整好𬌗架：切导针上刻线与上颌体上缘平齐；切导平面为水平位；固定两侧前伸髁导斜度为30°；髁球紧贴髁槽前壁；扭紧固定正中锁；侧方髁导斜度为15°。

2）标记髁突位置：髁突位于外眼角至耳屏中点连线上离耳屏约13mm。

3）固定𬌗叉：加热𬌗叉后插入上颌堤；离𬌗平面约5mm；内叉起辅助固位作用，只需插入𬌗堤少许；𬌗叉平面与𬌗平面平行；𬌗叉柄上的刻度沟对准中线。

4）固定面弓于人体：将带有𬌗托的面弓固定于患者头部，然后面弓支撑球放置于患者外耳道内。

5）固定面弓于𬌗架上：将面弓及𬌗托从患者口内取出；两侧髁梁分别套在𬌗架的髁杆外侧端；然后调节面弓高度。

6）固定上下颌模型：将湿润的上颌模型就位于𬌗托，调拌石膏固定上颌模型于上颌环；固定下颌模型时要先反转𬌗架，石膏固定于下颌模型，捆绑固定𬌗架。

7）完成颌位关系的转移：去除面弓，取出𬌗叉，完成颌位关系的转移。

第二节 固定修复

一、烤瓷全冠及全瓷冠修复

（一）适应证

（1）牙体严重缺损，缺损区较大导致固位形、抗力形差，不能用嵌体或者部分冠修复者。

（2）牙冠位置异常、形态异常，必须用修复体来恢复解剖外形和排列者。

（3）存在咬合偏低、邻接关系不良时，必须用修复体来恢复咬合和邻接关系者。

（4）后牙隐裂，牙髓活力未见异常或者已行牙髓治疗者。

（5）氟斑牙、四环素牙等变色牙、发育畸形的牙或者发育不良影响美观的前牙，或患者对美观要求高者。

（6）用作可摘局部义齿的基牙，但固位倒凹不足需改形或者基牙需要保护者。

（7）牙周固定夹板的固位体。

（二）修复过程

1. **修复前准备**　确定患者选择材料（金属烤瓷还是全瓷）、比色（备牙前与备牙后比色）、取模材料（硅橡胶的重体、轻体、聚醚、藻酸盐等）、临时修复材料、车针（咬合面、邻面、去除龋坏等需要的车针）、大小合适的托盘、咬合纸、牙线、备牙所需要的涡轮机等。

2. **牙体预备**　如牙石、软垢或菌斑较多、牙龈红肿，建议牙周基础治疗后再备牙。

（1）前牙预备

1）切端预备：先在切端磨出3条指示沟，金属烤瓷冠深度2.0mm（全瓷冠可在此基础上增加0.5mm左右的牙体预备量），后均匀磨出沟间组织。

2）唇面预备：根据唇面外形凸度，磨出3条指示沟，龈1/3与牙体长轴平行，切2/3顺沿唇面弧度，金属烤瓷冠深度1.5mm（全瓷冠可根据情况增加0.2～0.5mm）。然后磨除沟间组织，颈缘在龈下0.5～0.8mm预备成浅凹型圆角肩台，肩台宽度0.8～1.0mm（图7-2-1），一般全瓷冠肩台比金属烤瓷要略宽。

3）邻面预备：小心磨除邻面组织，保护邻牙，金属烤瓷冠各轴壁龈向聚合度成2°～5°（全瓷冠各轴壁龈向聚合度为8°～10°），颈部预备齐龈0.5mm～1.0mm宽圆角肩台。

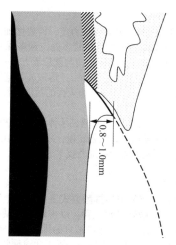

$0.8 \sim 1.0mm$

图7-2-1　全冠唇面肩台形态示意图

4）舌面预备：舌窝部分预备颈部到切端2条指示沟，深度为1.5mm，然后均匀磨除舌侧釉质，在靠近颈缘部分参照唇面预备形成龈1/3轴壁，边缘形成0.5mm圆角肩台。

5）精修：各预备面应圆钝、光滑、连续、无倒凹，消除可能的应力集中；排龈后修整龈下边缘。需要注意的是，为了前牙的美学功能，前牙预备的唇侧及邻面肩台一般建议位于龈下或者平齐龈缘，舌侧边缘可以制作在龈上或者平齐龈缘。

（2）后牙预备

1）𬌗面预备：金属烤瓷预备出至少1.0mm的指示沟（全瓷冠预备至少1.5mm），功能尖斜面预备增加至2mm，以此为参照，依据解剖外形均匀磨除牙体组织。注意需预备出一个较宽的功能尖斜面（上后牙舌尖舌斜面处、下后牙颊尖颊斜面处），功能尖斜面预备不足会造成修复体局部过薄或形态恢复不良。用蜡片检查𬌗面间隙是否达到要求，患者咬红蜡片，观察蜡片上是否存在过薄的透光点。

2）颊舌面预备：金属烤瓷冠分别在颊舌侧近中、中部、远中制备深度至少0.5mm（全瓷冠至少为1.5mm）的指示沟，形成宽至少0.5mm颈部浅凹形圆角肩台（全瓷冠至少1.0mm），然后顺序磨除牙体组织，形成2°～5°聚合度（全瓷冠为5°～8°），并尽量向𬌗面扩展。

3）邻面预备：应尽量保护邻牙，用小号车针于邻面由颊侧向舌侧上下提拉预备，形成2°～5°聚合度，颈缘形成0.5mm浅凹形圆角肩台。

4）辅助固位预备：如果固位力差，需要增加固位沟，以加强固位。于近远中或者牙体组织较多处，预备深1mm，龈方向不小于2mm的固位沟。注意固位沟与就位道方向一致。

5）精修完成：修整预备体外形，形成光滑连续边缘，无尖锐点线角。将牙面吹干，清洁牙齿表面的污渍，检查牙体预备是否清楚、肩台是否清晰。

6）注意事项：临床上常常遇到牙体缺损到达龈缘甚至龈下的患者，可以采用充填方式恢复缺损，牙体缺损在牙龈以下的患者，可以采用冠延长术或龈壁提升技术进行充填，务必做到完整地暴露备牙的边缘。

3. 模型制取

（1）排龈：目前常用的排龈方式主要有肾上腺素缩龈、排龈线机械排龈、排龈膏排龈三种。以排龈线机械排龈为例：在局部麻醉下进行为佳，选择粗细适宜的排龈线（建议采用000或者0000的排龈线），将排龈线的一头置于牙冠颊侧的近中或者远中转角，轻轻压入，不要用力太大，避免损伤牙龈，然后沿着压入的一端，逐渐将排龈线全部压入牙龈，包绕整个牙齿周围的牙龈。根据情况，必要时可采用双线排龈法。

（2）取模：参考基本操作规范中硅橡胶印模的制取方法。

（3）检查印模：取出托盘后，检查牙齿边缘是否完整清晰、是否有气泡或者血液等、检查排龈线是否进入备牙区域等，如果存在这些问题，需要重新制取印模。

目前随着数字化的发展，也常采用口腔扫描的方法替代传统的印模法，在进行口腔扫描时，需要保持患牙及邻牙的干净，没有唾液污染，口腔扫描后务必检查基牙是否清晰完整，邻牙及对颌牙是否完整，以便模拟咬合后进行牙冠的设计与制作。

（4）比色：注意要在自然光下，根据饱和度、明度、色调来选择颜色。一般医师根据患者情况，以邻牙以及对侧同名牙作为参考，选择2～3个接近的颜色后，让患者对比、选择。常常采用的比色板有Vitapan Classical比色板和Vitapan 3D-Master比色板。

（5）咬合记录：可以用咬合硅橡胶或者红蜡片记录正中颌位。

（6）注意事项：临床上遇到牙周炎、牙齿有较大倒凹患者时，在制取模型前，要注意填倒凹，避免硅橡胶材料凝固后进入倒凹区，导致印模无法取出或者损伤患者牙齿。对于有松动牙或松动修复体的患者，取硅橡胶印模应慎重，应避免牙齿或修复体在脱模时脱落。

4. 制作临时冠　临时冠可以采用直接法或间接法制作。

5. 戴牙

（1）戴牙前准备：首先核对患者姓名及牙位与修复件是否吻合，检查牙冠在模型的就位情况以及就位方向，检查牙冠完整性，是否有加工缺陷等。取下患者口内的临时冠，清理粘接剂。

（2）试戴及调整：先按照模型上的就位道，在患者口内就位牙冠，检查边缘是否密合，同时利用牙线检查接触点情况。如果不能完全就位，要依次检查邻面是否有阻挡、就位道是否正确、内冠是否与牙体贴合紧密、是否有翘动等情况，根据情况进行调整。牙冠完全就位后，调整咬合，包括正中咬合、侧方咬合、前伸咬合。

（3）粘固：在粘固前采用抛光轮将牙冠表面抛光，必要时上釉。如果采用的是玻璃陶瓷牙冠，为增强粘接性，需用氢氟酸对冠内面进行处理。处理后的修复体及牙体用乙醇消毒、吹干，根据冠材料不同选择相应的粘接剂进行粘固，如选择的树脂粘接剂需要进行光照予以固化。磷酸水门汀、聚羧酸锌水门汀、玻璃离子水门汀在就位后可以紧压3～5分钟以保证粘接剂完全固化。

（4）粘固后处理：粘固后利用探针去除多余粘接剂，利用牙线清理邻面多余粘接剂，粘接剂清理干净后，检查牙冠与牙体之间是否密合。确定密合后再次检查咬合，必要时调整咬合，抛光。建议上橡皮障进行隔离粘固，龈沟内预置牙线以便清理邻面的多余粘接剂。

二、烤瓷/全瓷桥修复和联冠修复

联冠修复和烤瓷/全瓷桥修复目前临床使用逐渐减少。联冠修复主要用于单颗牙齿固位较差、牙齿有轻微松动、食物嵌塞难以解决等情况。烤瓷/全瓷桥修复常用于不接受种植、曾经行烤瓷桥修复现需要更换，或者双侧基牙均行根管治疗的缺牙患者。目前单端游离的固定桥已较少使用。

【诊疗要点】 联冠或固定桥的基本操作与全冠类似，需要特别注意以下要点。

（1）固定桥选择基牙时必须考虑牙冠、牙根、牙髓、牙周、牙的排列和咬合等情况。以牙周膜的面积和𬌗力的比值大小来确定基牙的数目。

（2）烤瓷/全瓷桥或者联冠修复牙体预备时，要注意基牙的共同就位道。必要时为了获得共同就位道，可以适当增加备牙的聚合度。

（3）比色应注意固定桥的颜色与邻牙和对𬌗牙协调、自然、美观。

（4）试戴时固定桥需完全就位，无障碍点，无翘动和弯曲变形；固位体边缘与基牙预备体密合；固定桥与邻牙接触点与自然牙列相同；桥体龈面应与牙槽嵴黏膜紧密接触而无压力。

（5）粘固后需再次检查调整咬合，咬合需均匀、稳定。

三、嵌体修复

（一）适应证

（1）活髓牙齿的功能尖折裂、树脂充填后反复脱落或者折裂。

（2）牙体预备后剩余牙体组织能够提供足够的抗力和固位形的牙齿。

（3）邻面触点难以通过树脂充填恢复。

一般来说，能用充填修复的牙体缺损都是嵌体的适应证。

（二）修复过程

1. **修复前准备**　活髓牙需要准备局部麻醉药、比色（备牙前与备牙后比色）、取模材料（硅橡胶的重体、轻体、聚醚、藻酸盐等）、临时修复材料、车针（咬合面、邻面、去除龋坏等需要的车针，可使用嵌体专用车针套装）、大小合适的托盘、咬合纸、牙线等。

2. **牙体预备（以瓷嵌体为例）**

（1）去尽龋坏，要求尽量去尽腐质。

（2）去除所有倒凹以及薄弱的牙体组织，根据剩余牙体组织，确定就位道，要求各个轴壁尽量平行，一般要求外展度最好不要超过20°，以增强固位。

（3）预备的洞形尽量做到底平壁略外展，必要时可用树脂填补。

（4）瓷嵌体要求咬合空间的厚度大于1.5mm，在功能尖处要求大于2.0mm；瓷嵌体不需要进行短斜面的预备，并且要注意边缘线要避让功能尖或咬合接触区。牙体预备的边缘要与修复体形成对接，线角要注意圆滑，避免折裂。

（5）对于邻面的预备要求，如果龋坏未破坏邻面接触点，备牙尽量不要破坏原有的邻面接触点，如果龋坏损伤到邻面接触点，建议将这一侧邻面的接触点完全磨去，预留足够的空间，以便利用嵌体来恢复整个邻面接触。

（6）精修时利用细的金刚砂车针进行，保证所预备的牙体光滑、平整。同时检查是否去除薄壁弱尖、倒凹是否去尽、轴面是否具有共同就位道等。

（7）注意事项：嵌体要注意考虑边缘线，原则上越短越好；临床上常见的情况是牙体缺损不规则，可以充填底部的缺损后再进行预备，以降低预备难度；如果龋坏深达龈下，需要切除牙龈或者做龈壁提升后，进行预备；嵌体的外侧边缘线要求位于龈上至少0.5mm。

3. 模型制取

（1）排龈：嵌体边距离龈缘较远者，取模时不必排龈。若嵌体边缘在龈缘附近，需要排龈，原则同冠修复。

（2）取模：参考本章第一节中的基础操作规范中硅橡胶印模的制取。

（3）比色：原则可参考冠修复和贴面修复。

（4）咬合记录：用咬合硅橡胶或者红蜡片精确记录咬合。

4. 临时充填　建议采用高弹性暂封树脂临时充填嵌体窝洞。不可用含有丁香油成分的粘接剂，避免影响嵌体的粘固。

5. 嵌体的粘固

（1）试戴前应该首先检查嵌体的完整性，是否有加工瑕疵，观察嵌体的就位道以及就位的方向。由于嵌体较小，可用粘接棒粘接后再试戴，避免患者误吞，有条件者应上橡皮障。

（2）去除患牙的临时充填体和其他杂物，清理牙体。

（3）嵌体试戴：利用观察好的就位道，将嵌体按照就位道方向，轻轻放入就位，保证能够顺利就位。就位后检查嵌体是否翘动、边缘是否密合等。

（4）粘固：粘固使用双固化树脂粘接剂，常规有成品套装，严格按照产品说明的步骤进行粘接，嵌体组织面在口外用氢氟酸进行处理，口内牙体采用磷酸进行处理。务必根据提前试好的就位道，在粘接过程中使嵌体完全就位。建议粘接过程中初步固化光照5～10秒，后清理周围多余粘接剂，再进行光照60～80秒，保证粘接剂完全固化，再利用探针和牙线清理多余粘接剂。必要时采用阻氧剂。

（5）咬合调整：应在粘接稳固后进行调𬌗，按照正中咬合、侧方咬合、前伸咬合等咬合位置调整咬合，最后进行抛光。

四、贴面

（一）适应证

（1）前牙的缺损，包括牙面小缺损、颈缘缺损、前牙切角缺损、大面积浅表缺损等。

（2）前牙变色，包括四环素牙、氟斑牙、死髓牙、釉质发育不良牙等。

（3）前牙的牙体形态异常，如畸形牙、过小牙等。

（4）牙齿排列异常，如轻度的舌侧错位、扭转牙、牙间间隙增大、轻度中线偏移等。

（5）黑三角：部分微贴面可以用于遮蔽前牙间隙的黑三角。

（二）修复过程

由于贴面涉及美学，特别是前牙多颗牙需要进行美学修复的病例，切忌一开始就进行牙体预备，应先利用参考模型进行分析、采用软件进行美学模拟设计，用患者微笑的照片进行贴面的计算机模拟等。与患者充分沟通，制订满意的修复方案后，再进行牙体预备。

1. **修复前准备**（以传统贴面为准）　口内照相及面部照相、比色、取模材料（硅橡胶的重体、轻体、聚醚、藻酸盐等）、临时修复材料及车针等器械（建议初学者使用贴面的深度引导车针）、大小合适的托盘、咬合纸、牙线等。

2. **牙体预备**　前牙贴面牙体预备的总原则：尽可能减少牙体预备，一般牙颈部0.3mm，切端0.7～0.8mm；保留足够的釉质粘接面积；预备均匀适量，保证足够空间以形成修复体的理想形态；边缘连续光滑，预备体完成线尽量位于釉质内；颈部完成线齐龈或稍位于龈上；预备体无尖锐线角、无倒凹。

（1）唇面预备（涉及近龈缘的贴面可以先排龈后预备）：利用深度引导车针在唇侧确定牙体预备量（颈缘一般0.3～0.5mm；切缘部分为0.5～0.8mm；对于严重变色牙，深度可以大于1mm），在牙齿的唇侧预备引导沟。然后根据引导沟，均匀地磨除唇侧的牙体组织，在颈缘形成带浅凹或者直角的肩台，肩台宽度要求不低于0.3mm，一般采用平齐龈缘的肩台或者稍位于龈上的肩台。为了实现釉质粘接，唇侧的牙体预备要尽量保持在釉质范围内。如果是过度变色的牙齿，可以适当增加牙体预备量，保证足够的遮色，这种情况下建议切缘采用包绕式。

（2）切端预备：根据是否预备切端可以分为开窗型、对接型和包绕型（图7-2-2）。其中开窗型牙体磨除接近切缘，在接近切缘处呈凹槽形，适用于牙切端不需要修复者。对接型的牙体预备到达切缘，切缘预备与唇面形成同一弧形面，适用于切缘有较小缺损的贴面修复。包绕型需要磨除部分切缘，预备体带有较圆钝的舌向切斜面及凹槽形边缘。多数前牙贴面预备推荐对接型，与切端形成小斜面或平面。

（3）邻面预备：由唇面自然过渡到邻面，原则上不破坏接触区。如接触区已被充填修复或者需要关闭间隙者，邻面可适当磨除。

（4）牙体精修：检查并消除倒凹后，利用细砂的车针进行精修，以保证牙体预备后具备光滑的表面。

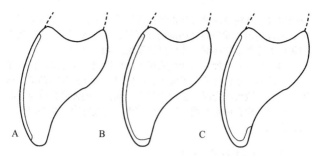

A.开窗型；B.对接型；C.包绕型。

图7-2-2 常用前牙贴面的切端形态

（5）注意事项：如遇牙体缺损的病例，缺损部分限于牙体预备范围以内的，可以直接进行牙体预备。如缺损较大，位于唇面中部或者颈缘，则需先行充填后再预备。如果缺损位于邻面或者切缘，牙体预备后没有明显倒凹的，在保证抗力形和粘接性能的情况下，可以利用贴面来恢复邻面和切缘。

（6）随着材料和技术的发展，目前出现了超薄贴面、微贴面等，厚度可以达到0.2～0.3mm，甚至不需要特定的厚度，边缘采用逐渐变薄的过渡形式。这类贴面预备只需要去除倒凹，进行极少的牙体预备即可。

3. 模型制取　参考本章第一节中的基础操作规范中硅橡胶印模的制取，如果边缘位于龈下需要排龈。临时贴面一般利用研究模型的蜡型来制作，临时贴面的粘接不用含有丁香油成分的粘接剂。

4. 戴牙

（1）准备：核对修复件患者姓名及牙位，检查贴面完整性，是否有加工缺陷，并在模型上检查贴面的就位情况。取下患者口内的临时冠，清理粘接剂。

（2）试戴及调整：先按照模型上的就位道，在患者口内就位贴面，检查就位情况及边缘是否密合。完全就位后，要特别注意贴面在口内和在模型上就位的位置是否一致。如果不能完全就位，要依次检查邻面是否有阻挡、就位道是否正确、边缘与牙体是否贴合紧密、有无翘动等情况，并进行相应调整。有一些贴面没有终止线，要特别注意。

（3）粘固：采用氢氟酸对贴面进行处理。用磷酸处理基牙时要注意与邻牙和非粘接处隔绝，建议采用橡皮障或用生胶带将邻牙与基牙分开。注意釉质粘接和牙本质粘接磷酸处理的时间不同。采用专用的贴面树脂粘接剂进行粘接，在粘接时务必注意就位的情况，有些贴面没有终止线；就位后要注意加压，粘接剂一定要薄且均匀，就位后光照的时候轻压，一般光照 3 ～ 5 秒初步固化后去除多余粘接剂，然后再加强光照 40 ～ 80 秒。

（4）粘固后处理：用牙线清理多余粘接剂。要注意粘接时在贴面和牙面的边缘处使用阻氧剂，以便边缘形成良好的粘接。粘固完成后，调整咬合时，要检查正中、侧方、前伸咬合等位置的咬合情况。检查确定贴面的密合性并再次检查咬合，必要时调整咬合抛光。

五、桩核冠的修复

（一）适应证

（1）临床上牙冠缺损较大，缺损 2 ～ 4 个壁，并且剩余的牙体组织或者树脂充填后无法为冠修复提供良好固位者。

（2）残根残冠患者，牙体去除龋坏或者修整后低于牙龈，但是剩余牙根长度足够，通过牙龈切除术、冠延长术或者牵引后能够暴露健康的牙牙体组织高度 1.5mm 及以上者；对于磨牙而言，要求不暴露根分叉。

（3）牙齿畸形、错位或者扭转等，需要更改牙齿方向的患者。

注意保证牙体组织至少保留大于 1mm 的牙本质肩领。对于部分斜折，有少量患牙无法获得大于 1mm 的牙本质肩领，可以进行冠延长术等。

（二）修复过程

桩核冠修复的患牙牙体缺损较大，无法提供足够固位，因此在桩核冠的修复过程中，要注意桩核设计需提供足够的固位以及抗力。保证桩的长度不小于临床牙冠的长度；桩的长度一般为牙根的 2/3 ～ 3/4，桩在骨内的长度要大于骨内根长度的 1/2；桩的直径一般为所在牙根的 1/4 ～ 1/3，过粗会削弱牙体的抗力，严重的将造成根折。

1. 修复前准备　选择适合的桩道针、纤维桩、粘接剂等。

2. 牙体及桩道预备

（1）去除龋坏、剩余牙体组织的薄壁弱尖及无基釉。

（2）桩道预备时要参考 X 线片，了解牙根的长度、粗细及形态，预备深度为根长的 2/3 ～ 3/4，且在根尖区至少保留 5.0mm 的根充物。

（3）若为金属铸造桩核修复，预备桩道时要注意各轴壁与桩的根管就位道一致，并保证没有倒凹。

（4）纤维桩核修复可保留髓腔牙体组织倒凹部分以增加核固

位力。

（5）桩核粘接后，牙体预备的边缘尽量止于牙体组织。备牙过程中，要注意预备至少1.0mm的牙本质肩领，以保障足够的抗力。

3. 粘固　纤维桩与铸造桩后期流程不同。

（1）使用纤维桩，在完成桩道预备并预处理后即可粘固成品桩，随即行树脂充填，然后按照冠修复进行牙体预备。

（2）若采用铸造桩技术，则应在完成桩道预备后取蜡型或模型送加工，在铸造桩试戴前要注意检查桩表面是否光滑、有无加工缺陷，在模型上仔细研究就位道。口内试戴时，要注意顺就位道就位且没有阻力。粘接稳固后，按照单冠或者桥体的要求进行牙体预备。

第三节 活动修复

一、局部可摘义齿

(一)适应证

(1)除第三磨牙外的各种牙齿缺失的患者,尤其是游离端缺失的患者。适合固定义齿修复者均可用可摘局部义齿修复。

(2)拔牙创愈合过程中需要制作过渡性义齿者,或青少年缺牙患者需要维持缺牙间隙者。

(3)余留天然牙的牙周支持组织过少,缺牙区牙槽骨严重吸收或伴有牙槽骨、颌骨和软组织缺损者。

(4)牙齿𬌗面重度磨损或多个牙齿缺失等原因造成咬合垂直距离过低,需恢复垂直距离者。

(5)牙周病需活动夹板固定松动牙者。

(6)患者不愿意过多磨除健康牙体组织或者不接受种植手术者。

(7)腭裂或者腭部缺损致口腔-上颌窦(鼻腔)贯通而需用基托封闭缺隙者。

> Tip:虽然活动义齿使用的范围极其广泛,但是对于生活不能自理,不便摘戴、保管和清洁局部义齿,甚至有误吞义齿危险的患者(如瘫痪、痴呆、癫痫、精神病患者等),严重的牙周病、黏膜病变未得到有效控制者,不宜戴活动义齿。

(二)修复过程

1. 修复前准备

(1)口腔的局部炎症、溃疡、增生物等应先进行相关治疗。

(2)拔除无法通过保守治疗控制牙周或根尖周炎症的患牙以及因过度错位、伸长或倾倒而妨碍修复设计的患牙。

(3)治疗存留牙的牙体、牙周疾病,维护牙体、牙周组织的健康。

(4)系带附着过高者应做手术适当修整。

(5)手术去除牙槽嵴的骨刺、骨突和过深的倒凹,修整过于凹凸不平的表面。

2. 牙体预备

(1)余留牙的调整:去除早接触和咬合干扰;对于过度伸长的牙齿适当调整,预留足够的修复空间,尽量形成正常的𬌗平面及𬌗曲线。对于倾倒的牙或者牙周吸收后倒凹较大的牙,为了义齿顺利就位,要根据设计的就位道方向调整倒凹。对于基牙邻面角过于锐利的情况，适当调改基牙的邻颊或邻舌轴角，以避免取戴不便或因卡环肩部的位置过高影响咬合。

（2）支托以及卡环空间的预备：铸造金属殆支托呈圆三角形或匙形，边缘嵴处较宽向殆面中心变窄，宽度和厚度应满足材料强度的要求，一般宽度为磨牙颊舌径的1/3或前磨牙的1/2，长度为磨牙的1/4或前磨牙的1/3近远中径，厚度为1.0～1.5mm，支托要尽量利用牙齿天然存在的间隙进行设计，避免额外增加牙齿的磨损。对于卡环的设计，一般也要求尽量使用天然间隙，其中弯制卡环一般要求间隙的直径不低于1mm；铸造卡环预留的间隙直径不低于1.5mm，最好能够达到2mm。在制备预留间隙的时候，除了正中咬合，侧方以及前伸运动时，预留的间隙也要足够。

3. 模型制取　参考本章第一节中的基础操作规范中藻酸盐或硅橡胶印模的制取。临床上可以采用功能性印模或者解剖式印模，对于比较复杂的活动修复，应采取功能性印模。印模材料可以选择硅橡胶或藻酸盐材料。

4. 咬合关系的记录　如为单颗牙齿缺失或者多颗缺失仍有稳定咬合关系的患者，可以根据原有咬合关系，利用蜡片或者咬合硅橡胶取咬合记录进行关系转移。没有稳定咬合关系的患者，需要在模型上制作殆堤、记录咬合关系后上殆架，以求取恰当、稳定的咬合关系。

对于复杂活动义齿，可以分步进行，约复诊试戴蜡牙。在试戴蜡牙时，再次确定咬合关系是否稳定，患者对假牙排列等是否满意等。试戴满意后再最终制作义齿。

5. 戴牙

（1）准备：首先核对患者姓名及牙位与修复件是否符合，检查义齿在模型的就位情况以及就位方向，检查卡环和支托等是否完整，是否有加工缺陷等。其次检查基托是否有倒凹，如果有明显倒凹应先予去除；同时在模型上试戴，检查活动义齿的就位道。

（2）试戴及调整：参考模型上的就位道，在患者口内试戴假牙。如果不能完全就位，检查是否有倒凹或其他阻挡，可在义齿组织面垫红色咬合纸进行检查。就位后要检查是否有翘动、旋转等问题。若有旋转，需要找出支点，进行调整，去除支点，消除翘动以及旋转等情况。最后检查咬合，调整咬合高度，按照正中殆、前伸殆、侧方殆进行调整。如果义齿过于松动，可以调整卡环固位臂。

（3）戴牙后要嘱咐患者活动义齿的注意事项。活动义齿一般正式戴牙后需要调整2～3次，调整前1～2天务必戴假牙，以便调整。

二、全口义齿

（一）定义及修复特点

全口义齿又称总义齿，用于为全口牙齿缺失（即无牙颌）患者重建咬合和恢复咀嚼功能。

牙齿全部缺失后，牙槽骨开始吸收萎缩，上颌由外向内吸收，牙槽骨高度降低；下颌是由内向外吸收，牙槽骨高度降低。舌体逐渐增大，咀嚼黏膜逐渐减少，被覆黏膜逐渐增加，进而导致黏膜的活动性增加、变薄，能承受的咬合力降低，故缺失牙时间越久，修复也就越困难。随着面下1/3逐渐减小，出现鼻唇沟加深、口角下垂等，导致出现苍老面容，而全口义齿修复后则可在一定程度上改善面容。

（二）修复过程

1. 修复前准备

（1）去除尖锐的骨突、骨刺、骨嵴以及增生过大的部分骨质，在去除过程中，要尽量保留平整的牙槽骨，以维持适当的高度和宽度。

（2）对于上颌结节有倒凹或者明显突出者，要注意去除倒凹以及过于突出的结节，以便于形成良好的边缘封闭。

（3）唇颊侧前庭沟过浅的患者，义齿固位力较差，可进行前庭沟成形术后再行修复。

（4）对于唇颊系带附着较低的患者，可进行系带成形术，以利于系带缓冲边缘封闭的形成。

（5）患有黏膜疾病的患者，需治疗控制症状后再进行修复。

2. 模型制取（二次印模法）

（1）首先选择大小合适的托盘。托盘向后伸展要求上颌位于上颌结节后方，以便能够准确复刻出上颌结节。下颌要求能够覆盖磨牙后垫，以便能够准确地记录出磨牙后垫的形态。

（2）患者应坐直，头不后仰。医师位于患者的右后方或者右前方。

（3）临床上一般采用二次印模法。初印模常用藻酸盐材料制取，全口义齿取模时需进行肌功能整塑。在初印模基础上制作个别托盘。二次印模可以采用藻酸盐印模材料或硅橡胶印模材料，在BPS吸附性义齿的取模中，常采用个别托盘（正中托盘）结合硅橡胶印模材料制取功能压力印模，获得黏膜在功能活动时的形态，以达到全口义齿在功能状态下的边缘封闭效果。

（4）𬌗位关系的记录：𬌗位关系是指上、下颌骨间的空间位置关系。在进行全口修复过程中，需要重新确定患者下颌骨的理想位置，包括垂直和水平向的位置关系，需要利用殆堤、面弓、殆架等来确定和转移上下颌关系以及颞下颌关节的位置关系，并且记录到殆架上。

1）殆位关系的记录（垂直关系）：首先制作个性化的托盘，制取模型，然后制作殆堤。殆堤的制作参见本章第一节中的基础操作规范中颌位关系的确定和转移部分。

2）水平殆位关系的记录。

3）殆位关系记录的核对。

4）殆堤的标志线：参见本章第一节中的基础操作规范中颌位关系的确定和转移部分。

5）殆位关系的转移：将带有上下殆托的石膏模型固定在殆架上，同时要保持所求取的水平和垂直关系的正确和稳定。在转移过程中要注意面弓转移上颌与颞下颌关节的位置关系，要转移相应的髁导斜度、侧方髁导斜度以及切导斜度。

（5）义齿蜡型的试戴：全口义齿在蜡型制作完成以后，一般需要在患者口内试戴，以便再次确定垂直关系、水平关系、咬合关系、患者对牙齿的满意度等。确定好以后再进行充胶，完成最终修复。

1）按照平衡殆理论检查牙齿排列的情况：①正中殆是否达到最大面积的尖窝交错接触关系，前伸殆及侧方殆是否均具备多点接触的平衡殆。②牙列是否整齐、对称协调，覆殆覆盖关系是否合适，后牙与牙槽嵴顶间连线的位置关系是否正确。③基托边缘线是否正确。④义齿蜡型与模型是否密合。⑤牙龈雕刻的形态是否正确。

2）基托的修整：①去尽人工牙表面的残蜡，将义齿蜡型的周围用蜡进行封闭。②暂基托应与模型贴合，在模型上应稳定，边缘伸展适当。③暂基托表面应光滑整齐，组织面清洗干净，选磨过的牙尖及斜面应光滑。

3）试戴义齿蜡型的检查：①检查外观及垂直距离。②检查义齿蜡型是否平稳。③检查颌位关系。④检查咬合关系。⑤检查平衡殆。⑥检查排牙情况，覆殆覆盖是否合理，牙齿是否美观等。⑦检查患者发音情况，患者戴上后，发音是否清楚明亮等。⑧检查基托，基托边缘伸展是否足够、是否恰当、是否伸展过大等。⑨患者自查，患者戴上义齿后，自我感觉是否舒适、是否美观等。

这些要求达到后，即可取下蜡型，进行义齿的制作，否则需要重新排牙后再进行制作。

（6）戴牙

1）戴牙前准备：修复件核对无误后，首先检查全口义齿在模型的就位情况以及就位方向，是否有加工缺陷等。其次要检查基托是否有明显的尖刺或进入倒凹的情况、边缘是否密合以及是否有需要缓冲的部位。

2）试戴及调整：先按照模型上的就位道，在患者口内试戴假牙，如果不能完全就位，要检查是否有倒凹或者有阻挡，可以利用红色咬合纸进行检查。检查咬合，调整咬合高度，按照正中𬌗、前伸𬌗、侧方𬌗进行调整。

3）戴牙后要嘱咐患者全口义齿的注意事项。

（7）戴牙后处理

1）疼痛：戴牙后疼痛要注意义齿组织面是否吻合、是否有突起、缓冲是否充足、咬合是否稳定、垂直距离是否恢复过高等情况，根据实际情况，进行相应的调整。

2）义齿不稳：戴牙后义齿稳固性差，需注意基托伸展有无不足或过长、边缘封闭是否良好、是否有咬合干扰、是否有支点等情况。检查出具体原因后进行相应的调整。

（黄 波 蒋 丽）

第八章　口腔种植修复科

第一节 概 述

一、适应证、禁忌证及种植义齿成功的标准

【适应证】

（1）各种类型的牙齿缺失患者。

（2）没有严重的不可控的系统性疾病的患者。

（3）张口度正常，能够放入种植相关器械的患者。

（4）三维方向修复间隙足够，能够完成上部修复的患者。

（5）邻牙的牙齿及牙周组织健康的患者。

【禁忌证】

（1）具有不可控的全身系统性疾病，无法承受手术的患者。

（2）骨骼系统疾病患者，如严重的骨质疏松症、骨软化症、石骨症等。

（3）精神障碍患者、严重心理障碍者、酗酒者等。

（4）短期内进行放化疗及长期服用双膦酸盐类药物者。

（5）肿瘤患者长期服用单抗药物，或者器官移植患者长期服用免疫抑制剂。

经控制病情稳定的系统性疾病，如高血压、糖尿病、肾功能不全等患者，可酌情接受种植牙治疗。

【种植义齿成功的标准】

（1）种植体在行使支持和固位义齿功能的条件下，无任何临床动度。

（2）放射学检查种植体周围骨界面无阴影区。

（3）垂直方向的骨吸收不超过种植手术完成时植入骨内部分长度的1/3（采用标准投射方法的X线检查），种植体不松动。

（4）种植体植入后无持续和不可逆的下颌管、上颌窦、鼻-底组织的损伤、疼痛、麻木、感觉异常等症状。

需同时满足以上4项标准，任何一项不达标，均视为不成功。按照上述标准，5年成功率应该达到85%以上，10年成功率应该达到80%以上。

二、种植牙的基本结构及种植治疗的分类

不同品牌和系统的种植牙在设计上有所差异，包括种植体的内部和外部结构、种植体基台的形态和连接方式等，相应的在手术和后期治疗操作上会有一定的差异。总的来说，目前主流的是两段式种植体，即种植体和基台通过中央螺丝进行连接。因此种植牙一般主要分为三部分：种植体、基台和上部分修复结构。其

他附属结构主要包括覆盖螺丝、愈合基台、转移杆、种植体替代体、印模帽等。

（一）种植牙的主要结构（图8-1-1）

1. **种植体** 通常是指通过外科手术植入骨内，用来模拟天然牙根的柱状、锥状或者其他形状的结构，种植体一般分为种植体颈部、种植体体部以及种植体根端。

2. **基台** 用于连接种植体颈部和上部分修复结构的部分，一般会穿过牙龈进行连接。目前常采用的基台的固位方式有3种：中央螺丝固位（为目前大多数种植体系统采用的固位方式）、莫氏锥度固位、中央螺丝引导的莫氏锥度固位。

3. **上部分修复结构** 主要是用于恢复功能和美观的部分，主要指牙冠部分。

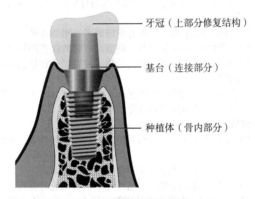

牙冠（上部分修复结构）

基台（连接部分）

种植体（骨内部分）

图8-1-1 种植牙的主要结构

（二）种植治疗的分类

种植治疗按照不同的分类方法可以进行不同的分类。

（1）按照植入时机，分为即刻种植、软组织愈合的早期种植、部分骨愈合的早期种植和延期种植，共4型（表8-1-1）。

表8-1-1 按照植入时机划分的种植治疗类型

分型	技术名称	拔牙后时间	位点局部情况
Ⅰ型	即刻种植	0	新鲜拔牙窝
Ⅱ型	软组织愈合的早期种植	4～8周	拔牙窝内软组织愈合，无显著骨愈合

分型	技术名称	拔牙后时间	位点局部情况
Ⅲ型	部分骨愈合的早期种植	12~16周	拔牙窝内有明显的骨愈合
Ⅳ型	延期种植	≥6月	拔牙窝完全愈合

1）即刻种植：是指在拔牙的同时，将种植体立即植入牙槽窝内。

2）早期种植：Ⅱ型种植是指在软组织愈合之后、牙槽窝内具有临床意义的骨充填物之前植入种植体；Ⅲ型种植是指在牙槽窝内具有临床意义和/或X线片上显示开始骨修复之后植入种植体。

3）延期种植：是指在牙槽窝完全愈合后或陈旧的拔牙位点进行种植修复。

（2）按照一期手术时种植体是否出露，分为埋入式种植和非埋入式种植。

1）埋入式种植：在种植体植入时，严密关闭创口。埋入的种植体与口腔环境隔离，种植体的愈合不受咬合力的影响，降低了感染的风险，也避免了微动导致的种植体失败。埋入式种植需要进行第二次手术（称为二期手术）来更换愈合基台，以促进良好的牙龈袖口的形成。埋入式种植常用于种植体稳定性欠佳、进行了植骨和盖膜等复杂操作的患者。

2）非埋入式种植（也称穿龈种植）：一期手术时将愈合基台或者覆盖螺丝暴露于口腔内。临床上主要用于种植体稳定性良好的病例。不需要进行二期手术，但是由于种植体与口腔环境直接相通，患者口腔卫生维护要求比埋入式种植更高。

（3）按植入手术时是否翻瓣，分为翻瓣种植与不翻瓣种植。

1）翻瓣种植：是指在手术过程中，翻开牙龈黏骨膜组织瓣，充分暴露牙槽骨，进行种植手术。优点是视野清楚，能够在直视下进行，并且能够很好地清理拔牙时没有清理掉的残留物。缺点是术后反应较大，容易出现肿痛等不适。

2）不翻瓣种植：是指在进行种植手术时仅需要在牙槽嵴开窗，暴露部分骨面，不需要翻开黏骨膜组织瓣。不翻瓣种植的优点是创伤小，术后反应小，能够有效地保障种植体周围软组织的血供。缺点是手术视野较差，难以判断种植体在牙槽骨中准确的位置关系，对于资质较浅的医师来说安全性较低。

（三）种植上部修复结构的分类

种植上部修复结构主要分为固定式种植义齿和种植覆盖义齿。固定式种植义齿一般分为种植单冠修复、种植固定桥修复、全口种植固定义齿；种植覆盖义齿是指义齿的基托面直接覆盖在种植基台上，常见于患者的局部或全身情况不允许制作固定式种植义齿或种植体数目少而缺损的范围较大时。上部分修复结构还有一类，由先天畸形、外伤、肿瘤切除手术等造成的颌面部缺损，需要采用种植赝复体进行修复。

三、种植修复的基本流程

（一）术前准备

种植治疗前，需要完成病史收集和临床检查，制订适宜的种植治疗方案，与患者充分沟通，做好患者、器械、材料等各方面准备。

（二）种植手术

1. **一期植入手术** 按计划实施种植体的植入手术，如术中需要植骨等操作，应在术前做好充分准备。根据计划实施手术。如需预防性使用抗菌药物，宜在术前30分钟至1小时内口服或静脉滴注药物。术后应常规行影像学检查以复核种植体植入情况并作为后续复查的基线。

2. **二期手术** 如果为埋入式种植，则需要在一期手术后3～6个月行二期手术，取出覆盖螺丝，更换成愈合基台。

（三）上部修复及随访

（1）在植入手术后3～6个月（非埋入式种植）或二期手术后1～3周（埋入式种植），种植体愈合（达到骨结合）以及牙龈袖口形成后完成上部修复。理论上，修复方案应在制订种植方案时即确定，此时仅需要进行复核和再次确认。但个别患者手术后邻牙或对殆牙或局部修复条件发生预期外变化时，此时可对上部修复的方案进行适当调整以完成修复。

（2）种植牙修复完成以后，应在第1、3、6、12个月复诊，以后每半年到一年复诊，检查种植牙情况，并进行必要的维护或调整。

四、种植修复方案设计

种植修复方案设计主要基于牙缺损情况、牙槽突骨和软组织条件、修复要求以及不同方案的费用等综合考量。

（一）单颗牙缺失的种植修复

1. **种植体的选择** 种植体应遵照种植修复的基本原则，并且以修复为导向，设计种植体的位置，选择适当表面特性、直径和长度的种植体。

2. 基台的选择 在选择基台时要考虑角化龈的厚度、缺牙间隙近远中向距离、缺牙区的咬合间隙、基台的角度、缺牙间隙颊舌侧的距离、种植体植入的位置等因素。

（1）基台的高度：一般而言，为保证牙冠的粘接强度，至少要保证基台有4mm的粘接高度，并且要预留大于1mm的修复空间（瓷层空间）。如果粘接高度低于4mm，可以考虑选择螺丝固位的一体化牙冠。

（2）基台的穿龈形态：基台的穿龈形态要与牙龈的厚度以及牙龈的形态相匹配；根据牙龈的轮廓来选择基台的直径，以支持牙龈饱满形态；根据牙龈的厚度和种植体植入的深度选择基台的直径。一般而言，前牙基台的肩台可以位于牙龈下0.5～1.0mm，以保持前牙的美学效果；后牙一般选择肩台平齐牙龈或者位于龈上以便于清洁。部分牙龈形态不规整者，可以根据牙龈形态设计基台四周肩台的位置。

（3）基台角度的选择：一般种植位置比较理想时，尽量选择直角基台。当种植体位置不理想或者需要为修复腾出空间或者为了有理想的螺丝开孔位置，可以选择角度基台，可在一定程度上补偿种植体的偏斜，但此时种植体受力就与种植体长轴不一致了。常用的角度基台的角度为10°～25°，可以补偿种植体30°以内的偏斜。

（4）基台的旋转性：单颗种植牙，为了防止修复体转动，一般选择抗旋转基台。非抗旋转的基台多用于连续多个牙缺失修复，以保障修复体的共同就位道。即刻修复的临时修复时，部分预先制作好的临时修复体可选择非抗旋转基台。

3. 固位方式的选择 修复体与基台的连接方式有两种（图8-1-2），一种是粘接固位，先将基台固定于种植体上，然后将修复体（牙冠）通过粘接剂与基台连接；另一种是螺丝固位，即修复体与基台一体铸造（一体化牙冠），通过中央螺丝与种植体直接连接。两种固位方式的优缺点如表8-1-2所示。需要注意的是，固位螺丝的紧固扭矩过大会导致螺丝折断，而过小的扭矩又达不到固位的效果。通常的紧固扭矩为20～30N·cm。而在螺丝紧固后，应用生胶带（或弹性树脂）和复合树脂分层封闭螺丝开孔。对于粘接固位尤其是牙冠边缘位于龈下者，应注意尽量清除粘接后溢出的粘接材料。

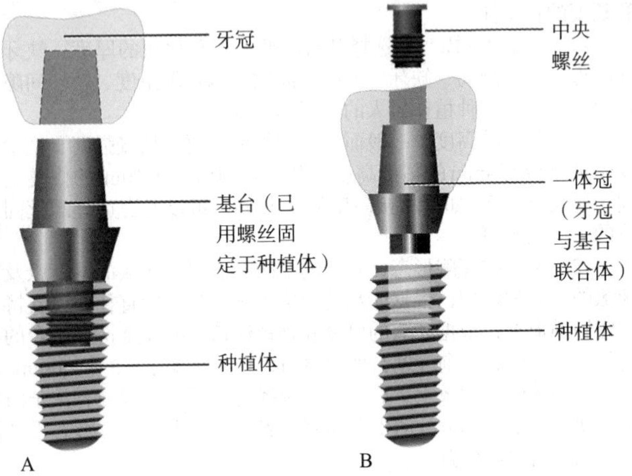

牙冠

中央
螺丝

基台（已
用螺丝固
定于种植体）

一体冠
（牙冠
与基台
联合体）

种植体

种植体

A   B

A.粘接固位；B.螺丝固位。

图8-1-2　种植牙上部分修复结构的固位方式

表8-1-2　不同固位方式比较

固位方式	优点	缺点
粘接固位	美观性好；操作方便；牙冠𬌗面形态良好，力量传导均匀	需要足够大的修复空间提供固位力；残留粘接剂外渗会刺激牙龈；拆除需要破坏牙冠，较复杂
螺丝固位	适用于修复空间不足者；无粘接剂的残留；易于拆卸进行维护清理	加工难度相对较大；受力较大时，中央螺丝容易折裂、松动；𬌗面有螺丝孔，影响美观和强度

4. 修复体的咬合设计

（1）种植义齿应设计为轻咬合：天然牙牙根周围的牙周膜有一定的缓冲作用，因而具有一定的生理性动度。而种植牙为骨结合，缺乏牙周膜，虽然最近研究证实种植牙也有一定的生理动度，但明显小于天然牙。因此，临床上常通过降低牙尖高度、减小咬合接触面积来实现轻咬合。

（2）尽量保证咬合力沿着种植体长轴传导：为减少种植体的侧向力对种植体骨结合界面的影响，临床上通过降低牙尖斜度，并让功能尖尽量位于种植体长轴上，以减小咬合时的侧向力。

（二）多颗牙缺失的种植义齿修复

1. **修复方案的选择** 连续多颗牙缺失种植义齿修复设计方案应根据患者口腔条件进行个性化设计，遵循传统的修复设计原则，在恢复缺失牙的形态及功能的同时有效保护种植牙及口腔其他软硬组织的健康。连续多颗牙缺失的种植义齿修复多采用固定修复，种植上部分修复结构的设计方案主要分为3类：多颗种植体分别支持的单冠、多颗种植体支持的联冠和多颗种植体支持的固定桥。

（1）多颗种植体分别支持的单冠：主要用于难以获得共同就位道的连续多颗牙的种植修复，在美学区域或患者有特定要求下，有时也进行该类设计。

（2）多颗种植体支持的联冠：是最常见的设计方案，其优势为可以有效分散船力、防止食物嵌塞、增加修复体的固位力。

（3）多颗种植体支持的固定桥：种植体数目少于缺牙数目，优势是受缺牙区骨量限制小、费用较种植联冠低。一般用于咬合力正常，无不良咬合习惯且种植体能够提供足够支持力的患者。桥体一般设计在咬合力较小的位置，并应尽量避免设计单端固定桥。

2. **固位方式的选择** 原则上与单颗牙缺失修复类似。对于种植联冠和固定桥修复，两种固位方式各有优缺点。粘接固位临床操作简便，容易就位，但对基台共同就位道要求较高，粘固后拆卸困难，常需破冠；螺丝固位便于拆卸维护，对修复空间不足、种植体植入轴向位置不理想难以形成共同就位道比较适用，但对修复体制作精度及医师操作要求较高。

3. **咬合设计** 多颗牙缺失行种植修复时，应设计保护种植体的咬合方式，遵循种植修复咬合设计的一般原则。前牙区应设计为浅覆船浅覆盖，后牙区尽量保证功能尖位于种植的中心位置，避免非轴向负荷。上部分修复结构应尽量避免单端桥设计，尤其是咬合力过大或有不良咬合习惯时更应避免。如必须设计单端桥，则悬臂长度不要超过一个牙位，上颌牙应小于12mm，下颌应小于15mm。颊舌向也应减径，避免咬合高点和侧向受力，以免种植体或上部结构折断及种植体周围骨吸收。

（三）无牙颌种植支持固定义齿的修复

1. **适应证** 无牙颌种植支持固定义齿与无牙颌种植支持覆盖义齿相比，适用的条件相对严格。其最常见的适应证如下。

（1）剩余牙槽骨丰满，具有较为理想的种植体位置，可容纳足够数量的种植体，并保证良好的支持和固位。合理位点上的种植体可以使修复体设计更加符合生物力学要求和美学要求。

（2）上、下颌骨大小和位置关系协调。

（3）适当的颌间距离为修复体提供固位并满足美学要求。单颌无牙颌种植支持固定修复的颌间距离最小需要8mm。而当颌间距离过大时，则需要利用牙龈瓷或其他修饰材料来修复牙槽嵴缺损并改善美观。

（4）患者能自行完成种植牙的清洁和维护。

2. 修复类型与设计　无牙颌种植支持固定义齿修复的类型主要有两种，分别是全单冠固定修复和种植支持固定桥修复，目前临床上主要采用后者。

（1）全单冠固定修复：是指在所有缺失牙位点均植入种植体，并完成单冠固定修复的修复方式。这样的设计要求患者牙槽骨有足够的体积、上下颌间关系协调，操作复杂，远期效果相对较差，且费用昂贵，目前临床上几乎不采用这种设计方案。

（2）种植支持固定桥修复：是指在上颌植入6～8颗种植体，下颌植入4～6颗种植体，并完成种植固定桥修复的修复方式。上部分修复结构通常由支架和牙冠组成。依据种植支持固定义齿上部分修复结构的设计方式，可分为分段式或整体支架固定桥。这种设计可以适当减少种植体的数量，在设计时还可以避开一些骨量不足位置以及一些较为重要的解剖位点，是目前最常见的无牙颌种植支持固定义齿修复设计。

3. 种植体的位置　种植体的数量、位置及分布对无牙颌种植支持固定义齿设计极为重要。全单冠修复时，对每个种植体的位置要求都很精确，特别是在上颌前牙美学区。当设计为种植支持固定桥修复时，通常在龈端有起修饰作用的义龈，可弥补种植体的位置偏差。种植体植入位点应尽量分散分布，优先考虑在压力集中的位置（如牙弓转角处和第一磨牙处）植入种植体；还应该注意远中悬臂的长度不能超过A-P距离（前、后端种植体之间的直线距离）的1.5倍。

4. 修复体固位方式　无牙颌种植支持固定义齿的固位方式通常有螺丝固位、粘接固位两种。基本原则与多颗牙种植修复相似。需要注意的是，螺丝固位的修复体对上部结构制作的精密度要求很高。在固定修复体时，螺帽底部面与修复体应均匀接触，以免修复体受到不同方向的力作用时因螺丝受力不均匀而致固位螺丝松动。

5. 咬合要求　对于种植支持固定义齿修复，若对颌为传统全口义齿或种植支持覆盖义齿，应选择平衡𬌗；若对颌亦为种植支持固定义齿，应选择相互保护𬌗；若对颌为天然牙列，应选择组牙功能𬌗。种植全单冠修复和种植支持的固定桥修复都要求在正中关系位和最大牙尖交错位时，双侧和前后牙同时接触，侧向运动时可获得均衡的𬌗力分布。浅覆𬌗浅覆盖也可选择前后牙相互保护𬌗。种植支持固定桥修复通常要设计悬臂，悬臂部位𬌗面应降低；侧向运动平滑、平衡，并在悬臂上没有工作侧和非工作侧的接触。在尖牙部位有种植体者最好不要设计尖牙保护𬌗，否则将会使这个区域的种植体或螺丝负荷过大而松动、折断。

（四）种植覆盖义齿

1. 适应证 种植覆盖义齿依靠连接在种植体的上部结构获得支持和固位，适用于绝大多数无牙颌患者。

（1）牙槽骨严重吸收，戴普通义齿无法获得足够的固位和稳定的患者。

（2）牙槽骨吸收非常严重，面部容貌塌陷，影响发音的患者，采用种植固定修复难以恢复面容，而普通义齿无法获得足够固位者。

（3）牙槽骨严重吸收，无法植入足够的种植体进行种植固定修复，又需要良好的固位和稳定的患者。

（4）牙槽骨吸收严重，上下颌骨协调性较差，种植固定修复无法建立恰当的咬合，需要通过覆盖义齿恢复咬合的患者。

（5）因身体因素不能承受多颗种植、复杂种植的患者。

（6）不愿负担全口种植固定修复费用的患者。

（7）无法对全口种植固定修复义齿进行有效口腔卫生维护的患者。

2. 分类 主要分为黏膜支持式、黏膜/种植体共同支持式和种植体支持式3类。由于上颌具备较大的基托伸展范围，通常固位较好，普通义齿能获得良好的固位和稳定，一般采用普通全口义齿进行修复即可。如果上颌普通义齿固位较差而需要以种植覆盖义齿修复时，因上颌骨骨量少、骨密度低，在种植体分布和数量方面存在多种限制，一般建议采用4～6颗夹板式相连的种植体支持式覆盖义齿。

（1）黏膜支持式种植覆盖义齿：下颌常采用2颗非夹板式相连的种植覆盖义齿。当牙槽嵴高度在10mm以上时，通常选择植入两颗种植体，通过球形附着体、自固位附着体、磁性附着体或圆锥形套筒冠连接种植体与上部分修复结构。该类型的优势是有利于患者的口腔卫生维护，有利于颌间距离受限的病例，对技工工艺要求较低，高性价比。但固位系统需要经常调节。

（2）黏膜/种植体共同支持式种植覆盖义齿：下颌常采用植入2颗种植体，以杆卡结构连接种植体。该类型的优势是具有更高的稳定性和固位力；固位系统不需要经常调节。但不适用于"V"形下颌牙弓和剩余下颌牙槽嵴高度小于10mm的患者；对患者口腔卫生要求较高；需要较大的颌间距离；对临床和技工工艺要求较高。

（3）种植体支持式种植覆盖义齿：下颌义齿常设计为4

颗（或更多）夹板式相连的种植覆盖义齿。当牙槽嵴高度小于10mm时，建议植入4颗（或以上）种植体并采用杆卡式中间结构。该类型的优势是覆盖义齿具有较高稳定性和固位力；固位系统不需要经常调节；适合于"V"形牙弓、下颌骨剩余高度小于10mm和骨密度较低者。但对患者口腔卫生要求高，需要较大的颌间距离，对临床和技工室程序要求较高，费用较高。

（五）种植赝复体

当颌面部存在严重的组织器官缺损时，外科整形治疗难以取得好的治疗效果，常需配合赝复体修复治疗，但颌面部赝复体修复最大的困难是难以获得良好的固位。采用种植体固位的赝复体，可以较好地解决赝复体固位问题，且取戴方便。常见的颌面部组织器官缺损有全外耳缺损、鼻缺损、眼眶缺损和上颌骨缺损等。

（黄　波　杨　阳）

第二节　种植手术的临床操作

一、种植手术的基本原则

（1）以修复为导向。
（2）强调无菌操作和种植体无污染。
（3）尽一切可能减小手术创伤。
（4）尽可能获得种植体的初始稳定。
（5）尽量创造无干扰性愈合条件。
（6）创口初期关闭应保证无张力。
（7）尽可能保护附着龈。

二、种植手术前准备

1. **病史**　充分了解患者的种植需求和对种植修复的理解，并仔细了解患者口腔健康意识、过往治疗经历，有无夜磨牙、紧咬牙、咀嚼硬物、叩齿等不良咬合习惯以及吸烟情况。充分了解全身情况，包括有无高血压、糖尿病、心脏病等全身系统性疾病，有无外伤手术史、放化疗史等，有无长期用药史和药物过敏史等。

2. **临床检查**　口外检查时要注意面部对称性、笑线、牙列中线、张口度、颞下颌关节功能结构状态等情况。口内检查主要内容包括覆𬌗覆盖关系、缺牙位置及数量、缺牙区邻牙是否向缺隙侧倾斜、对𬌗牙是否伸长、缺牙区的咬合间隙和近远中向间隙、缺牙区牙槽嵴宽度以及附着龈宽度和厚度等；另外要了解患者口腔卫生情况、余留牙情况（包括磨耗情况、牙周情况等）。有严重的牙周炎、龋坏、残根、残冠、阻生牙、不良修复体等情况应先处理，必要时转诊相关专科处置。

3. **实验室检查**　常规术前检查包括血常规、凝血功能、血糖（糖化血红蛋白）检查及传染性疾病筛查等；当其结果异常时，应全面分析或请专科会诊。

4. **影像学检查**　目前种植手术前应常规行锥形线束CT检查，作为颌骨情况检查和种植方案制订的重要依据。

5. **术前评估和抗菌药物准备**　对于高龄患者或有系统性背景疾病的患者，需要进行仔细的术前评估，必要时请相关专科医师会诊。对于有局部和全身感染风险的患者（如糖尿病、心脏瓣膜病等患者），应做好预防性或治疗性使用抗菌药物的准备。

6. **术前知情同意和方案的确定**　根据全面的口腔临床检查，提供可行的种植修复方案后，应与患者充分沟通，让患者充分了解种植牙与其他可能的修复方式和不同种植修复方案各自的优缺点，种植牙的特点、成功率、并发症、费用、治疗周期等情况，并签署种植治疗知情同意书，医师应给予患者充足的时间权衡、考量。根据与患者沟通的结果确定最终的种植修复方案。

7. 临手术前准备　如果术中需要导航，则应提前制作和试戴种植导板。手术前再次确认初诊时的信息，确认与种植修复相关的全身和口腔专科问题已妥善处置。需要预防性使用抗菌药物者，术前30分钟至1小时内静脉滴注或口服合适的药物。检查术中需要使用的器械和材料是否齐备。需要辅助镇静或麻醉的患者，麻醉医师应完成术前访视。

三、一期种植手术——植入种植体

1. 麻醉　根据手术区域、种植的数量以及种植的区域，可以采用浸润麻醉或阻滞麻醉。对局部麻醉手术畏惧和精神高度紧张者，可采用全身麻醉或者镇静下手术。

2. 手术翻瓣　手术翻瓣的方式根据手术需要进行。常用的切口有"一"形、"T"形、"H"形等。原则上应保证足够的手术视野，保护重要的神经、血管等结构，保证良好的血供。还应尽量保护龈乳头，以便恢复良好的牙龈形态。

3. 牙槽嵴修整　牙槽嵴并不是完全的平面或有其他影响种植体植入的情况时，需要先行处理，如翻瓣暴露牙槽骨后，牙槽嵴表面可能凹凸不平、残留肉芽组织乃至牙根，又或许存在较大的斜坡、骨突、骨刺等。一般手术工具盒中都备有修整牙槽嵴的钻针，如球钻、大号的裂钻等。

4. 种植窝洞的预备

（1）定位：不同的种植系统定位方法和器械有一定差异。大多采用专用的小球钻、定位钻或裂钻进行定位，一般定位深度为预期种植体长度的1/3～2/3。定位后利用导向杆或定位器观察定位情况，如有偏差可以用侧刃钻进行调整或者重新定位。

（2）扩孔：定位准确后，利用初级钻针，根据不同系统的要求，逐级备孔，达到预期深度以及预期的备孔直径，期间应随时测量种植备孔的方向。一般情况下，备孔的钻针需要按照适当速度进行上下提拉，保证持续的盐水冲洗，以防备孔时切削骨壁产生的高温灼伤骨壁。备孔的转速要根据不同的系统和骨质情况进行调整，如果骨质较软（III类或者IV类骨），需要较低的转速。备孔过程中，术者的持钻手应有支点，保持机头的稳固，避免打滑。扩孔完成后，应用配套的器械检查备孔是否有侧穿、是否触及邻近重要结构，必要时需要变更手术方案。

（3）成型/攻丝：根据不同种植系统的要求，在备孔完成后，需要进行皮质骨成型或者攻丝，进而将差级预备的种植体顺利放入备孔内。

（4）种植孔的冲洗：在备孔完全完成以后，放入种植体之前，需要用4℃的生理盐水冲洗冷却窝孔。一是将备孔产生的碎屑冲洗出来，形成干净的种植孔；其次是对窝孔进行冷却，避免种植体植入时因压力较大而产热过多，灼伤骨壁，导致种植失败。

（5）植入种植体：取出种植体后（部分系统可用配套的种植体携带器），根据所用系统的要求，均匀缓慢地植入种植体，植入种植体的方向要和备孔方向一致，避免种植体中途卡住。取下携带器。根据系统要求，旋入覆盖螺丝或者愈合基台。

（6）缝合：缝合的方法多种多样，根据手术的需求进行缝合，原则上要求无张力缝合、严密关闭创面。

（7）术后处理：术后锥形线束CT评估手术结果。术后常规用药为抗生素治疗5～7天、地塞米松4天，双氯芬酸钠按需使用；氯己定漱口水含漱7～14天。根据手术情况，拆线时间为7～14天。加强对患者的口腔健康宣教。

四、二期手术以及上部修复

对于采用埋入式种植的患者而言，通常需要在一期种植手术3～6个月后进行二期手术，以暴露覆盖螺丝，换愈合基台，让牙龈形成牙龈袖口，以便后期修复治疗。

1. **二期手术** 二期手术前应首先观察种植体周围黏膜是否正常，是否有化脓、窦道等情况。确定没有问题后，拍片观察种植体骨结合情况。然后局部麻醉下翻开牙龈瓣，暴露种植体上部分的覆盖螺丝。如果表面有骨覆盖，应该利用大球钻去除表面的骨覆盖。旋下覆盖螺丝，换上适当的愈合基台。一般愈合基台高度需要至少平齐牙龈或者高出牙龈约1mm；大小根据种植体植入的牙位考量。若术前能精确定位，也可用环切钻去掉种植体表面的牙龈，这样可以减小创伤。

2. **模型制备** 目前种植牙采用的取模方式主要有开窗取模方法、闭口取模方法、基台水平取模法等。还可以利用口腔扫描的方式取模，口腔扫描可以更加准确地反映口腔内组织情况。取模后需要求取咬合关系，用以恢复正常的咬合。

3. **戴牙** 拿到上部分修复结构后要先核对患者姓名、牙位。检查牙冠、基台、中央螺丝是否匹配。确定无误后，旋下患者口内的愈合基台，利用基台转移器，将基台从模型转移到患者口内，旋紧基台后，试戴牙冠，调整咬合以及邻面触点后，利用扭力扳手将基台加力，通常情况下加力至35N·cm；需要注意的是，不同系统要求加力的大小及加力的次数不一样，有些要求加力1次，有些2次，故而在加力前应明确不同系统的要求。

加力完成以后，利用弹性树脂或者生胶带进行封孔，然后粘接牙冠。如果有中央开孔，需要封堵中央孔，然后再进行调𬌗，一般种植牙要求咬合接触的力量要略小于天然牙。

五、种植牙的维护

种植牙如同天然牙一样，需要进行定期维护，包括患者的自我维护和专科医师的维护。

1. 患者的自我维护　患者应养成良好的口腔卫生习惯，维护口腔卫生。早晚认真刷牙，并用牙线、牙间刷和冲牙器对种植牙进行清理，保证种植牙的清洁。吸烟是种植体周围炎的重要危险因素，明显缩短种植牙的使用寿命，故而要注意控制吸烟的量，戒烟为佳。如果患者自己感觉到种植牙不适，应该及时就诊，避免错过最佳的就诊时间。同时要注意维护种植牙周围天然牙的健康，种植牙邻近的天然牙发生感染容易扩散波及种植牙，导致种植牙的松动、脱落。患有系统性疾病的患者，需要控制好系统性疾病。

2. 口腔医师的专业维护　种植牙修复完成以后，应在第3、6、9、12个月复诊，以后每半年到一年复诊检查种植牙情况，并进行必要的调整。种植牙和天然牙一样需要进行牙周治疗，种植体清洁一般不采用普通的洁牙器械，应采用碳纤维的洁牙针进行刮治和洁治。必要时应行X线检查了解种植体及周围骨情况，及时发现早期病变，确保种植牙能够安全稳定地发挥功能。

（黄　波）

第三节 种植牙的并发症

种植牙的并发症是指在种植手术过程中、修复过程中以及种植牙的使用过程中出现的非预期问题。与患者个体差异和软硬组织条件、患者口腔卫生状况、种植体的适配性、医师的临床操作、患者的使用情况等有关。根据发病时间，种植牙的并发症大致分为术中并发症、术后并发症和修复后并发症。

一、术中并发症

术中并发症主要是指在种植手术实施过程中出现的并发症，常见的并发症和对策如下。

1. 术中出血 常见的主要原因有患者凝血功能异常或血小板功能低下、切口处或植入孔处有较大血管、备孔过程中累及神经血管束等。一旦发现，应冷静查找确定出血的原因并应对。黏膜血管可以进行压迫、电烙或激光刀止血；植入孔中血管出血可用填塞止血；血管神经束则尽量避开；凝血功能或血小板功能低下者可局部使用止血药物，需全身使用者应请相关专科会诊。

2. 神经功能障碍 最常见的是下牙槽神经或者颏神经功能障碍。如果术中判断神经被累及，应选用较短的种植体进行植入，或者使用安抚神经的药物后择期种植。术后建议服用神经恢复类药物，例如维生素 B_{12} 或者甲钴胺等。如果发现神经完全断裂，可以考虑进行神经吻合术等。术前应仔细评估神经受累风险，确实无法避开者可行神经移位术。

3. 上颌窦或者鼻腔交通 在进行上颌后牙区种植时，特别是上颌窦提升术时，容易出现上颌窦交通。在前牙区可能出现鼻腔交通。正常情况下，交通创口比较小时，可以利用凝胶海绵或者骨膜填塞，让其自行愈合；若交通孔较大，则需要更改手术方式，通过外提升等方式，以胶原膜对穿孔的上颌窦底黏膜或者鼻黏膜进行修复。对于穿孔的患者，注意术后抗感染，嘱患者勿屏气或用力擤鼻，以免加重穿孔。

4. 邻牙损伤 常见于缺隙近远中距离较小的单牙种植、手术者在操作时定位不准确或者钻针方向偏斜。手术前应该进行充分的准备，包括准确测量间隙，详尽规划方案，手术时尽量保证姿势正确，手术过程中持续测量种植体方向，操作手应有支点，以避免邻牙损伤的发生。如果邻牙因损伤出现牙髓炎症，就应进行相应的牙髓治疗。

5. 骨壁穿孔 常见于牙槽骨较薄、钻针方向欠佳、骨壁有倒凹等情况。发现有骨壁穿孔时，若仍然要放入种植体，则应扩大翻瓣暴露穿孔处骨表面，进行引导性骨再生术（GBR）修复，确保种植体位于牙槽骨中。

6. 钻针折断　对于Ⅰ类骨的种植手术，施加暴力或者侧向力过大时，可能造成导钻针折断。如果折断位置较浅，可以利用环形钻取出。折断位置过深不便取出时，需要磨除部分牙槽骨唇颊侧骨壁及骨嵴，暴露钻的断端后取出，但是取出过程中如果严重破坏牙槽骨，应进行骨修复处理，或推迟种植手术。

7. 种植位置不佳　种植体植入后种植位置或方向不佳者根据偏移、偏斜程度决定解决方案。如果偏移、偏斜较小，预判后期可以通过角度基台等方式来完成修复的，原则上不建议重新种植。如果种植体偏移、偏斜较大，后期无法修复或者受力角度过大者，建议取出种植体，更改方向后重新种植或择期种植。

二、术后并发症

1. 组织水肿、皮下淤血、气肿等　组织水肿比较常见，肿胀后进行适当消炎、冷敷、避免剧烈运动和头低位，必要时可使用抗菌药物预防感染，一般7天左右即可消退。皮下淤血主要是组织内出血，术中小血管破裂或者是凝血功能较差，局部创伤较大导致较多的出血，渗透到皮下，进而表现出局部肿胀和皮肤淤青等情况。通常情况下，应该经预防感染和早期局部冷敷，缩短淤血的时间，避免继发感染，肿胀开始消退时辅以局部热敷，可加速恢复。一般皮下淤血2～4周即可消退。皮下气肿比较少见，主要是由翻瓣时创伤较大，备孔时将气体挤压进入皮下而没有及时排出导致。通常情况下，加强抗生素的服用，一般2～4周即可恢复。

2. 术后急性感染　因种植手术的复杂程度不同，术后会出现不同程度的肿胀和疼痛，一般术后第3天后开始缓解。如果第3天以后肿胀和疼痛还在持续加重，应怀疑术后早期急性感染。早期急性感染可能在短期内发生，后果最严重的感染为急性种植体尖周炎，会出现局部跳痛等症状，术区叩痛明显，X线片显示种植体尖周局限性低密度透影像。使用抗生素无法彻底消除感染。如果没有及时得到引流，可以在种植体周围形成明显肿胀或窦道，挤压可见脓性分泌物。如果种植体无明显松动，可切开引流局部脓肿，尝试保存种植体，但是成功率较低。经保守治疗无效或出现种植体松动时，则需要取出种植体引流脓肿，局部清创、冲洗，以免周围牙槽骨进一步被吸收。待愈合后再进行评估，酌情种植。

3. 切口裂开　缝合前减张不足、张力过大或局部血供不足，影响黏膜愈合致黏膜边缘坏死，或因为张力过大愈合过程中黏膜收缩，导致切口裂开。在GBR术中，骨块边缘过于尖锐、骨粉颗粒过于尖锐、未进行无张力缝合等也有可能导致伤口裂开。如果裂开的伤口较小，没有感染，可以定期进行冲洗，上局部消炎药进行缓解，让黏膜自行恢复。如果裂开创口较大，或者伴有感染，需要翻瓣清创，重新缝合让伤口愈合。必要时需要移除充填材料乃至移除种植体。

三、修复后并发症

修复后并发症主要是指患者在完成冠修复后出现的并发症，这类并发症表现多样，临床上并不少见，如修复体固位不良、修复体就位欠佳、种植体折裂、基台折裂、烤瓷冠崩瓷、中央螺丝折裂、种植体周围炎、中央螺丝松动、种植松动等。

1. **修复体固位不良**　主要表现为修复体反复脱落，修复体松动。最常见的原因如下：①咬合距离过短，无法提供足够的粘接强度。②种植体位置欠佳，咬合过程中侧向力过大导致粘接剂剥脱而导致牙冠脱落。对于这类情况，建议采用一体化冠进行修复，能够最大限度地提供固位力。

2. **修复体或基台就位欠佳**　如果基台穿龈部分较深，基台就位时可能有就位不佳或难以完全就位的情况，多需X线检查来确定基台是否就位。对于修复体来说，最常见的原因是修复体制作的精密度欠佳、联冠或者桥体没有良好的共同就位道、修复体没有溢出孔时粘接剂存留等，仔细的操作和细致的临床检查可以避免，若无法弥补则需重做上部牙冠。

3. **中央螺丝松动**　中央螺丝松动导致的修复体松动临床上较为常见，常见原因有使用不当、基台加力不规范、种植体位置不佳致侧向力过大等。一旦发现中央螺丝松动，应尽早处理。一般重新加力即可，如果反复松动，应考虑更换中央螺丝以免中央螺丝折裂。

4. **中央螺丝或者基台折裂**　戴牙时基台加力的方向不正确、加力过大或不匹配可致中央螺丝或基台折裂，咬合力过大或咬合力方向与种植体长轴不一致也是常见原因。对于基台或者中央螺丝折裂患者，先检查种植体，若种植体完整，可以取出断裂的构件（或者联系厂家，请专业工程师协作），重新取模制作修复体。

5. **种植体折裂**　主要由于咬合力过大（或异常侧向力）、种植体过细等造成。一旦种植体折裂，则需要取出种植体，再重新植入或更换修复方法。

6. **烤瓷冠崩瓷**　多见于咬合力量过大、有尖锐的牙尖等情况。如果崩瓷不影响使用和美观，可以调整后继续使用，否则需要重新制作。

7. 种植体周围黏膜炎及种植体周围炎　种植修复体表面菌斑控制不佳，可引起修复体周围或基台周围黏膜的炎症，称为种植体周围黏膜炎。种植体周围黏膜炎的病变局限于龈黏膜，类似天然牙的牙龈炎，及时治疗改善菌斑控制可使病变逆转。若菌斑刺激长期存在，黏膜炎可以进一步发展为种植体周围炎，导致种植体周围软硬组织的破坏。由于种植体本身没有生物活性的抗感染和自我修复能力，加之种植体表面粗糙，有利于细菌存留和炎症发展，种植体周围炎的进展常较为迅速，治疗也比较困难，预后不乐观。一旦诊断为种植体周围炎，就需要翻瓣彻底清理种植体周围的菌斑，必要时需要通过GBR以及软组织移植来治疗种植体周围炎。

8. 种植体松动　已经正常行使功能的种植体，不论是炎症导致的还是应力导致的种植体松动，一旦出现，绝大多数需要拔出种植体，根据情况选择即刻或者延期重新植入种植体，或改变治疗方案换用其他修复方法。

（黄　波　杨　阳）

第九章　儿童口腔科

第一节　儿童口腔健康管理

儿童口腔医学的学科范畴涵盖新生儿至成人这一生长发育过程中儿童口腔的健康，预防和治疗这一过程中可能出现的口腔疾患、发育异常及咬合不正，并进行定期口腔健康管理。由于部分儿童口腔疾患与基因疾病和胚胎发育有关，故而儿童口腔医学还包括胎儿相关的预防和保健内容。

儿童的口腔健康管理应遵循"预防为主，防治结合"的原则，对生长发育时期的儿童通过2～4次/年的口腔健康检查，尽早发现儿童口腔中出现的健康问题并实施干预措施，降低其口腔疾病发生的风险，维护其口腔健康。

牙齿的正常发育和萌出以及维持其正常的功能对儿童一生的口腔健康和全身健康至关重要。婴幼儿拥有一副健康的乳牙是培养良好饮食习惯的基础，健康的牙齿、良好的咀嚼可促进颌面部及全身生长发育。

【管理内容】

（1）乳牙的萌出顺序（表9-1-1）

表9-1-1　乳牙的萌出顺序

序号	下颌	序号	上颌
1	中切牙	2	中切牙
4	侧切牙	3	侧切牙
5	第一乳磨牙	6	第一乳磨牙
7	尖牙	8	尖牙
9	第二乳磨牙	10	第二乳磨牙

乳牙一般在出生后6～7个月开始陆续萌出，对于不同个体，牙齿的萌出时间存在差异。多数情况下，下颌同名牙萌出早于上颌。

如果1岁左右乳牙还没萌出，则应行全身健康检查。

（2）养成良好的饮食习惯和口腔卫生习惯：儿童养成良好的饮食习惯是身体获得充足蛋白质、维生素和钙磷等营养成分的保证，且有利于牙齿的正常发育。培养孩子良好的口腔卫生习惯，正确刷牙和使用牙线能很好地预防龋齿和牙龈炎的发生。

（3）建立口腔健康档案并定期进行口腔检查

1）孩子应从长第一颗乳牙起至1周岁前建立个性化的口腔健康档案，评估孩子的患龋风险、口腔健康状况及全身健康状况。

2）对高龋风险的婴幼儿应及早实施防龋措施。

3）对有遗传性错颌的儿童应及早进行咬合发育管理。

（4）对恒牙萌出时间和顺序的管理：乳恒牙替换一般在5～6岁从下前牙开始，到12～13岁完成。乳恒牙替换的时间有较大的个体差异，但通常情况下，左右同名牙大致同时萌出，下颌牙萌出早于上颌同序牙（表9-1-2）。

表9-1-2　恒牙萌出顺序

序号	下颌	序号	上颌
1	第一磨牙	2	第一磨牙
3	中切牙	5	中切牙
4	侧切牙	6	侧切牙
7	下尖牙	8	第一前磨牙
9	第一前磨牙	10	第二前磨牙
11	第二前磨牙	12	上尖牙
13	第二磨牙	14	第二磨牙

牙齿萌出顺序常出现变异，最常见的是下颌第一前磨牙和下颌尖牙，约有40%儿童第一前磨牙先于尖牙萌出。此外是上颌第二前磨牙先于上颌尖牙萌出。牙齿萌出顺序在咬合发育管理中有特别的意义，有时可利用顺序拔牙法引导牙齿萌出到正常牙位。

（5）及早发现儿童龋并予以治疗，维护乳牙列的完整：由于乳牙的龋坏，口腔内致龋菌增加，儿童的高龋风险会一直延续到恒牙列。乳牙邻面的龋坏还可引起牙弓长度的缩小，造成恒牙萌出时的拥挤；乳牙龋若被忽略，感染还可累及继承恒牙。因此，积极治疗儿童早期龋，可避免对孩子咀嚼功能、继承恒牙、颌骨乃至全身发育的影响。

（邹　静）

第二节　儿童常见口腔疾病

一、乳牙龋病

儿童的乳牙在萌出后不久即可患龋，临床上最早可见6个月的婴儿上颌乳中切牙尚未完全萌出其唇面已发生龋坏。

【好发牙位】乳牙龋病好发的牙位依次为上颌乳中切牙、下颌第一乳磨牙、下颌第二乳磨牙、上颌第一乳磨牙、上颌第二乳磨牙。

【好发牙面】乳牙龋好发牙面在上颌为乳中切牙之近中面，其次为远中面和唇面；乳侧切牙之近中面、唇面；乳尖牙的唇面；第一乳磨牙多见于咬合面，其次为远中面；第二乳磨牙则多发于咬合面和近中面。

下颌为第一乳磨牙咬合面，其次为远中面；第二乳磨牙咬合面，其次为近中面；乳尖牙多见于唇面，其次为远中和近中面；下颌乳中切牙和侧切牙少患龋。

各年龄段的乳牙龋病发生部位有其明显特点，2岁以下时主要发生于上颌乳前牙的唇面和邻面，3～4岁时乳牙龋多发于乳磨牙咬合面的窝沟点隙，4～5岁时好发于乳磨牙的邻面。乳牙龋病中左右侧同名牙同时患龋的现象较恒牙突出。

【乳牙龋的特殊类型】由于乳牙自身的解剖和组织结构特点及儿童的饮食特点，乳牙龋在临床上除了可根据龋坏波及的程度分为浅、中、深龋以外，还可表现为一些不同于恒牙龋的特殊类型。

（1）环状龋：指发生在乳前牙唇面、邻面的牙冠中1/3至颈1/3处、围绕牙冠的广泛性环形龋损。其发生与乳牙新生线的矿化薄弱有关，还与幼儿的牙齿自洁作用较差及局部食物滞留相关。

（2）奶瓶龋：延长哺乳时间或者长时间的奶瓶喂养可导致幼龄儿童发生的一种较为严重的龋患。奶瓶龋除与奶瓶喂养有关外，还与喂养习惯和患儿体质等有关。

（3）低龄儿童龋：小于6周岁的患儿口腔中存在一个或一个面以上的龋坏均可称为低龄儿童龋病。该病患儿在2～4岁时具有典型的临床特征，可早期累及上颌乳前牙，也可累及上下颌第一乳磨牙，上颌乳前牙光滑面龋是其主要特征，且病损牙位呈明显的对称性，下颌乳前牙少有累及。

重症低龄儿童龋是指3岁以下的儿童发生有光滑面的乳牙龋患，或3～5岁的儿童发生一个以上的上颌乳前牙的光滑面龋损或3岁的儿童龋失补牙面数（dmfs）＞4，4岁的儿童dmfs＞5，5岁的儿童dmfs＞6。

二、乳牙牙髓病和根尖周病

1. **乳牙急性牙髓炎**　发病急、疼痛剧烈。临床上绝大多数属于慢性牙髓炎急性发作的表现，龋源性者尤为显著。

【临床表现】

（1）疼痛是乳牙急性牙髓炎的重要症状，表现为剧烈的自发痛、阵发痛及夜间痛。

（2）疼痛不能自行定位。

（3）临床可查及接近牙腔的深龋或其他牙体硬组织疾患，或可见充填体存在。

（4）在牙髓炎症早期，患牙对叩诊无明显不适，但当炎症波及根尖周组织或根分歧部位根周组织，则出现叩诊疼痛。

【诊断要点】　根据疼痛的特征，如较尖锐或剧烈的无法自行定位的自发痛，牙齿有龋洞或有充填物等诊断。

2. **乳牙慢性牙髓炎**　是临床最常见的一型乳牙牙髓病，龋源性的牙髓炎多数是慢性牙髓炎，出现急性症状时多数是慢性牙髓炎急性发作。

【临床表现】　乳牙慢性牙髓炎的症状轻重不一，相差较为悬殊，多数患牙症状轻微，甚至无明显症状。龋源性慢性牙髓炎的病程较长，当牙髓炎症范围较广时则有叩诊疼痛或不适，X线片可显示乳磨牙根分歧部位的根周膜腔增宽或无明显改变。

【诊断要点】　患牙有深龋，已穿髓，牙髓仍有活力，是慢性溃疡性牙髓炎的特征。患牙有深龋，已穿髓，穿髓孔较大，龋洞内充满息肉，用探针轻拨息肉，查明其蒂部来源于牙髓者为慢性增生性牙髓炎。无明显症状的慢性闭锁性牙髓炎需与深龋鉴别。

3. **乳牙牙髓坏死**　多为牙髓炎症发展的自然结局，除细菌感染之外，牙齿外伤或具有毒性的药物作用，如砷制剂、多聚甲醛等都能引起牙髓坏死。

【临床表现】　初始无明显疼痛，少有症状，但牙齿多有变色。引起根尖周炎症时则出现疼痛，或咀嚼痛，或在儿童抵抗力下降时感患牙不适。龋源性牙髓炎发展所致的牙髓坏死，开髓时多有恶臭。

【诊断要点】　主要根据牙髓已无活力，有牙髓炎或牙外伤史，或牙齿变色等诊断。

4. **乳牙根尖周病**　最主要的病因是牙髓来源的感染。乳牙牙髓治疗中，三氧化二砷和酚醛树脂液不宜使用，因其对根尖周组织可造成严重的化学性损伤，有时甚至伤害到恒牙牙胚。由于病源刺激物毒力大小和机体抵抗力的差异，根尖周病或表现为急性炎症，或由慢性炎症急性发作，或由急性炎症转变为慢性炎症。

【临床表现】

（1）乳牙的急性根尖周炎多数是慢性根尖周炎急性发作而致，可出现较为剧烈的自发性疼痛和咬合痛，若穿髓，常见穿髓孔溢血或溢脓。患牙松动并有叩痛，根尖部或根分叉部的牙龈红肿，有的出现颌面部肿胀，引流区淋巴结肿痛，可伴有全身发热等症状。

（2）乳牙慢性根尖周炎可无明显的自觉症状，有的患牙可在咀嚼时有不适感，有的牙龈可见瘘管，有反复肿胀、溢脓史。叩诊无明显疼痛或仅有不适，一般不松动。

（3）X线检查：急性根尖周炎时根尖部无明显改变或仅有牙周间隙增宽现象，而慢性根尖周炎可见根尖部和根分叉部牙槽骨破坏的透射影像。

【诊断要点】 急性根尖周炎可有典型的咬合痛或自发性、剧烈持续的跳痛，牙龈或颌面部肿胀，叩诊敏感等；慢性根尖周炎患牙X线片上可见根尖或根分叉区域骨质破坏。

三、年轻恒牙龋病

【临床特点】

（1）第一恒磨牙患龋率高。

（2）上下颌年轻恒磨牙的咬合面、上颌恒磨牙的腭沟、下颌恒磨牙的颊沟、上颌切牙的舌侧窝均为龋易发生且发展迅速的部位。

（3）年轻恒牙髓腔大、髓角尖高，牙本质小管粗大，所以龋病发展快，容易引起牙髓感染和根尖周组织的炎症。

（4）年轻恒牙新萌出时可出现暂时性拥挤和不规则排列，拥挤的隐蔽部位很难自洁，也容易导致菌斑堆积，龋病的发生。

（5）可受乳牙患龋状态的影响。

【好发牙位】

在混合牙列期，随着恒牙逐渐萌出，恒牙的患龋率开始升高。第一、二恒磨牙𬌗面、相邻面，上颌中切牙邻面好发龋病。

四、年轻恒牙牙髓病和根尖周病

1. **年轻恒牙牙髓病** 年轻恒牙的牙髓炎症多数由龋病引起，其他临床常见原因有牙齿结构异常、牙齿外伤等，有的则是医源性因素引起。龋源性的牙髓炎症多是慢性炎症，若深龋使牙髓广泛暴露，则常常形成慢性增生性牙髓炎，即形成牙髓息肉，而龋病引起的急性牙髓炎往往是慢性牙髓炎的急性发作。严重的牙齿创伤或备洞过程中的意外露髓则可使牙髓发生急性炎症，或牙髓坏死。

2. 年轻恒牙根尖周病 多由牙髓炎症或牙髓坏死发展而来，此时的牙髓感染可通过宽阔的根尖孔引起根尖周组织的炎症或病变。若病原刺激强，机体抵抗力弱，局部引流不畅，则可能很快发展为急性根尖周炎；若病原刺激作用弱，机体抵抗力增强，炎症渗出物得到引流，急性炎症又可转为慢性炎症。影像学检查年轻恒牙牙髓病可不出现任何病理性改变，但发生根尖周病变则可见根周或根尖的骨质破坏影像存在。

五、乳恒牙替换异常

乳牙从6个月左右开始萌出，到6岁左右陆续开始生理性脱落，到12岁左右，全部为恒牙代替。继承恒牙胚位于乳前牙的舌、腭侧，乳磨牙的根分歧下方，伴着恒牙胚的生长发育和乳牙根的生理性吸收，以及牙周软、硬组织和颌骨的改建。在儿童的不同年龄，乳恒牙在颌骨中的位置不断发生着变化。故而，乳恒牙替换是一个时间跨度甚大、过程极为复杂的生物学过程，常常会出现异常，常见乳恒牙替换异常见表9-2-1。

表9-2-1 常见乳恒牙替换异常

类型	病因	临床表现	诊断
恒牙早萌	与对应乳磨牙根尖周病变或乳磨牙过早脱落有关	早萌牙松动，常伴有釉质矿化不良或釉质发育不全现象；常见乳牙残根存在于周围	见严重感染的乳牙或残根或乳牙早失，未到萌出期的恒牙萌出到口腔，有松动即可诊断
恒牙迟萌	与乳牙病变、过早脱落或滞留、额外牙、牙瘤或囊肿的阻碍等有关	常见上颌乳切牙、乳尖牙和乳磨牙过早脱落，邻牙移位使间隙缩小，造成萌出困难或异位萌出	到萌出期的恒牙未萌出；影像学检查见牙根已形成2/3以上即可诊断
第一恒磨牙异位萌出	上颌骨后份发育不足；恒牙萌出角度异常	第一恒磨牙近中边缘嵴骑生在第二乳磨牙的远中牙颈部下方，远中边缘嵴可萌出，牙冠向近中倾斜	上颌好发，影像学检查可见第二乳磨牙近中根近中颈部位的远中根面有弧形非典型性根吸收区，第一恒磨牙近中边缘嵴嵌入吸收区

类型	病因	临床表现	诊断
恒尖牙异位萌出	尖牙萌出时间迟于侧切牙和第一前磨牙且其处于牙弓转弯处，易受邻牙变化的影响	恒尖牙突出于殆曲线，通常位于唇侧；触诊尖牙区牙槽骨的唇侧存在膨隆	常见上颌尖牙的唇侧异位萌出，常对称发生；影像学检查可见尖牙萌出路径的异常
牙齿固连	尚未完全明了，一般认为乳牙牙根生理性吸收和骨沉积的交替过程中，因牙周组织发育障碍所致	乳牙比恒牙好发，下牙比上牙好发。恒牙列中最常累及第一恒磨牙，乳牙列中最易受累的牙齿是下颌第一乳磨牙	患牙的殆面低于正常咬合平面甚至埋状，叩诊患牙呈实性叩诊音，患牙正常的生理动度消失，影像学检查可见患牙牙周膜消失，根骨连接处不清
乳牙滞留	颌骨发育不协调导致继承恒牙萌出方向异常；继承恒牙先天缺失、埋伏阻生、异位萌出；继承恒牙萌出无力，乳牙根不被吸收；全身因素以及某些遗传因素等	最常见的是下颌乳中切牙滞留，后继恒中切牙于舌侧萌出，乳牙滞留于唇侧，呈"双排牙"现象；其次是第一乳磨牙的残根和残冠滞留于萌出的第一前磨牙颊侧或舌侧	已到达替换时期尚未换的乳牙，该乳牙根部或唇、颊、舌侧有继承恒牙萌出；也有因无继承恒牙而致先行乳牙很久滞留于牙列中

六、儿童牙外伤

乳牙外伤多发生在1～2岁儿童，且患牙移位较常见，主要表现为嵌入、脱出、唇舌向移位及不完全脱出等。

年轻恒牙外伤多发生于7～9岁儿童，发生率高于乳牙。多发生于上颌中切牙，其次为上颌侧切牙，下颌切牙较少见。年轻恒牙外伤牙齿折断较常见。受伤情况和牙根形成状态有关，牙根未完全形成的牙齿松动、移位、脱出较常见。

（一）年轻恒牙外伤

1. 牙体损伤　外力对牙体组织造成的外伤类型分为以下七种。

（1）釉质裂纹：牙冠仅有釉质裂纹，没有缺损。裂纹在釉质表面的走向没有一定规律，主要与打击的方向、物体的形状和大小有关系。采用平行光由切缘平行牙长轴照明，或由舌侧透照，可见暗裂纹。

单纯釉质裂纹患者可没有不适症状，但常合并有轻重不等的牙周和牙髓损伤，检查时应注意牙齿有无叩痛或松动度改变。

（2）釉质折断：见图9-2-1A。折断多发生在切角或切缘，没有暴露牙本质。一般无自觉症状。

（3）釉质-牙本质折断：见图9-2-1B。当釉质折断牙本质暴露或釉质、牙本质同时折断时，常出现冷热刺激痛，其疼痛程度与牙本质暴露的面积和牙齿发育程度有关。有些患儿因缺损不大，症状不重而被忽视，需要强调的是年轻恒牙的牙本质较薄，离牙髓腔近，加之牙本质小管较粗大，外界刺激会通过牙本质小管传入牙髓。

（4）冠折露髓：见图9-2-1C。冠折牙髓外露时，临床症状较明显，可有明显的触疼，也可有冷热刺激痛，影响进食。牙髓暴露后不及时处理会发生感染、坏死，牙冠变色，亦可出现牙髓组织增生。

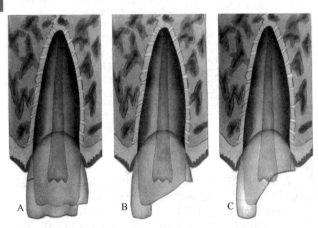

A.釉质折断；B.釉质-牙本质折断；C.冠折露髓。

图9-2-1　冠折的临床分型

（5）简单冠根折：年轻恒牙的简单冠根折常表现为牙冠向单侧斜行的釉质-牙本质-牙骨质折断，达到根部的一侧，断端常在舌侧龈下2～3mm，也可在近中或远中侧，唇侧少见。咀嚼时由于牙冠侧折断片活动有疼痛感觉，可伴有牙龈撕裂，龈沟溢血。

（6）复杂冠根折：这是一类严重的釉质-牙本质-牙骨质联合折断，可分为横折和纵劈两种情况，横折是近远中方向，临床较多见，通常牙冠唇侧龈缘上2～3mm处有一近远中向横折线，有时牙冠唇侧部分已松动下垂，而舌侧仍与根面或牙龈相连。纵劈是折断线自切缘斜向根方，折断线通常只有一条，有时可有2条以上。由于冠根折断线多为斜线，特别是折断线在唇侧牙冠部为近远中向斜向舌侧牙根方向的冠根折断，X线片常显示不清楚，需多角度投照并结合临床症状进行诊断。

（7）根折：年轻恒牙牙根折断的发生明显少于冠折，且多见于年龄较大儿童、牙根基本发育完成的牙齿。年龄较小的儿童牙根尚未发育完成，牙根相对短粗，牙槽骨也较疏松，外伤造成根折的较少。

按根折部位临床上分为根尖1/3、根中1/3和近冠1/3三种折情况。

主要症状可有牙齿松动、咬合痛和叩痛，有时牙冠稍显伸长，常伴发咬合创伤。根折症状轻重与折断部位有关，越近冠方的根折，症状越明显；近根尖1/3部位的根折，症状较轻或不明显。X线牙片是诊断根折的主要依据。

2. 牙周组织损伤　外力若没有造成牙体组织的损伤，仅引起牙齿支持组织的损伤，可分为以下六种类型。

（1）牙齿震荡：单纯牙齿支持组织损伤，患儿自觉牙齿酸痛，上下牙咬合时有不适感，临床检查时牙齿无异常松动或移位，只有叩痛或不适。X线片显示根尖周无异常。

（2）亚脱位：牙周支持组织损伤，患者自觉牙齿松动，上下牙咬合时可有痛感，临床检查时牙齿有明显松动，但没有牙齿位置改变；可有叩痛，龈沟渗血。X线片显示根尖周无异常或牙周间隙稍增宽。

牙齿震荡和亚脱位还可造成牙髓暂时感觉丧失，但值得注意的是，有时正常的年轻恒牙也可能出现对测试无反应的情况。对外伤牙的感觉测试可能获得不确切的结果。

（3）半脱出：半脱出时牙齿部分脱出牙槽窝，明显伸长。

（4）侧方移位：侧方移位时牙齿发生唇舌向或近远中向移位。

上述两种脱出性损伤都常伴牙齿的明显松动和叩痛，由于存在牙周膜撕裂，有时还伴有龈沟溢血或牙龈淤血。

（5）挫入：挫入时患牙比相邻牙短，常不松动，可有叩痛，牙龈可有淤血样改变。

半脱出、侧方移位和挫入的共同特点是牙齿在牙槽窝内发生了明显位置变化，属于移位性损伤。X线片上可观察到脱位性损伤的患牙牙周间隙不均匀。对于挫入的牙齿，根尖区牙周间隙变小或消失；半脱出的牙齿，根尖区牙周间隙增宽。侧方移位的牙齿可表现为近、远中两侧牙周间隙不对称，一侧减小，另一侧增宽。但当牙齿唇舌向移位时，普通的根尖片上看不出变化，必要时需配合锥形线束CT诊断。

（6）全脱出：牙齿受外力完全脱出牙槽骨称为牙齿完全脱出，全脱出是最严重的一种牙齿损伤，可以造成牙周膜韧带撕裂，牙髓组织丧失血供，以及对牙骨质造成损伤。恒牙全脱出常见于单个年轻恒牙。这主要由于年轻恒牙牙根尚未发育完成，而且牙周膜具有弹性，水平外伤撞击常导致牙齿完全脱出。上颌中切牙最好发。

（二）乳牙外伤

乳牙列期牙槽骨较疏松，乳牙外伤造成牙根或牙冠折断的较少，更容易造成牙齿移位或脱出。严重的乳牙外伤可能影响或损伤继承恒牙牙胚，这种损伤往往在受伤以后较长的时期产生，医师应在最初检查时给予评估，决定患牙是否可以保留，判断外伤乳牙的预后和对继承恒牙的影响。

1. 牙齿折断　与年轻恒牙外伤分类相同，根据所累及的组织不同，分为简单冠折、复杂冠折、冠根折和根折。

2. 脱位性损伤　乳牙的脱位性损伤也分为乳牙震荡、亚脱位、侧方移位、半脱出、挫入和全脱出六种类型。临床表现与诊断要点同年轻恒牙脱位性外伤。

七、口腔不良习惯

1. 吮指习惯　通常在婴儿时期发生，随着年龄增大而被其他活动取代而消失，如持续到3岁以后则为口腔不良习惯，吮指习惯包括吮拇指、吮其他指及咬硬物，可形成不同的错殆畸形。长期吮指的儿童可见手指上有胼胝体及手指变形弯曲的现象。

（1）吮拇指可造成上切牙前突、下切牙内倾、前牙开殆；颊肌压力增大可使上牙弓缩窄、腭盖高拱、后牙伸长、下颌向后下旋转；拇指可查见咬痕及变形。

（2）吮其他指：多将下颌引导向前造成过度前伸，造成切殆或反殆。

（3）咬物：如咬铅笔、咬衣服、啃咬指甲等，在咬物相对应的牙列位置常呈局部小开殆。

2. 不良舌习惯　包括吐舌、伸舌和舔牙习惯。

（1）吐舌和伸舌习惯：舌位于上下前牙之间，形成前牙开殆；下颌骨有时伴随舌前伸，可形成下颌前突或反殆。

（2）舔牙习惯：舔牙造成唇颊肌与舌肌肌力不平衡。舔上前牙使上前牙唇倾，造成深覆殆深覆盖；舔下前牙使下前牙前突，造成反殆；同时舔上下牙，可致双颌牙弓前突；舔习惯还可造成牙弓前段广泛性间隙或局部开殆。

（3）异常唇习惯：包括咬上唇、咬下唇、吮咬颊。咬上唇时下颌常前伸，上前牙区唇肌张力过大妨碍上牙弓发育，易形成前牙反殆。咬下唇时上前牙舌侧压力过大而造成上前牙前突，同时下切牙唇侧压力过大造成下切牙内倾，下颌后缩。吮咬颊部时，牙弓颊侧压力过大造成上下牙弓狭窄，或形成后牙开殆。

3. 口呼吸习惯　鼻炎、鼻窦炎、鼻甲肥大、扁桃体或腺样体肥大等疾病可引起鼻通气阻塞，患儿被迫长期用口呼吸，成为口呼吸习惯；也有患者为习惯性口呼吸。

长期口呼吸习惯使下颌及舌下降，唇肌松弛、开唇露齿、唇外翻、上前牙前突、上牙弓狭窄，腭盖高拱，下颌向后下旋转，形成开殆及高角；长期口呼吸可致牙龈干燥和菌斑堆积，甚至发生增生性龈炎。扁桃体肥大时，咽腔变窄，为减轻呼吸困难，舌体前伸带动下颌向前，可造成下颌前突甚至反殆。

【诊断要点】

（1）请患者在上下唇闭合时深吸气，用鼻呼吸的人通过控制鼻翼肌在吸气时会扩大外鼻孔。

（2）将双面镜或口镜放于鼻孔处，用鼻呼吸的人在呼吸时会使口镜起雾。

【矫治要点】　首先应治疗上呼吸道疾病，必要时切除过大的扁桃体，待鼻呼吸改善后酌情矫治；对于年幼的畸形尚不严重的患儿，如仍存在习惯性口呼吸，除口头教育外，可使用前庭盾或不透气的口罩迫使其鼻呼吸；同时加强口唇肌功能训练。

4. 偏侧咀嚼习惯　患者常因一侧后牙龋坏产生疼痛、一侧牙为残根、残冠而用单侧咀嚼，成为偏侧咀嚼；恒牙萌出异常为锁殆时，也能造成偏侧咀嚼。

【临床表现】　面部左右不对称，下颌偏向废用侧，废用侧面部显丰满；颏点及中线偏斜，甚至形成单侧反殆；磨牙关系可能一侧为中性殆或远中殆，另一侧为近中殆；长期单侧咀嚼形成偏颌畸形；废用侧牙齿菌斑、牙石堆积，易发龋病及牙龈炎、牙周炎；易发生颞颌关节病。

【矫治要点】　及早治疗乳牙列及替牙列期的龋坏，拔除残根残冠，去除殆干扰，修复缺失牙；已形成错殆畸形的患者，根据情况进行矫治。

5. 夜磨牙习惯　通常认为由精神因素、殆因素等原因引起。牙殆畸形、缺牙、牙齿缺损或过长、单侧咀嚼等，可引起咬合障碍，夜间潜意识下颌运动调整咬合可引起夜磨牙。长期夜磨牙可造成牙体组织严重磨损、敏感，牙周组织压力过大，颞下颌关节病，头痛及咀嚼肌疼痛等。

治疗方面首先应去除紧张的精神心理因素和局部𬌗因素，对于严重而顽固的病例可夜间使用磨牙𬌗垫缓解症状。

（邹 静 张 琼 王 艳 李小兵 彭怡然）

第三节　诊疗规范

一、儿童龋病的药物治疗

儿童龋病的药物治疗是指不切割或少切割牙体龋损组织，仅在龋损部位涂抹适当的药物使龋损停止发展或消失。

【适用范围】 龋损面广泛的浅龋或剥脱状的环状龋，不易制备洞形的乳牙。这类龋损常见于乳前牙邻面和唇面。

【常用药物】 2%氟化钠溶液、8%氟化亚锡溶液、1.23%酸性氟磷酸钠溶液、75%氟化钠甘油糊剂、5%氟化钠涂膜。

【操作步骤】

（1）除去腐质及无基釉或尖锐边缘，修整外形，形成自洁区。

（2）清洁牙面，干燥隔湿。

（3）选择合适的药物涂布于患区：涂药要有足够的时间浸润牙面，应反复涂擦2～3分钟，1～2次/周，3周为一疗程。切忌浸药过多，以免流及黏膜造成损伤。涂氟30分钟内不漱口、不进食。

二、乳牙龋的充填治疗

指去除龋坏组织，制备大小与形态适当的窝洞，在保护牙髓的状况下，用适当的材料充填窝洞，恢复牙体外形的一种治疗方法。

乳牙龋病治疗计划制订时不仅要考虑龋坏的程度，还应考虑患牙在口腔内的保存时间、牙根的吸收程度及继承恒牙的发育状况、患儿罹患龋病的风险以及患儿对治疗的合作程度等。

1. 窝洞的制备　基本原则同恒牙的牙体窝洞制备，但应考虑乳牙牙体解剖结构的特点，考虑到不同的修复材料对洞形有不同的要求。

2. 牙体外形的修复　在修复牙体外形时应考虑到乳牙的牙釉质和牙本质均较薄，凡位于牙本质中层以下的窝洞均应护髓后再充填。由于磷酸锌粘固粉中的游离磷酸对牙髓有刺激，应尽量避免使用。儿童牙体缺损修复的操作基本同于恒牙牙体修复，但在修复乳牙邻面外形时应考虑到乳牙列生理间隙的存在，不必勉强恢复接触点。

3. 充填材料的选择　儿童口腔临床常用的牙体充填材料有玻璃离子材料、复合树脂及聚合体材料。

三、乳前牙龋的树脂＋透明成形冠套修复

对乳前牙唇面、邻面龋可采用树脂＋透明成形冠套修复来恢复乳前牙的美观及患儿的发音功能。其操作步骤如下。

1. 牙体预备　以去净龋坏组织为原则，深龋近髓处护髓。

2. 试冠套　根据牙冠的近远中径选择大小合适的成品树脂冠套，剪去颈缘以下的多余部分，在其远中切角处用探针扎一个小排气孔。

3. 粘接修复　按粘接修复的常规步骤酸蚀、干燥牙面，涂粘接剂，将装有树脂的透明成形冠套戴入待修复的乳前牙，固定后光照固化。光照前可用探针去除牙颈部和排气孔溢出的多余的树脂材料。固化后用探针从唇面和远中面相交的轴面颈部挑破并去除成品冠套，修整颈部边缘和排气孔处多余的树脂，调𬌗，打磨抛光。

四、乳磨牙大面积缺损的预成冠修复

临床常用的不锈钢冠为厚度0.14mm的镍铬合金冠，富有弹性，且具有各乳磨牙的不同解剖形态及不同大小的型号。

【适应证】

（1）乳磨牙牙体广泛缺损，难以获得抗力形和固位形者。

（2）颈部龋损致窝洞已无法制备龈壁者。

（3）一个牙多个牙面龋损者。

（4）高龋风险的儿童发生乳磨牙邻面龋。

（5）釉质发育不全的乳牙。

（6）各种间隙维持器中的固位体。

【操作步骤】

（1）牙体制备：首先清洁牙面，去除龋坏组织。细的金刚砂针切割邻面使近远中面相互平行。若第二乳磨牙为牙列中最后一个牙时，远中面的制备比近中面稍深达龈下。颊舌面制备时应注意第一乳磨牙颊面近颈部1/3处的隆起，此处应较多地切割，但应掌握适度，以免使牙体与成品冠之间的空隙过大。颊面与邻面相交处应制备成圆钝状移行，咬合面磨除0.5～1.0mm的间隙。

（2）成品冠的选择：按牙的类别及其大小选择合适的成品冠，一般成品冠以其近远中径的大小选择冠的号码。

（3）修整成品冠：参照患牙的牙冠高度及颈缘曲线形态，修整成品冠的高度及颈缘，颈缘需达龈下0.5～1.0mm。

（4）磨光颈缘、试戴：用金属剪修剪过的颈缘必须用细砂轮、橡皮轮等磨光，以免刺伤牙龈。试戴时应检查咬合面有无高

点，牙颈部是否密合及成品冠与邻牙的关系等。

（5）粘固：经确认为适用的成品冠后，用玻璃离子材料或聚羧酸粘固粉粘固。

五、乳牙牙髓根尖周疾病的治疗

（一）乳牙盖髓术

【适应证】 间接盖髓术只适用于深龋近髓，无不可逆性牙髓炎症状和体征，影像学检查无病理性改变的患牙。直接盖髓术在乳牙的应用范围十分有限，临床上成功率较低。

【操作要点】

（1）麻醉：建议用局部麻醉以控制术中疼痛。

（2）去净龋坏组织。

（3）护髓：用氢氧化钙制剂或玻璃离子水门汀覆盖近髓的牙本质，以隔绝刺激，促进修复性牙本质形成。

（4）充填：临床常选用含氟牙色充填材料进行窝洞充填。

（二）牙髓切断术

去除感染的冠髓，保留根髓以保存患牙的治疗方法。

【适应证】 适用于深龋露髓或者外伤露髓，不能进行直接盖髓者；部分炎症局限于冠髓的可逆性牙髓炎。

【操作要点】

（1）局部麻醉、上橡皮防水障。

（2）去净龋坏组织、制备洞形。

（3）揭髓顶，锐利挖匙去除冠髓。

（4）牙髓断面处理：生理盐水清洗髓室，止血后用小棉球蘸取1：5甲醛甲酚（FC）放置牙髓断面上固定2分钟。

（5）氢氧化钙制剂或MTA覆盖于断面，生理盐水棉球轻压使其与根髓密切贴合。

（6）垫底、充填。

（7）1个月后复诊，若无明显症状，行金属预成冠恢复患牙形态以恢复患牙的咀嚼功能。

（8）定期（3～6个月）复查，若出现牙髓病变则行根管治疗。影像学检查查看有无病理性骨或根吸收，若累及恒牙胚则宜拔除。

（三）乳牙牙髓摘除术

去除感染的全部牙髓，消毒髓腔和根管后进行根管糊剂充填以保存患牙的治疗技术。

【适应证】 牙髓炎症累及根髓，但未波及根尖周组织，牙周组织无明显症状，影像学检查显示牙根未见明显吸收，根分歧区未见明显骨质破坏者。

【操作要点】

（1）局部麻醉，橡皮防水障隔湿。

（2）去净龋坏组织，揭髓顶，拔髓。

（3）根管预备器械疏通根管。

（4）根管消毒：1%次氯酸钠溶液清洗并消毒根管。

（5）根管充填：可吸收糊剂行根管充填，临床上常用Vitapex糊剂。

（6）牙体外形修复：玻璃离子水门汀充填窝洞后行预成冠修复。

（7）3个月后复诊，观察患牙牙根及根分叉部位骨质情况。若出现瘘管或根分叉下骨质破坏累及其下恒牙胚，则拔除患牙。

（四）乳牙根管充填术

【适应证】 牙髓炎症累及根髓，不宜行牙髓切除术和摘除术的患牙应行根管治疗。在一定条件下，牙髓坏死或有根尖周炎而有保留价值的患牙亦可行根管充填术。若有以下症状则需拔除患牙。

（1）牙冠破坏严重，已无法恢复外形，或髓室底大面积穿孔的乳牙。

（2）根尖及根分叉区骨质破坏范围大，病变区累及继承恒牙胚。

（3）广泛性根内吸收或外吸收超过1/2。

（4）患牙下方有含牙囊肿或滤泡囊肿。

【操作要点】

（1）局部麻醉，橡皮防水障隔湿。

（2）开放髓腔：去腐、开髓、揭去髓室顶、去冠髓、拔髓。

（3）根管预备和消毒：常规根管预备，对有急性炎症的患牙，应先应急处理，开放根管，建立有效引流，急性炎症消退后再行根管预备；1%次氯酸钠溶液清洗根管并消毒。

（4）根管充填：氢氧化钙制剂或Vitpex行根充，垫底充填。

（5）2～4周后复诊，若无症状则行预成冠修复。

（6）3个月定期随访患牙。

六、年轻恒牙龋的二次去腐充填术

年轻恒牙的深龋，若全部去除龋蚀牙本质可能露髓的病例，可采用二次去腐法避免露髓。治疗分两次完成。

1. 局部麻醉下去龋　尽量去净龋洞洞壁及洞缘的龋坏组织，

在去除洞底龋蚀时，保留去除可能穿髓的近髓处软化牙本质。

2. 第一次充填　洗净干燥窝洞，于洞底覆盖氢氧化钙等护髓制剂，玻璃离子材料充填材料封闭窝洞。

3. 第二次充填　10～12周后复诊，局部麻醉下去除全部充填物及软化牙本质，确认未见露髓，再行氢氧化钙制剂间接盖髓、玻璃离子材料垫底、复合树脂材料或树脂嵌体修复。

> Tip：近年来有学者对是否有必要二次去腐提出了疑问，许多学者倾向于一步法的间接盖髓治疗：即首次就诊即在不暴露牙髓的情况下尽可能多地去除近髓的龋坏组织，放置生物相容性好的材料护髓后即刻对患牙进行充填，不再次去除被保留下来的龋损牙本质。

七、年轻恒牙牙髓病和根尖周病临床治疗技术

对于年轻恒牙，有条件者应尽量保存活髓，以保证牙根的继续发育和生理性牙本质的形成。

（一）直接盖髓术

【适应证】　机械性或外伤性露髓，意外露髓，露髓孔小于1mm。

【操作要点】

（1）局部麻醉，橡皮障隔湿。

（2）护髓，垫底：去腐净，生理盐水清洗窝洞，生理盐水湿棉球轻压露髓处，止血后干棉球拭干窝洞，氢氧化钙或MTA覆盖穿髓孔处。

（3）充填：玻璃离子水门汀垫底，树脂材料充填窝洞；定期复查。

（二）间接盖髓术

【适应证】　深龋近髓，腐质去净后可能会穿髓，但无牙髓症状的患牙。

【操作要点】

（1）局部麻醉，橡皮障隔湿。

（2）去腐：在不露髓的情况下尽可能去净窝洞侧壁的腐质，慢速手机或者手用器械去除近髓面的软化牙本质，保留部分感染的牙本质。

（3）间接盖髓：氢氧化钙或MTA覆盖被保留的龋坏牙本质，促进修复性牙本质形成及龋坏的牙本质再矿化。

（4）玻璃离子水门汀垫底，常规充填。

（5）二次去腐及充填：10～12周后，临床检查和影像学检查均无症状和病理性改变时，再次去除原充填物，去净腐坏组织，严密垫底，永久充填。

（三）牙髓切断术

去除冠方感染的牙髓组织，用活髓保护剂覆盖牙髓创面以保存根部正常牙髓组织的方法。

【适应证】 适用于年轻恒牙，根尖孔尚未完全闭合，处于以下状态者：

（1）龋源性、外伤性或机械性露髓，不能行直接盖髓术者。

（2）牙髓感染局限于冠髓，而根髓尚未受到侵犯的冠髓炎。

【操作要点】

（1）局部麻醉，橡皮障隔湿。

（2）去腐，制备洞形，消毒。

（3）打开牙髓切断手术包，高速球钻揭髓室顶，去冠髓；次氯酸钠溶液和生理盐水冲洗髓腔，止血。

（4）Vitapex或MTA覆盖牙髓断面；玻璃离子水门汀垫底，树脂材料恢复牙体外形。

（5）根据临床症状和影像学检查确定复诊时间。

（四）根尖诱导成形术

根尖诱导成形术是指用药物诱导根尖孔尚未完全闭合的牙形成可封闭的根尖孔以完善根管治疗的一种牙髓治疗。首选药物为氢氧化钙制剂。治疗全过程分为两个阶段，第一阶段目标是消除牙髓内的感染、控制根尖周病变，并诱导牙根继续发育；第二阶段完成根管的永久充填，封闭根尖孔。两个阶段之间的间隔时间根据牙根原本发育状况、根尖孔形态和炎症严重程度的差异，需6个月至2年不等。在此主要介绍第一阶段的治疗要点。

【适应证】 炎症已波及根髓，不能保留或不能全部保留根髓的年轻恒牙；牙髓坏死或并发根尖周炎症的根尖孔尚未完全闭合的年轻恒牙。

【操作要点】

（1）上橡皮防水障，常规备洞开髓，建立直线通道进入根管。

（2）根管预备及消毒：对于有急性炎症者，应先行应急处理，建立有效引流，待急性炎症消退后继续治疗。年轻恒牙的根管工作长度应在影像学片根尖末端上方至少2mm处作为止点；将扩锉针轻轻插入根管，避免过度的机械预备，勿将根管器械超出根尖孔；用1%次氯酸钠溶液、生理盐水反复交替冲洗根管，冲洗时采用徐进徐退的手法，勿加压；也可采用超声荡洗根管及髓腔。

（3）根尖诱导：氢氧化钙等诱导制剂导入根管，影像学检查确认根内药物完整后，玻璃离子水门汀封洞。急性根尖周炎症状严重者，可在充分引流后再封药。也有学者建议第一次封药采用抗菌药物糊剂（混悬剂）控制感染后换用氢氧化钙糊剂。

（4）3个月复查拍片，直至根尖形成或根尖孔闭合后，按常规根管治疗完成根管充填及患牙外形修复。

【疗效评价标准】

（1）成功：根尖周病变消失，牙根继续发育，管腔缩小，根尖形成或根端闭合。

（2）好转：根尖周病变消失，牙根长度未见增加，根尖形成骨样屏障。

（3）失败：牙根未能延长，或根尖周病变范围扩大或未见缩小。

（五）牙髓再生治疗技术

牙髓再生治疗是通过诱导内源性或外源性导入根管内的干细胞分化，再生功能性牙髓，促进牙本质、牙髓－牙本质复合体及牙根继续发育。

有关牙髓再生的研究很多，目前临床上主要是应用于年轻恒牙的牙髓血运重建或牙髓血管再生术。在充分进行根管消毒的情况下，刺激根尖周出血至根管内，形成的血凝块可作为组织再生支架；与此同时，根尖周组织内的多种干细胞会随着血运进入根管内，进行增殖和分化，形成新的组织。尽管有研究显示牙髓血管再生治疗后根管内再生的并非真正的牙髓组织，但动物实验和临床研究均显示该治疗可促进牙根继续发育，促进根管壁的增厚，有效改善患牙预后。

八、儿童年轻恒牙牙外伤的处理

各型牙体组织损伤的处理见表9-3-1，牙周组织损伤的处理见表9-3-2。

表 9-3-1 牙体组织损伤的临床处理

牙体组织损伤类型	临床处理
釉质裂纹	常无须特殊处理；对深的釉质裂纹，可涂以无刺激性的保护涂料或复合树脂粘接剂
简单冠折	恢复牙体外形；对于仅有少许釉质缺损不太影响美观者，可少许调磨断端至光滑无异物感
复杂冠折	冠髓切断术或部分冠髓切断术首选；若露髓孔不大（<1mm）且外伤时间短（1~2小时内），可做直接盖髓治疗；如露髓时间较长，发生牙髓弥漫性感染，甚至牙髓坏死，行根尖诱导成形术
简单冠根折	断端常在龈下1~2mm内，可通过排龈止血，进行复合树脂修复，亦可施行断端粘接术
复杂冠根折	治疗复杂，预后评估存在很多不确定因素，需慎重处理，必要时联合口腔修复、口腔正畸、牙周等相关专业的医师会诊
根折	断端复位并固定患牙，消除咬合创伤，关注牙髓状态。具体的治疗方法依根折部位不同而有所差别

表 9-3-2 牙周组织损伤的临床处理

牙周组织损伤类型	临床处理
牙震荡	在没有咬合创伤时可不做特殊处理，嘱勿用患牙咬硬物2周，定期复查，密切观察牙髓状态
亚脱位	在没有咬合创伤时可不做特殊处理，嘱勿用患牙咬硬物2周，定期复查，密切观察牙髓状态；松动明显者可行固定
半脱出	及时复位并固定牙齿，消除咬合创伤，严密观察牙髓状态
侧方移位	及时复位并固定牙齿，消除咬合创伤，严密观察牙髓状态
挫入	应视挫入的程度、患儿的年龄和牙齿发育的程度区别对待；牙根发育未完成的患牙，建议观察4周，若未再萌出行正畸牵引；牙根发育完成的患牙，根据挫入程度处理方式不同：挫入程度小于3mm，观察8周，若未萌出行正畸牵引或外科复位；挫入3~7mm，直接进行正畸牵引或者外科复位；挫入大于7mm，进行外科复位
全脱出	潮湿保存脱出牙，尽早行牙再植术

九、乳牙早失与间隙保持

（一）乳牙早失的原因

（1）严重龋病、牙髓病及根尖周病或外伤导致乳牙过早脱落或拔除。

（2）恒牙异位萌出，乳牙牙根过早吸收脱落。

（3）先天性牙齿缺失

（二）间隙保持

乳牙尤其是乳磨牙的早脱，可能导致邻牙移位而阻挡继承恒牙的萌出，故而乳磨牙过早缺失时，应尽量保持缺牙间隙，以利于继承恒牙的萌出，常用的间隙保持器的种类及其适应证见表9-3-3。

表9-3-3　不同种类间隙保持器及其适应证

	种类	适应证	备注
固定式	远中导板间隙保持器	第二乳磨牙早失、第一恒磨牙尚未萌出或萌出中	无须取戴，维持近远中径可靠。但无咀嚼功能，垂直距离不能保持
	带环/全冠丝圈式间隙保持器	单侧第一乳磨牙早失；第一恒磨牙萌出后，第二乳磨牙单侧丧失；双侧乳磨牙早失，用其他间隙保持器装置困难的病例	
	舌弓式间隙保持器	多用于下颌乳牙列及混合牙列期多个后牙早失，通常在下颌切牙萌出后使用	
	Nance弓间隙保持器	与舌弓式间隙保持器的用途一致，用于上颌缺牙间隙保持	
活动式	可摘式功能间隙保持器	乳磨牙缺失两个以上者，或双侧乳磨牙缺失，或伴有前牙缺失	不合作者效果差

（三）佩戴间隙保持器后的管理

间隙保持器的适用对象是正在生长发育中的儿童，定期检查、管理是非常重要的。原则上3～4个月应定期检查一次，检查内容包括：

（1）有无变形、破损，是否需要调整及更换。

（2）是否影响牙齿生理性移动及颌骨发育，是否影响继承恒牙萌出，是否需调整咬合关系。

（3）患儿是否已经习惯，可摘式间隙保持器能否坚持佩戴。

（4）患儿的口腔卫生状态是否满意，患儿是否有不良习惯。

（5）装置是否达到间隙保持的目的。

（6）装置是否引起牙龈、黏膜、邻牙和其他牙齿损伤。

（7）检查邻牙及存留牙有无龋坏。

（8）是否需要拆除及预测拆除的时间。

（9）根据具体情况决定下次复诊时间。

十、儿童反𬌗矫治

儿童反𬌗矫治的原则是纠正前牙内倾，并调磨去除乳牙的𬌗干扰，解除下颌功能前伸。

（一）咬撬法

【适应证】　适用于反𬌗覆盖轻、个别前牙反𬌗，牙弓内有足够间隙、合作的患儿。

【操作要点】　选用压舌板或有一定弹性的软木片置于反𬌗牙的舌面，在家长的监护下，让患儿将木片放在需矫治的上下牙齿之间并咬合，通过木片的杠杆力量，将上牙慢慢推到下牙的外侧。每次5～10分钟，每日2～3次。要注意咬合力量不要过大，以反𬌗牙齿的唇侧附着龈稍稍发白、患儿感觉发胀为宜。1～2周后即可见效。

（二）上颌𬌗垫式活动矫治器

【适应证】　上颌多个前牙反𬌗，上前牙舌倾或直立，有适当固位后牙及佩戴活动矫治器合作的患儿。不适用反覆𬌗过深的患儿。

【矫治器制作要点】　上颌基托在双侧后牙上作𬌗垫，前牙打开锁结，上颌前牙舌隆突处作双曲舌簧，舌簧平面尽量与乳前牙牙轴垂直。

【操作要点】　每次打开舌侧双曲舌簧1～2mm，每天24小时佩戴矫治器，2～4周复诊一次。前牙反𬌗解除后，逐渐磨低后牙𬌗垫，直到后牙接触结束治疗。疗程一般3～6个月。

（三）下颌连冠式斜面导板

【适应证】　适用于下颌前牙排列整齐反覆盖较轻的乳牙反𬌗。

【矫治器制作要点】　以自凝塑胶在下前牙作连冠式斜面导板，导板斜面向舌方与下前牙长轴夹角为45°，咬合时连冠斜面只与上颌前牙接触，而不与上颌腭黏膜接触，后牙打开咬合2～4mm。

【操作要点】 初戴下前牙斜面导板可让患儿练习用上前牙与导板进行咀嚼运动，试戴3～7天如无不适，固位良好，可以不将斜面导板粘固在下前牙上。上颌前牙在咬合力作用下沿连冠斜面向唇侧移动，解除前牙反𬌗。每周复诊1次，逐次调磨连冠降低斜度，反𬌗去除后及时去除矫治器。

（四）螺旋扩大器式活动矫治器

【适应证】 适用于单、双侧后牙反𬌗，上牙弓狭窄的患儿。

【矫治器制作要点】 以上颌基托作后牙𬌗垫，螺旋扩大簧置于上颌第一乳磨牙连线中央（双侧后牙反𬌗），或偏向反𬌗侧（单侧后牙反𬌗），固位卡环采用邻间钩、改良箭头卡或单臂卡。

【操作要点】 口外旋转打开螺旋扩大器式活动矫治器，扩大上牙弓。螺旋扩大器式活动矫治器每次旋转90°，每天一次，2周复诊一次，检查后牙反𬌗改善情况，治疗周期一般为1～3个月。注意若螺旋扩大器式活动矫治器完全打开后牙反𬌗仍然未解除者，需换矫治器继续矫治。

（五）双分裂簧式活动矫治器

【适应证】 同螺旋扩大器式活动矫治器。

【矫治器制作要点】 用0.7～1.0mm直径的不锈钢丝作菱形或椭圆形分裂簧，置于上颌第一乳磨牙连线的中点（双侧后牙反𬌗）或偏向后牙反𬌗侧（单侧反𬌗）。菱形扩弓簧（0.7～0.9mm不锈钢丝）开口张开2mm朝向前牙区，在上颌，菱形的大小可因腭部宽度而改变。椭圆形扩弓簧（1.0mm不锈钢丝）开口同样朝向前牙区，此簧的弹性及扩大范围不如菱形扩弓簧大。基托制作后牙𬌗垫，以邻间钩、单臂卡或改良箭头卡固位。

【操作要点】 口外在菱形或椭圆形分裂簧的顶部加力，打开分裂簧，每次打开1～2mm，以扩大狭窄的上后牙弓。2周复诊一次，逐次加力直至后牙反𬌗解除。

（六）W型腭弓矫治器

【适应证】 适用于双侧后牙反𬌗，上颌牙弓狭窄，活动矫治器患儿不能合作者。

【矫治器制作要点】 在第二乳磨牙上制作带环，用0.8～0.9mm直径不锈钢丝弯制W型腭弓，W弓开口向前。将腭弓与带环焊接成一体，矫治器粘接固定在上颌乳磨牙上。

【操作要点】 在W型腭弓上直接加力，扩大上牙弓。每次扩大1～2mm，每2周复诊加力。1.5～2.0个月取下矫治器调整加力，直至后牙反𬌗解除。反𬌗解除后，继续带矫治器保持3个月。

（七）混合牙列期的个别恒牙的反𬌗矫治器

混合牙列期个别恒牙反𬌗包括个别前牙反𬌗和个别后牙反𬌗。由于乳牙滞留或恒牙胚位置异常可引起上颌继承恒切牙的舌向错位，形成个别前牙反𬌗。个别后牙反𬌗多因恒牙胚位置异常造成。

个别恒前牙反𬌗的治疗与乳牙反𬌗治疗相似，多用上颌𬌗垫式矫治器矫治反𬌗，矫治器的制作及加力方法与乳前牙反𬌗的治疗一致。

个别恒后牙反𬌗的治疗，后牙带环交互牵引是较简单的方法，可解除个别恒后牙反𬌗，适合位置基本正常的个别恒牙反𬌗的矫治。

【矫治器制作要点】 在上下颌相对的磨牙上作带环，上颌带环舌侧附牵引钩，下颌带环颊侧附牵引钩。

【操作要点】 后牙带环用橡皮圈作交互牵引矫治反𬌗，根据加力的大小用4.8mm或3.175mm的橡皮圈交互牵引矫治反𬌗。橡皮圈24小时牵引，每天一换。4周复诊一次直至反𬌗解除。

十一、儿童口腔不良习惯的矫治

（一）下颌唇挡矫治器

在不良习惯矫治方面可用于吮咬下唇习惯的矫治。把下唇撑开，使前牙不与唇接触，纠正不良习惯。可采用固定式、半固定或活动设计。

【制作要点】

（1）在下颌第一恒磨牙戴入有弓管的带环后，取完整下颌模型。

（2）模型准备：在模型上双侧中切牙及侧切牙区域唇侧牙槽表面画出唇挡部位。修整唇挡部位的模型。先将前方的唇部外形修平，然后在牙槽突下份，唇侧牙槽最凹处向下修整3.5～5.0mm（或修整至下切牙龈缘下约12mm），从侧面观，修整后的下牙槽唇面应基本垂直（图9-3-1）。注意唇系带处不宜做修整，以便后期充胶时做缓冲。前牙区倒凹应适当缓冲，可铺1～2mm厚的蜡以预留间隙防止擦伤黏膜。

（3）用0.9mm不锈钢丝弯制，口外弓管前弯制U型曲，前牙区注意避让唇系带，连接丝位于龈缘下7mm，离开黏膜表面1mm。充胶厚度为2.5～3.0mm，似眼镜状，上缘离开龈缘4～5mm。

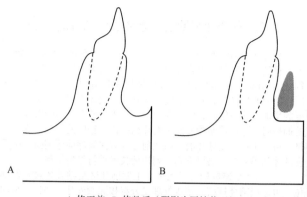

A.修正前；B.修整后（阴影为唇挡截面）。

图9-3-1　唇挡制作石膏模型修整示意图

（二）带腭刺的上颌活动矫治器

可用于改正不良吮吸习惯及吐舌、伸舌习惯。通常在第一乳磨牙远中及第一恒磨牙设置固位装置，在切牙乳头后方设置腭刺或腭栏，高度以不干扰上下颌咬合为准。

（三）前庭盾

可用于咬唇、咬物、吮咬手指和习惯性口呼吸习惯的矫治。

（1）前庭盾的制作：取模，在切对切位置取得蜡殆关系，上殆架。前庭盾边缘应伸展至前庭沟底，以取得良好的封闭和支持作用。前庭盾前板与前突的上切牙接触；侧板和后牙颊面相隔2～3mm，以减轻颊肌的张力；侧板后缘延伸至第一磨牙的远中邻面。在标记范围覆盖2～3mm厚的基托蜡，将蜡表面修整圆钝、光滑，并使两侧对称。在蜡形外表面用自凝塑胶将弯制好的钢丝固定，然后浇注一薄层自凝塑料，加厚到2.0～2.5mm，形成前庭盾。

在前庭盾的前牙区增加一个或两个牵引环等附件后，可用于唇颊肌训练，有助于改善唇的功能，增强其张力，使其能自然闭合。常用于矫治习惯性口呼吸习惯。

（2）开窗前庭盾：先按常规方法制作前庭盾，然后在其前牙区开窗，窗的远中至尖牙远中面，上下缘至龈缘部，形成长方形窗。在开始1～2周内，逐步延长戴用时间，适应以后全天戴用。常用于矫治咬唇及吮咬手指习惯。

十二、混合牙列期咬合紊乱的早期矫治

混合牙列期的咬合紊乱往往表现为牙列不齐或拥挤。治疗前，首先要鉴别其与混合牙列期暂时性拥挤即"切牙债务"的区别。"切牙债务"是指在6～7岁恒切牙萌出时，出现在下切牙区域的暂时性拥挤，随着下前牙的唇倾、尖牙再定位和尖牙间宽度的增加能自行解除，临床无须治疗。当殆的发育不能解除前牙的拥挤时，才能诊断为安氏Ⅰ类牙列拥挤。轻度的牙列不齐及拥挤，可用扩弓、前牙片磨、前倾前牙等方法解除前牙拥挤。中重度的牙列不齐及拥挤可采用序列拔牙技术进行早期干预。

1. **额外牙造成的前牙拥挤** 上颌前牙区是额外牙最好发部位，可造成前牙拥挤。常规处理是外科拔除额外牙，并让牙齿的拥挤自行调整，无法解除的拥挤需做正畸综合治疗。

2. **额外牙造成的后牙拥挤** 后牙额外牙可在前磨牙区或磨牙区，略晚于所在部位恒牙的发育。前磨牙区额外牙常规外科拔除，如额外牙形态良好而萌出的前磨牙位置或发育异常、牙列不齐或有牙体牙髓病变，则可拔除异常位置的前磨牙，保留额外牙，正畸治疗排齐牙列。磨牙区的额外牙多为第四磨牙，一旦发现拔除即可。

由额外牙造成的恒牙阻生，有些可在拔除额外牙后自行萌出，必要时可在拔除额外牙的同时或根据发育状况择期开窗助萌。当阻生牙牙根发育完成或接近完成，则多需配合正畸牵引阻生的恒牙。

3. **牙量骨量不调的序列拔牙** 混合牙列期，严重的牙列拥挤的机制是牙量骨量不调。序列拔牙是指按次序拔除乳牙及恒前磨牙，分步解除恒切牙萌出及恒前磨牙萌出时的拥挤，简化治疗的难度。

【适应证】 由于正常乳恒牙替换、恒牙萌出可刺激牙槽骨的生长，一般不主张过早采用拔牙矫治，序列拔牙还可能造成下前牙内倾直立及前牙深覆殆，故应慎用。目前认为，序列拔牙仅适用于影响咬合功能及健康、前牙覆殆覆盖浅的严重拥挤病例。

序列拔牙治疗前应行X线检查，若前磨牙发育异常或缺失，尖牙牙胚不正或预计无法进入拔牙间隙，则不宜实施序列拔牙。

【治疗要点】

（1）序列拔牙之乳尖牙拔除法。

第一步：拔除乳尖牙，Nance弓或舌弓保持第一乳磨牙位置，防止切牙舌倾。恒切牙沿舌弓自行调整排列。为防止中线偏斜，常对称拔除双侧乳尖牙。

第二步：拔除第一乳磨牙，时间是当第一前磨牙牙根形成

1/2 ～ 2/3、乳尖牙拔除 1 ～ 2 年后。

第三步：拔除萌出的第一前磨牙，观察前牙调整排齐及尖牙萌出排齐情况。

第四步：观察剩余间隙关闭情况。

（2）序列拔牙之乳磨牙拔除法：此法与乳尖牙拔除法的不同是先拔除乳磨牙，利用乳尖牙的阻挡，防止恒切牙的舌倾。

第一步：下颌侧切牙萌出后，拔除第一乳磨牙提供前牙间隙，拥挤的切牙推挤乳尖牙向远中，调整排齐。

第二步：拔除萌出的第一前磨牙，观察前牙调整排齐及尖牙萌出排齐情况。

第三步：观察剩余间隙关闭情况。

序列拔牙可早期解除前牙重度拥挤，但很难达到理想的咬合及排列，临床多需要Ⅱ期正畸综合矫治，精细调节咬合并关闭剩余间隙。

（邹　静　张　琼　王　艳　李小兵　彭怡然）

第十章　口腔预防科

第一节 口腔健康教育

口腔健康教育是通过口腔保健知识和技术的传播，鼓励人们建立正确的口腔健康意识，提高自我保健能力，主动采取有利于口腔健康的行为，终生维护口腔健康。

任何一个口腔医疗、卫生保健服务都应包括口腔健康教育，临床医疗中的椅旁教育因为切实与疾病治疗相关，故而效果更好，应予重视。

（一）方式

椅旁教育采用的是面对患者和家属的个别交谈方式。随着近年来各种媒体技术的发展，网络或线上成为大众媒体宣传的重要方式。另外还有社区活动和小型讨论会等方式也是健康教育的常用方式。

（二）要求

（1）健康教育的信息准确、科学。

（2）健康教育的内容针对性强：了解目标人群基本情况，目的明确，精选材料。

（3）健康教育的材料通俗有趣：易于理解，结合生活，图文并茂。

（4）教育过程中应用各种演讲技巧：标题清晰易懂，内容有趣味，演讲有激情，现场有互动。

（5）针对健康教育效果进行评价：评价内容包括目标人群口腔健康知识的变化、对口腔问题所持态度的变化、口腔健康行为的变化等方面。

（三）要点提示

1. 妊娠期妇女口腔健康教育要点

（1）主要口腔问题

1）妊娠期饮食习惯的改变、呕吐反应使患龋风险升高。

2）孕妇激素水平改变，增加了牙龈炎、冠周炎、牙龈增生等的易感性，妊娠期龈瘤可因出血和影响咬合严重影响孕妇进食和整体健康。

3）妊娠早期的流产风险和妊娠后期的流产风险，给口腔疾病的治疗带来不便。

（2）主要保健内容

1）妊娠前接受口腔全面检查，排查可能在妊娠期发生或加重的疾病或隐患，尽量避免在妊娠期发生口腔急症。

2）注意口腔清洁维护，防治牙龈炎。

3）膳食平衡，保证牙齿发育矿化必需的蛋白质、矿物质及维生素等。

4）注意防疫防护，尽量避免流感、风疹等病毒感染，谨慎用药，以规避不必要的胚胎先天发育性疾病的风险。

5）若妊娠期必须进行口腔治疗，妊娠4～6个月是相对适宜的治疗时期。

6）学习有关胎儿口腔发育知识，学习如何正确给婴幼儿哺乳、喂养和清洁口腔，了解乳牙萌出时间和可能遇到的问题。

2. 幼儿期口腔保健要点（乳中切牙萌出至3周岁）

（1）主要口腔问题

1）唇舌系带问题：婴幼儿时期牙槽突尚未发育，故新生儿直至2岁前判断是否有舌系带过短等问题并不准确，不宜过早处理。

2）乳牙龋：牙齿一旦萌出即有患龋风险，奶瓶龋是最常见的乳牙龋且发展非常迅速，应随时关注。

3）不良口腔卫生习惯：儿童吮指、吐舌、咬下唇、口呼吸等不良习惯，易造成上颌前突、牙弓狭窄、开𬌗等错𬌗畸形。

4）乳牙外伤：幼儿在开始步行后，摔跌易导致乳前牙外伤。这在未经充分爬行训练的幼儿更为常见。

（2）主要保健内容

1）养成良好的口腔卫生习惯，进食后漱口或喝清水，父母帮助孩子刷牙。

2）养成良好的饮食习惯，锻炼咀嚼能力，控制糖类（含蔗糖者）的摄入。

3）定期检查，涂氟或适量补充氟化物。

4）预防及正确处理乳牙外伤：乳牙外伤的处置原则是尽可能地避免因外伤导致感染而影响继承牙胚的发育和萌出。

3. 学龄前期（3～6岁）、学龄期（6～12岁）、青少年期（12～18岁）口腔健康教育要点

（1）主要口腔问题

1）龋坏高发期：学龄前期及学龄期乳牙龋高发，第一恒磨牙（学龄期及青少年期）和第二恒磨牙（青少年期）龋高发。

2）错𬌗畸形：学龄期和青少年期是错𬌗畸形发生、发展的时期，严重的错𬌗畸形不仅会影响牙列的卫生和咀嚼功能，还可能影响颌骨的发育最终形成错𬌗畸形。

3）牙龈炎：由于牙列替换和错𬌗畸形等原因，加之部分孩童卫生习惯不佳，易导致口腔卫生状况较差，易发生牙龈炎。

4）牙外伤：学龄期和青少年期孩童易发生恒牙外伤。

（2）主要保健内容

1）养成良好的口腔卫生习惯，每日早晚刷牙，使用含氟牙

膏。定期检查，发现龋坏早期治疗。必要时应定期洁牙，控制和治疗牙龈炎。

2）及时治疗乳牙龋。

3）恒磨牙颌面完全萌出后，及时进行窝沟封闭，以降低患龋风险。

4）治疗错𬌗畸形：应定期检查，及时排查和处理错𬌗畸形，尤其是可能影响颌骨发育的畸形。

5）预防牙外伤，正确处理牙外伤：恒牙外伤的处理原则是尽可能保存伤牙和牙髓活力。牙根未发育完成的年轻恒牙与已发育完成的恒牙诊疗原则有一定区别，具体可参考第一章第三节牙外伤的处置。

4. 中老年期口腔健康教育要点

（1）主要口腔问题

1）根面龋与邻面龋：因牙龈退缩和楔状缺损导致。

2）牙列缺损和缺失：最常见的失牙原因是龋坏和牙周炎。

3）黏膜病与口腔癌：口腔黏膜的癌前病变，如红斑、白斑和扁平苔藓等可在长期迁延后发生癌变。另外复发性和创伤性口腔溃疡也需要与原发性口腔癌相鉴别。

4）牙齿过度磨损磨耗，导致的牙本质敏感、咬合关系紊乱、牙隐裂和牙折、楔状缺损、颞下颌关节功能紊乱、食物嵌塞等多种问题。

（2）主要保健内容

1）加强个人口腔清洁：除按时正确刷牙外，可根据患者实际情况选择使用牙线、牙间刷、冲牙器等牙间清洁工具。

2）定期口腔检查、定期洁牙。

3）及时修复牙列缺损或缺失，活动义齿不可戴用过久，咀嚼效率明显下降或固位不佳时应及时更换，通常使用年限是5～8年。

（李 雪）

第二节　口腔流行病学

流行病学是一门科学研究人群健康和影响因素，疾病的发生、发展规律以及防治策略的学科。涵盖内容极为广泛，是当代临床研究规范和循证医学的基础学科。口腔流行病学主要研究与口腔健康和疾病相关的问题，主要研究方法如下。

1. **描述性流行病学**　描述健康及疾病在人群中的分布以及发生、发展规律，并提出病因假设的系列方法，包括横断面研究、纵向研究和常规资料分析等。

2. **分析性流行病学**　探讨人群中某种疾病的病因假设及影响因素的研究。主要包括病例对照研究和群组研究。

3. **实验流行病学**　是对特定人群或患病人群进行干预，用于验证病因、探索预防措施和治疗方法及药物的有效性和安全性以及成本效果评价和效益分析。分为临床试验、现场试验和人群（社区）干预试验。

分析性流行病学和实验流行病学是目前临床研究的主要内容，可参见第十一章循证口腔医学和临床研究。在此仅就横断面描述性研究即现场调查技术做一简介，口腔流行病学中最具专业特点的调查研究是龋病和牙周健康的调查研究。

一、龋病及牙周病现场调查技术

（一）龋病现场调查技术

【常用指数】

（1）恒牙龋失补指数：龋失补牙数（DMFT）、龋失补牙面数（DMFS）

（2）乳牙龋失补指数：龋失补牙数（dmft）、龋失补牙面数（dmfs）

（3）龋均和龋面均、龋补充填比、患龋率、龋病发病率、根面龋补指数。

（4）国际龋病检测与评估系统（ICDAS）指数：全面、准确且易于理解，但检查烦琐，大范围推广应用有困难。

【技术要求】

（1）熟悉掌握代码的具体含义。

（2）检查以视诊为主，准确判断有无龋坏。

（3）检查者与标准检查者及自身一致性检验Kappa值≥0.8，若为0.6～0.8应进行必要的培训。

【要点提示】

（1）检查应在人工光源下，以视诊结合探诊的方式进行。检查器械包括平面口镜和CPI探针，必要时可以借助棉签擦去软垢。

（2）冠龋的诊断标准：用CPI探针探到牙的点隙窝沟或光滑面有明显龋洞、釉质下破坏，或可探到软化洞底或壁部。对于釉质上的白斑、着色的不平坦区、探针可插入的着色窝沟但底部不发软以及中到重度氟牙症或釉质发育不全所造成的釉质上硬的凹陷，均不诊断为龋。

（3）根龋的诊断标准：用CPI探针在牙根面探及软的或皮革样的损害即为根龋。根龋的检查随冠龋检查同时进行，检查方法和顺序与冠龋相同。根龋只有在牙根面暴露的情况下才可能发生，因此在进行根龋检查时首先要判断牙根是否暴露，其标志是釉质牙骨质界（CEJ）暴露。

（4）额外牙不做龋损检查，融合牙按2颗牙记录。

（5）不是因龋做的牙体修复不按龋齿计。

（6）静止龋按龋齿计，在楔状缺损和釉质发育不全基础上发生的龋按龋齿计。

（7）若一颗恒牙和乳牙同时占据一个牙位间隙，仅记录恒牙情况；如果恒牙先天缺失或未萌出，只有乳牙存在时，则记录乳牙。

（8）牙齿萌出的标准：只要在口腔内见到牙齿的任何一部分，就应该认为这颗牙已经萌出。

（9）龋病状况检查常用代码见表10-2-1。

表10-2-1　龋病状况检查常用代码

代码		对应龋病状况（乳牙、恒牙冠）	代码（恒牙根）	对应龋病状况（恒牙根）
乳牙	恒牙冠			
A	0	无龋	0	无龋
B	1	有龋	1	有龋
C	2	已充填有龋	2	已充填有龋
D	3	已充填无龋	3	已充填无龋
E	4	因龋缺失	6	残根
X	5	因其他原因失牙	7	种植牙
F	6	窝沟封闭	8	牙龈无萎缩，牙根未暴露
G	7	桥基牙，特殊冠或贴面，种植牙	9	不做记录（缺失牙，或无法检查的牙根）
X	8	未萌牙		
N	9	不做记录		

（二）牙周病现场调查技术

【常用指数】 用于评价牙周病的指数很多，但由于疾病本身的复杂性，很难有哪个指数能全面评价牙周健康状况。一般调查时根据实际需要选择指数。目前常用的指数如下。

（1）简化口腔卫生指数：指数牙的软垢和牙石记分。

（2）菌斑指数（探针检查）和Q-H菌斑指数（染色法）。

（3）牙龈指数：指数牙的牙龈色泽和质地以及出血倾向。

（4）龈沟出血指数（视探诊结合）和改良龈沟出血指数（探诊出血情况）。

（5）社区牙周指数：CPI（仅检查指数牙）和改良CPI（检查全部存留牙），包括牙龈出血和牙周袋深度。

（6）附着丧失：指釉牙骨质界到牙周袋底的距离。

【技术要求】

（1）探诊力量适当，不伤害牙周组织。CPI检查需要使用专用的探针（图10-2-1），用力应在20g以下，简单测试方法是将

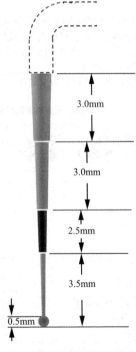

图 10-2-1　CPI探针前端形状及各段标长

CPI探针插入拇指甲沟内，轻轻压迫显示指盖发白且不造成疼痛或不舒服的感觉为适宜力量。

（2）正确测量附着丧失。因附着丧失检查难度较大，故而该项目检查者与标准检查者及自身一致性检验*Kappa*值≥0.6即可。

（3）牙周袋和附着丧失不检查15岁以下青少年和儿童。

【操作要点】

（1）CPI检查顺序：先检查有无牙龈探诊出血（BOP），然后检查牙周袋深度、牙石和附着丧失。

（2）牙龈出血检查

1）检查顺序：分四个象限，每个象限从后牙舌面检查到前牙舌面，然后观察该象限内每颗牙齿舌面的牙龈出血情况。若牙齿的舌面已经有了出血，这颗牙齿的唇颊面可以不再检查。若牙齿的舌面没有出血，则需要从该象限后牙的颊面检查到前牙的唇面，然后再观察该象限牙齿唇颊面的牙龈出血情况。

2）探诊的角度：探针与牙面成45°，沿着龈缘轻轻地从牙齿舌面或颊面的远中探查到近中，避免深探。

3）注意事项：检查每一象限牙齿的唇颊面时，一定要拉开颊黏膜，以避免颊黏膜与牙齿接触而影响牙龈出血的观察。

4）记录代码：见表10-2-2。

表10-2-2　牙龈出血情况记录代码

代码	对应牙龈出血情况
0	探诊后牙龈无出血
1	探诊后牙龈有出血
9	不做记录
X	牙缺失

（3）牙周袋探诊深度（指龈缘到牙周袋底的距离）检查

1）每颗牙齿检查6个位点，唇颊面的近中点、正中点、远中点，舌腭面的近中点、正中点、远中点。在近远中位点探查时，探针尽量靠近牙齿的邻面接触点。

2）探诊的角度：探针与牙长轴平行。

3）探诊的力度不大于20g。

4）每颗牙齿的牙周袋以6个位点中最重的情况记分。

5）记录代码见表10-2-3。

表10-2-3　牙周袋深度记录代码

代码	对应牙周袋深度
0	无牙周袋
1	牙周袋4～5mm
2	牙周袋≥6mm
9	不做记录
X	牙缺失

（4）附着丧失的检查　附着丧失一般只检查指数牙。

1）指数牙：一般将整个口腔分为6个区段，每个区段内的指数牙见表10-2-4。后牙区段有时缺失一颗指数牙或有拔牙指征，则只检查另一颗指数牙。如果一个区段内的指数牙全部缺失或需拔除时，则以该区段内的其余牙附着丧失最重的牙记分。若该区段内没有功能牙或只有一颗功能牙时，这个区段作为除外区段。每个区段两颗功能牙的检查结果，以最重情况记分。

表10-2-4　附着丧失检查的区段划分及指数牙

区段	18—14	13—23	24—28
指数牙	17、16	11	26、27
区段	48—44	43—33	34—38
指数牙	47、46	31	36、37

2）检查位点：每颗牙齿检查6个位点，唇颊面的近中点、正中点、远中点，舌腭面的近中点、正中点、远中点。

3）探查方法：在探查近中位点与远中位点时，探针尽量靠近牙齿的邻面接触点。在探查牙周袋深度的同时记录附着丧失的情况。

4）附着丧失的计算与记录：附着丧失计算时，根据釉质牙骨质界（CEJ）是否暴露，计算方法有一定差异：①CEJ暴露，龈缘在CEJ根方时，附着丧失＝牙周袋深度＋龈缘到CEJ的距离。②CEJ未暴露，龈缘在CEJ冠方时，附着丧失＝牙周袋深度－龈缘到CEJ的距离，若牙周袋深度与龈缘到CEJ的距离一样，则没有附着丧失。③龈缘与CEJ一致时，附着丧失即是牙周袋的深度。④有深牙周袋但牙齿的CEJ又未暴露，尽量轻轻推移牙龈寻找CEJ，计算附着丧失程度。如果仍然找寻不到CEJ，记录为9。

5）记录代码见表10-2-5。

表 10-2-5　附着丧失状况的记录代码

代码	对应附着丧失状况	临床含义
0	附着丧失0～3mm	CEJ不可见且牙周袋深度小于6mm
1	附着丧失4～5mm	CEJ位于探针黑色段
2	附着丧失6～8mm	CEJ位于黑色段上方一段内
3	附着丧失9～11mm	CEJ位于最接近柄部标尺段内
4	附着丧失12mm或以上	CEJ超过最接近柄部标尺段外
9	不做记录	有牙周袋，但CEJ未暴露、无法寻到
X	除外区段	

二、口腔健康状况调查的设计、收集与分析

【定义】　口腔健康状况调查是口腔流行病学中最常用的一种方法，是在一个特定的时间内收集一个人群患口腔疾病的频率、流行强度、分布及流行规律的资料，是一种横断面调查。

【技术要求】

（1）目标明确，检查项目符合调查需要，不遗漏、不累赘。

（2）口腔健康调查表的项目包括但不限于标题、受检者一般状况、检查项目表格、检查指标说明、检查时间、检查者机构。

（3）现场调查中的感染控制：杜绝检查者与被检查者间、被检查者之间的交叉感染。尽量使用一次性器械，检查时保证一人一换。废弃物丢弃按医疗垃圾处理条例，非一次性器械应使用高温高压消毒。

（4）掌握相关统计分析方法：调查者熟悉各项检查指标的意义及记录方法。数据整理和统计人员应熟悉本次调查所涉及的统计方法。

（5）调查质量控制：质量控制从调查立项就应开始。例如，研究者根据调查目的和目标人群的特点，制订科学的抽样方法；选择合格的检查者和记录者，并进行培训、考核，研究者一致性应符合要求；现场调查条件尽可能一致；调查中抽取一定比例复查；控制进度，避免拖尾。

【操作步骤及要点】

（1）明确调查目的，根据调查目的确定需要检查的项目。确定抽样方法，确定调查目标人群及调查人数。确定抽样方法时应注意防止偏倚，减小抽样误差。并根据调查目的和数据特点确定统计方法。

（2）确定检查指标和标准，设计健康调查表格。表格应尽可

能易于理解和填写，必要时可进行小范围的试调查。

（3）进行调查前培训和检验，检查者应达到标准一致性试验 *Kappa* 值要求（≥0.8）。

（4）确定调查地点，协调组织场地、相关部门、检查人员和被检者。

（5）现场布置，人员召集，进行现场调查，获取相关信息。

（6）数据核对分组整理，录入，计算相关变量，分析结果，统计分析。

三、口腔健康问卷调查的设计、收集与分析

【定义】 问卷调查是流行病学研究中一种常用而重要的研究方法。口腔流行病学研究中的一些资料，须通过问卷调查的方式收集。问卷是一套经预先设计的，有目的、有一定结构特定顺序的问题表格。通常问卷内容包括口腔健康知识、态度、行为以及口腔相关生活质量。

【技术要求】

（1）问卷目的明确，所有题目必须与目的相关。问卷题目及答案设计合理，问题间相互关联、合乎逻辑、精简、无歧义。便于调查对象回答，便于资料整理分析。

（2）符合最后统计需要，即所采集到的各项数据，应能便于最后数据的整理、统计和分析，并合乎预计统计方法对数据的要求。

（3）问卷结构

1）首页：致被调查者的说明信，说明该调查的机构、目的和意义、主要内容和调查对象的选择。首页应有被调查者基本信息、调查时间（日期）和调查者。

2）问卷题目：含问题、选项答案及编码。

3）联接部分：含指导语以指导调查对象如何填写；结束语以表达对调查对象的协议或征询调查对象对问卷设计和问卷调查本身的看法和感受。注意被调查者自填表格与调查者询问后填写的表格，对联接部分设计的要求是不同的。前者应尽可能明确和避免歧义，后者要便于调查者进行提问和追问。

【操作要点】

（1）确定问卷调查的目的。

（2）根据目的确定题目，按先简后难确定题目顺序，确定题目的答案。

（3）测试与修改问卷：正式调查以前，需进行预调查，根据发现的问题进行修改、补充和完善。

（4）培训问卷调查人员。

（5）发放问卷表或由调查人员开展问询调查。回收表格，提高回收率。

（6）数据资料整理录入，统计、分析。

（李　雪）

第三节 操作常规

一、刷牙方法与指导

【意义】 刷牙方法指导既是临床口腔健康宣教最常见内容，也是口腔执业医师考试的必考内容之一。

【要点提示】

（1）最推荐的刷牙法为改良 Bass 刷牙法，又称为水平颤动拂刷法。

（2）养成良好刷牙习惯：每次刷牙时间至少2分钟。每天至少要刷牙2次，夜间睡前刷牙更为重要。整个操作注意按照一定的顺序，不能遗漏，尤其注意不要遗漏每一象限的最后一颗牙的远中面。

（3）刷牙要点：手持刷柄，将刷头置于牙颈部，刷毛与牙长轴45°，刷毛指向牙根方向，轻微加压，使刷毛部分进入龈沟，部分位于龈缘上。以2～3颗牙为一组，以短距离（2～3mm）水平颤动牙刷4～6次。然后将牙刷向牙冠方向转动，拂刷唇（颊）舌（腭）面。将牙刷移至下一组2～3颗牙的位置重新放置，注意放置要有1～2颗牙的位置重叠。

刷上前牙舌（腭）面时将刷头竖放在牙面上，使前部刷毛接触龈缘或进入龈沟，自上而下拂刷。刷下前牙舌面时，自下而上拂刷。刷颊舌（腭）面要依顺序刷上下颌牙弓唇（颊）舌（腭）面的每个部位，不要有遗漏。刷咬合面时，手持刷柄，刷毛指向咬合面，稍用力前后来回刷。

二、牙线使用指导

【意义】 牙线是重要的邻间隙清洁工具，牙线使用宣教是执业医师考试的必考内容。无法使用或不便使用的患者可用冲牙器代替。

【要点提示】

（1）取一段30～40cm长的牙线，大约为一上臂长，将其两端各绕在左右手的中指上，两指间牙线长度为1.0～1.5cm。

（2）清洁右上后牙时，用右手拇指及左手示指掌面绷紧牙线，然后将牙线通过接触点，拇指在牙的颊侧协助将面颊牵开。清洁左上后牙时转为左手拇指及右手示指执线，方法同上。

（3）清洁所有下牙时可由两手示指执线，将牙线轻轻通过接触点。

（4）牙线通过接触点，手指轻轻加力，使牙线到达接触点以下的牙面并进入龈沟底以清洁龈沟区。应注意不要用力过大以免损伤牙周组织。如果接触点较紧不易通过，可牵动牙线在接触点以上做水平向拉锯式动作，逐渐通过接触点。

（5）将牙线贴紧牙颈部牙面并包绕牙邻面使牙线与牙面接触面积最大，然后由根方向𬌗方上下牵动，刮除邻面菌斑及软垢。每个牙面要上下剔刮4～6次，直至牙面清洁为止。将牙线从𬌗面方向取出，再次依上法进入相邻牙间隙逐个将全口牙邻面菌斑彻底刮除。

（6）注意勿遗漏最后一颗牙的远中面，且每处理完一个区段的牙后，以清水漱口，漱去被刮下的菌斑。

三、局部用氟

【适应证】 主要用于龋病预防。

（1）儿童和成人的龋齿预防，含光滑面龋及根面龋。

（2）正畸矫治期间、头颈部放疗后和口干燥症患者等龋易感人群。

（3）牙本质敏感和酸蚀症患者。

【禁忌证】 有下述疾病或临床表现者不宜接受局部用氟。

（1）患有口腔炎、溃疡性牙龈炎以及口腔黏膜有外伤、破溃者。

（2）对含氟材料中任何物质过敏或过敏体质者。

（3）需要住院的支气管哮喘患者。

（4）小于3岁或无法配合操作者。

【操作要求】

（1）避免引起不适：为儿童操作时，应与家长充分沟通，同时得到儿童的信任和理解，降低其恐惧害怕心理；操作时，动作轻柔、快速，避免引起患儿的不适。

（2）避免遗漏牙或牙面：将含氟涂料涂布在所有牙的所有面上，对易患龋、可疑龋或已患龋部位重点涂布。不要遗漏牙齿的邻面，可以借助牙线将涂料带到牙邻面。

【要点提示】

（1）局部用氟常用含氟涂料和含氟泡沫两种方式。

（2）使用前清洁牙面，可以用慢机毛刷或牙刷。

（3）使用含氟涂料时，隔湿后用棉球擦干或用气枪吹干牙面。用小刷子或棉签将0.3～0.5ml涂料直接涂抹于各个牙面上，并用牙线将涂料带到邻面。考虑到唾液分泌情况，一般先涂下颌牙齿，再涂上颌牙齿。

（4）使用含氟泡沫时，用大小合适的托盘装入含氟泡沫，放置口内，轻轻咬住1～4分钟后取出。

（5）交代注意事项：涂氟后半小时内不漱口、进食，当天不刷牙。

四、窝沟封闭

【适应证】 窝沟封闭一般用于磨牙防龋，牙齿尚未完全萌出、殆面有牙龈遮挡者，或牙面无深的点隙窝沟、自洁作用好者不适合行窝沟封闭，患儿不能配合者也不应强行处置。适应证如下。

（1）磨牙，牙齿萌出达到咬合平面者。

（2）深的窝沟，特别是可以插入或卡住探针的牙（包括可疑龋）。

（3）对侧同名牙患龋或有患龋倾向者。

【操作要求】

（1）不能遗漏点隙裂沟：包括殆面的主沟和点隙，尤其注意上下颌较深的舌沟和颊沟。

（2）保证封闭剂完整保留：每一步严格按照操作步骤，尤其注意酸蚀后不能被唾液污染。

【操作步骤】

（1）清洁牙面：在低速手机上用锥形小毛刷或橡皮杯，蘸适量清洁剂刷洗牙面。彻底冲洗牙面后应冲洗漱口，并用尖锐探针清除窝沟中残余的清洁剂。

（2）酸蚀：清洁牙面后隔湿，将牙面吹干后用细毛刷或小棉球蘸取酸蚀剂放在要封闭的牙面上。酸蚀面积一般为牙尖斜面2/3。恒牙酸蚀的时间一般为20～30秒，乳牙酸蚀60秒。

（3）冲洗和干燥：酸蚀后用水枪或注射器加压冲洗牙面10～15秒，重新隔湿，吹干牙面约15秒。

（4）涂布封闭剂：用细毛刷或专用涂布器，将封闭材料涂布在牙面上，注意覆盖全部酸蚀牙面。

（5）固化：自凝封闭剂涂布后1～2分钟即可自行固化。光固化封闭剂涂布后，立即用可见光源照射，一般为20～40秒，照射的部位要大于封闭剂涂布的部位。

（6）检查：封闭剂固化后，用探针进行全面检查，了解固化程度、粘接情况、有无气泡存在，寻找遗漏或未封闭的窝沟并重新封闭，若有过多的封闭材料应予去除。

【注意事项】

（1）牙面清洁剂可以用浮石粉或不含氟牙膏，不能使用含油质的清洁剂、含氟牙膏或过细磨料。

（2）酸蚀过程中不要擦拭酸蚀牙面，放置酸蚀剂时要注意酸的用量适当，不要溢出侵蚀周围黏膜，还要注意避免产生气泡。

（3）牙面酸蚀干燥后呈白色雾状外观，如果酸蚀后的牙釉质没有这种现象，应重新酸蚀。操作中要确保酸蚀牙面不被唾液污染，如果发生唾液污染，则应再次冲洗牙面，彻底干燥后重新酸蚀60秒。

（4）封闭前保持牙面干燥、不被唾液污染是封闭成功的关键，这与患儿的配合度有关，无法安静配合的患儿封闭剂容易脱落。隔湿可使用干棉卷、专用三角形吸湿纸板或橡皮障。

（5）涂布封闭时，应注意使封闭剂渗入窝沟，排除窝沟内的空气，避免产生气泡。

（6）完成窝沟封闭后，若封闭剂没有填料可不调𬭧，如使用含有填料的封闭剂，又有咬合过高者，应予调𬭧。

（7）窝沟封闭完成后应定期（3、6、12个月）复查，观察封闭剂保留情况，脱落者应重作封闭。

五、预防性充填

【适应证】 预防性充填是针对可疑龋或已有小范围早期龋的治疗手段。适应证如下。

（1）咬合面窝沟和点隙有龋损能卡住探针。

（2）深的点隙窝沟有患龋倾向，可能发生龋坏。

（3）沟裂有早期龋迹象，釉质混浊或呈白垩色。

【操作要求】 预防性树脂充填除了去除龋坏组织和使用粘接剂外，其操作步骤与窝沟封闭相同。

（1）尽可能保留更多的健康牙体组织：仅彻底去除窝沟点隙处的病变牙釉质或牙本质，不做预防性扩展。

（2）对未涉及的较深沟裂，进行窝沟封闭。

【要点提示】

（1）操作中应特别注意保持酸蚀部位的绝对干燥和避免唾液污染酸蚀后的牙釉质。

（2）彻底去除点隙窝沟龋坏组织，但不做预防性扩展。

（3）洞深及牙本质时，酸蚀前需用氢氧化钙垫底。

（4）洞浅者可使用含有或不含填料的封闭剂；中等深度直接使用含有填料的封闭剂充填；洞深者需涂布粘接剂后用后牙复合树脂充填。

六、树脂渗透术

【适应证】 尚未形成龋洞、深度局限于牙釉质层或牙本质外1/3层的光滑面。尤其适用于前牙唇面的白垩色病变，能改善美观度。

【操作步骤】

（1）清洁患牙和邻面，以橡皮障隔离操作区域。

（2）涂布15%盐酸凝胶，酸蚀2分钟，大量清水加压冲洗。

（3）吹干牙面，无水乙醇进一步干燥30秒，涂布渗透树脂30秒，避光静置3分钟，光固化40秒。

（4）第二次涂布，避光静置1分钟，再光固化40秒。

【要点提示】

（1）因使用强酸，必须使用橡皮障保护牙龈，同时能有效隔湿。

（2）每次固化前注意使用牙线清理邻面多余的树脂。

七、龋病非创伤性修复治疗

非创伤性修复治疗（ART）是指以手用器械去除龋损组织后，直接用新型材料充填龋洞的治疗技术。目前主要使用的充填材料玻璃离子耐压耐磨，具有自粘接性，可促使周围牙本质再矿化和修复性牙本质形成，且操作中对隔湿要求不高，应用较为广泛。

【适应证】 不伴牙髓炎且无牙髓暴露风险的小龋洞。恒牙和乳牙均可使用，但窝洞应能让最小的挖器进入。

因不需要电动设备或动力，材料本身有再矿化作用，操作相对简单，故而特别适合在缺少电力和复杂口腔科设备的偏远地区使用。

【操作步骤】

（1）去龋备洞：确认龋洞大小和深度后，用牙用斧形器和挖匙等工具将腐质去除干净。预计接近髓腔的牙本质应保留。

（2）清洁：冲洗清理后，用10%丙烯酸涂布窝洞全壁10秒，冲洗2次，隔湿、干燥。

（3）充填：将调拌好的材料立即用雕刀放入洞内，压紧以驱除气泡。在充填材料完全失去光泽前涂布凡士林，并用手指压紧30秒。待材料完全干燥、硬化后调𬌗、修型。

（4）嘱患者术后一小时内不进食。

【要点提示】

（1）去龋时，挖匙尽量垂直绕洞壁边缘转动，以避免意外穿髓。

（2）玻璃离子材料应即开、即调、即用，保存时应密封。调拌应在20～30秒内完成，材料失去光泽变干就不能使用了。

（3）充填后材料未完全干燥硬化前应用凡士林覆盖全部表面，可以戴手套的指头上沾凡士林后，压紧填充物30秒。调𬌗完成后再涂布一次凡士林。

（李　雪）

第十一章　循证口腔医学与临床研究

第一节　循证口腔医学

　　临床医学是一门经验性的学科，而现代医学则是在科学、准确地归纳总结前人经验的基础上发展起来的学科。故而严谨的、科学的临床研究是当代医学得以不断进步的基石。在流行病学、医学统计学等学科发展的基础上，循证医学得以创立并逐渐成熟后，大量的临床证据得到科学的归纳、总结，极大地促进了临床医学的进步。作为一名合格的医师，在临床工作中应该习惯于用科学的方法总结自身的经验，用循证的方法寻求科学的证据，合理利用现有的循证医学证据，如此才能不断提升自己的持续学习能力和诊治水平。

一、循证口腔医学的重要性

　　循证口腔医学是指口腔临床医务人员在防治口腔疾病的医疗活动中，自觉地应用相关的最佳科学证据指导实践，与自己的临床经验结合，针对患者的局部及全身情况，根据患者治疗需要和意愿作出临床决策。它是当前最佳临床证据、医师经验及患者价值观三者的结合。

　　1. 循证医学是基于临床实际需要发展的　在早期的口腔专业教科书和专著中，临床规范主要来源于个别医师或医疗机构的经验。20世纪60年代以后，随着医学统计学和流行病学研究方法的成熟，临床研究质量得到显著提升，尤其是进入21世纪以来，以随机对照研究为代表的较高质量的临床证据呈现出了井喷式的增长。但在纷繁复杂的口腔临床证据面前，如何去判断哪些证据是可靠的、可信的，需要去粗取精、去伪存真。20世纪90年代以来，以系统评价和荟萃分析为代表的循证医学创立和不断成熟，以Cochrane中心为代表的循证医学组织发布的成果得到了临床医师广泛的认可。大量科学证据支持的临床规范逐渐代替了既往经验性的总结，目前仍由大量临床问题需要进一步的科学证据来解决。

　　2. 口腔医师是循证口腔医学发展和应用的主力　因为循证医学是完全基于临床实践的，其问题的提出、证据的采集和评价、结果的认定和解释，均需要专业人员来主导，所以口腔医学临床证据的整理和总结无法假手非口腔专业的循证医学研究人员。循证口腔医学证据的产生、总结归纳和应用，必须由口腔临床医师来完成。高质量的临床研究与高质量的临床实践是密切相关、相辅相成的。

　　综上所述，口腔临床医师成长过程中，循证医学思维和临床

第十一章　循证口腔医学与临床研究

科研思维是不可或缺的基础能力。

二、循证口腔医学在口腔临床中的运用

对于临床医师来说，学会实践循证口腔医学、运用循证口腔医学临床证据是学习循证口腔医学的主要目的。总的来说，实践循证口腔医学应该包括以下四个方面。

1. 掌握循证口腔医学资源的分类十分必要　大部分的口腔临床医师都应该是循证口腔医学资源的使用者，并都需要通过利用这些资源以实践循证口腔医学。一般来说，口腔医学工作者可以通过文献查找或访问循证口腔医学数据库来获得需要的信息。目前最有代表性的是Cochrane专业系统评价协作组之一的Cochrane口腔卫生组（Cochrane oral health group，COHG）在Cochrane网站上发布的口腔循证医学证据。但是，需要注意的是，受到目前科学技术发展水平的局限，并不是所有口腔医学问题都能够通过理想的循证医学资源来进行获取，因此，实践循证口腔医学还需要口腔临床医师善于生产循证口腔医学证据以补充目前口腔临床证据系统的不足。

2. 生产循证口腔医学证据是实践循证口腔医学的重要一环　并不是所有口腔临床问题都能够通过目前的口腔临床证据得以回答和解决。对于很多问题，作为循证医学研究基础的临床试验和研究质量不高甚至缺如。在这种情况下，与其坐等临床证据的出现，不如直接生产临床证据，这对于推动口腔临床医学事业的发展大有裨益。

3. 评价口腔临床证据是循证口腔医学实践的基本功　在众多口腔临床证据中选择可信度高的临床证据运用于临床是循证口腔实践的重要内容，要准确选择可信度高的口腔临床证据，就需要学习临床流行病学及循证口腔医学评价临床证据的方法，并将其作为一门基本功进行掌握。大部分临床证据都来源于临床试验，然而，并没有设计、实施、分析得绝对完美的临床研究，任何研究都可能因为存在的瑕疵而影响其结果的可信度或局限性，只有通过公认的方法评估这些瑕疵，才能够更好地运用这些临床证据。

4. 整合口腔临床证据是循证口腔医学实践达到新的高度　临床指南是证据整合的主要体现方式，也是生产循证口腔医学证据的基本方法之一。对于所有口腔临床医师来说，参与整合口腔临床证据是参与循证口腔医学研究的开端。

所以，无论是生产还是应用循证口腔医学证据，都需要口腔医师具备基本的临床研究基础知识和实践能力。本章后续将对临床研究的方法做一简介。

（刘　畅）

第二节　临床研究类别

临床研究是指医疗卫生机构开展的，以人个体或群体（包括医疗健康信息）为研究对象，研究疾病的诊断、治疗、康复、预后、病因、预防及健康维护等的活动。临床研究可根据干预措施的不同进行类别划分，也可根据研究目的进行分类。

一、按干预措施分类

根据研究者是否基于研究目的主动施加某种干预措施，临床研究可以分为观察性研究和干预性研究。观察性研究不对研究对象施加研究性干预措施，不使研究对象承担超出常规诊疗或疾病防控需要的额外健康（疾病）风险或经济负担。

1. 干预性研究　干预性研究包括随机对照试验与交叉试验等。

临床随机对照试验是采用随机分配方法将符合要求的研究对象分别分配到试验组和对照组，接受相应的干预措施，在一致的条件下，同步进行试验研究，观察同样的期限，采用相同的效应指标进行结局测量和评价的一种研究方法。临床对照试验根据是否随机及随机方法的不同，可分为随机、非随机、半随机等。对照方法包括同期对照、自身对照、前后对照等。

交叉试验的第一阶段按前述随机对照试验的原则和方法进行，完成预定的观察期并进行结局测量后，经过一段不接受任何治疗的"洗脱期"，即第一阶段处理的延滞效应消失后，试验组与对照组相互交换干预措施，经过同样时间跨度的观察期后，再次测量结局指标。

2. 观察性研究　观察性研究通常包括队列研究、病例对照研究、横断面研究、叙述性研究及真实世界研究等。

队列研究又称群组研究、定群研究，是观察性研究方式之一，将一群研究对象按是否暴露于某种因素或其不同水平分成暴露组和非暴露组（对照组），经过一定时间的随访，比较和分析各组中结局发生率的差异与暴露因素之间的关系。队列研究按开始观察的时间在暴露因素发生前或发生后分为前瞻性队列研究和回顾性（历史性）队列研究，亦有兼顾二者特点的双向队列研究。

病例对照研究是经典的回顾性研究，是从果到因的研究。选择具有某病或某项特征的对象作为病例组，不具有某病或某项特征的可比较的对象作为对照组，分别调查其既往暴露于某危险因素的历史，比较两组的暴露比例，以判断此危险因素与某病某项特征的发生有无关联及关联的强度。

横断面研究又称为现况调查，是在某一时点或较短时间内，对特定人群中致病因素与疾病或健康状况的关系进行调查分析，得到该疾病的患病率或某事件的发生率，以及影响因素分布情况。

叙述性研究是研究者根据现成的临床资料加以追溯总结，没有对照组，包括个案报告、系列病例分析等。

真实世界研究是指在真实世界的情况下比较干预措施和策略在预防、诊断、治疗和监控健康状况中的效果优劣，以实际的临床实践为基础，将纳入标准扩展到其治疗效果可能涵盖的所有人群，样本量往往更大而且观察期往往更长，以便取得外部真实性更好的结果。

二、按研究目的分类

根据研究目的的不同，临床研究又可分为病因学研究、诊断性研究、防治性研究、预后研究、临床经济学研究等。

1. 病因学研究　可以引起疾病发生或发展的因素，称之为病因。研究致病因素侵袭人体，引起人体发病及其发生机制的科学称为病因学。病因学研究的方法通常有叙述性研究、横断面研究、病例对照研究、队列研究、随机对照试验以及多个随机对照试验的系统评价等。

2. 诊断性研究　是确定新的诊断方法或技术对疾病状态的分类与金标准或参考标准所得结果的一致性。诊断性研究常用的方法有横断面研究、病例对照研究等。

3. 防治性研究　指经过科学的方案设计和足够的随访观察，明确新方法是否有效、对哪些人群有效、有何毒副作用、长期效果如何等问题。防治性研究常用的设计方案包括随机对照试验、自身前后对照试验、交叉对照试验、非随机同期对照试验等。

4. 预后研究　是关于对疾病各种结局发生概率及其影响因素的研究。预后研究常用的设计方案包括队列研究、真实世界研究等。

5. 临床经济学研究　是在卫生经济学的理论基础上，运用经济学评价的方法，对临床使用的药物、设备、诊疗程序等技术干预措施进行经济评价。其设计方案可涉及诊断性研究、防治性研究和预后研究，经济学评价方法包括成本效益分析、成本效果分析、成本效用分析等。

（李　佳）

第三节　医学伦理原则

伦理学准则和规范从医学开始出现时随之产生。

临床研究的受试对象是人，而人的权益是受伦理保护的。根据伦理原则，研究者应向潜在受试者清楚说明研究目的、步骤，可能发生的不适和风险，预期的受益等。获得知情同意，并签署知情同意书后方可成为受试者。受试者个人资料应予以保密，允许中途退出而不受到歧视和报复。这些与实验室研究和动物实验是完全不同的。

伦理委员会是由医学专业人士、法律专家及非医务人员组成的独立组织，审核临床研究方案及其他资料是否合乎道德，并为之提供公众保证，确保受试者安全、健康和权益受到保护。

一、涉及人的医学研究所遵循的基本原则

1. 项目科学性　所有的临床研究必须目的明确、设计合理、质量可控和规范操作。因为任何不科学的、无法保证研究结果可靠性的临床研究都是浪费研究者和受试者时间和精力的，也是不符合基本的伦理道德的。

2. 知情同意原则　尊重和保障受试者对是否参加研究的自主决定权，严格履行知情同意程序，防止使用欺骗、利诱、胁迫等手段使受试者同意参加研究，允许受试者在任何阶段无条件退出研究。所有临床研究均应有项目针对性的知情同意书，所有参加临床研究的受试者均应签署该同意书。

3. 控制风险原则　临床研究中，应首先将受试者人身安全、健康权益放在优先地位，其次才是科学和社会利益。研究风险与受益比例应当合理，力求使受试者尽可能避免伤害。

4. 免费和补偿原则　临床试验应当公平、合理地选择受试者，对受试者参加研究不得收取任何费用，对于受试者在受试过程中支出的合理费用还应当给予适当补偿。

5. 保护隐私原则　研究者应切实保护受试者的隐私，如实将受试者个人信息的储存、使用及保密措施情况告知受试者，未经授权不得将受试者个人信息向第三方透露。个人隐私的保护也是观察性研究的伦理审查重点。

6. 依法赔偿原则　受试者因参加研究而受到损害时，应当得到及时免费治疗，并依据法律法规及双方约定得到赔偿。

7. 特殊保护原则　对儿童、孕妇、智力低下者、精神障碍患者等特殊人群的受试者，应当予以特别保护。

二、医学伦理审查注意事项

1. 申请伦理审查研究项目的范围　从理论上来说，所有涉及人及人体标本的科学试验都要进行伦理学的评估和审查。某些临床研究，仅涉及患者废弃的体液、分泌物或标本，也应递交伦理审查。这类临床研究的伦理学考量重点在于个人隐私信息的保护和生物安全保护。不同类型研究涉及的伦理问题的切入点不同，对伦理审查的要求也不同，这个判断只能由伦理委员会作出。

2. 伦理审查的时间　任何研究项目均应在获得伦理批准之后开始实施，其判断标准是首例受试者的知情同意时间应晚于伦理批件签署时间。一般伦理审查的批件均有确定的有效时间，研究者若无特殊原因均应在这个有效时间内启动临床研究，第一例受试者的入组时间不得晚于有效期截止日期。

3. 伦理审查的方式和决议　根据项目涉及的伦理风险的差异，伦理审查可采取会议审查、快速审查和免除审查。"免除审查"并不是完全不管，而是在试验过程中伦理委员会会不必跟踪审查，结题时也无须报告。会议审查和快速审查的决定可以是同意实施研究方案、建议修改后实施、不同意、停止/中止该项目研究等。

4. 不良反应监测和应急预案　在交付审查的研究方案中，应对可能发生的不良反应及应对措施进行充分的说明。当研究过程中遇到严重的不良反应或者受试者面临额外的严重风险时，试验者可立即暂停试验，或者修改方案、增加防范和补救措施，以保护受试者的权益。

(李　佳)

第四节　临床研究设计

一、设计原则

临床科研设计的三大原则是随机、对照和盲法，其主要目的是保证组间的可比性，减少和避免已知和未知的可能偏倚因素的影响，保证研究结果的真实性和可靠性。

1. 随机　随机化包括随机抽样和随机分配，随机抽样是指符合标准的研究对象都有相同的机会被选择为研究对象，使抽样研究的结果能够代表总体的特性。随机分配是指纳入研究的合格对象都有相同的机会被分配到试验组或对照组，使已知的和未知的影响结局的因素在两组的分布基本平衡，从而增强组间可比性。真正的随机化应符合下列原则：①研究者和被研究对象都不能事先知道或决定试验对象将分配到哪一组。②研究者和被研究对象都不能从其他研究对象的分组情况推断出下一个研究对象的具体分组。

随机分配方法包括简单随机法、分层随机法、区组随机法、半随机法等。

（1）简单随机法：常用的有抛硬币、抽签、掷骰子、查随机数字表、用电子计算机或计算器产生随机数字等方法。

（2）分层随机法：按研究对象的重要临床特点或预后因素进行分层，在每一层内做随机分组，从而减少该分层因素对试验结果的影响。

（3）区组随机法：将含有若干字母组合的区组作为随机分配单位的方法。组合内的字母不宜过多。如有3种互相比较的干预措施，分别用A、B、C 3个字母代表，这3个字母组成一个区组。共有ABC、ACB、BAC、BCA、CAB、CBA 6种组合方式。取6张纸片，每张写上一个组合方式，将纸片折叠盖住字母，放入抽签筒中，每次摇匀后取出一张纸片，第一次取出的命名为组合1，以此类推，6张纸片依次取完为止。如此，6种组合通过简单随机的方法初步确定了排列顺序。

（4）半随机法：根据纳入研究对象的生日、住院日期、电话号码、门诊号或住院号等，按尾数为奇数和偶数，分别分为试验组和对照组。此种随机方法因易破盲，不能保证受试对象被真正随机分配。

2. 对照　由于疾病的发生、发展和预后会受到疾病自身的演变、患者个体的心理生理因素、社会环境与自然环境的影响，如果没有对照，难以判断疾病发生、发展和预后的变化是上述因素影响的结果还是某种干预措施或特定暴露因素影响的结果，因此必须在临床科研中设立严格的对照，使试验组与对照组除接受的试验措施不一样外，其他试验条件、观察指标、观察期限都应相同，以保证良好的可比性，获得客观、真实的研究结果。

（1）对照的类别

1）同期对照：试验组和对照组的研究同步进行，两组的诊断、纳入和排除标准一致，试验条件、观察指标和观察期限一致，组间具有良好的可比性。

2）自身前后对照：研究对象在试验的前后两个阶段，分别接受两种不同的干预措施，最后比较这两种措施的效果。

3）历史性对照：将新的研究结果与过去类似的研究结果或他人的研究结果进行比较，对照组来源于历史资料或他人的研究论文。其优点是节省费用，无医德问题，但由于是非同期研究，可比性差。

（2）对照的措施

1）空白对照：对照组不给任何处理措施，在动物实验或实验室工作中常用，易于区别实验措施的效应，但在临床试验中，因为试验组与对照组的处理有明显差别，检查者与研究对象都明确知道试验分组情况，可能影响结局指标特别是主观判定指标的准确性。

2）安慰剂对照：对照组采用安慰剂与试验措施进行比较，易于保证盲法的贯彻实行，能相对准确评价干预措施的效果。

3）阳性试验对照：试验组使用新的治疗药物或治疗措施，对照组给予临床上公认的、效果肯定的标准疗法，比较两组的疗效差异。

3. 盲法　在临床研究中，研究者或受试者都不知道研究对象的分组情况和所接受的是试验措施或对照措施，称为盲法研究。

盲法包括：单盲、双盲、三盲。

单盲：即只有研究对象不知道自己被分配在治疗组或对照组。其优点是方法简单，可减少来自患者的偏倚，治疗中遇到问题医师可及时处理。但不能避免研究者主观意愿的干扰。

双盲：受试者和观察者都不知道分组情况，不知道研究对象接受的是哪种试验措施，可减少受试者和观察者主观判断、预测的偏倚，尤其是主观判断指标测量的偏倚。但在管理上缺乏灵活性。需配合适当的应急处理程序，以保证患者安全。

三盲：受试者、观察者和资料输入、分析及报告者都不知道参与受试的对象在哪个组或接受哪种干预措施。

一些开放性的研究，如外科手术、体育锻炼、饮食、教育等研究中，无法做到盲法。在这些非盲法的研究中，要真正做到随机分配试验方案，尽量采用客观测量手段测量结局指标，也是能保证试验结果相对准确的。

二、明确研究内容

课题设计首先要明确准备做什么，要"有所为，有所不为"。一旦选定课题，就要花费人力、物力、财力和时间去做，临床研究的选题是综合相关的主客观因素，反复比较不同方案确定最佳方案的过程。一项理想的临床研究应该兼具科学性、创新性、可行性及应用性。

选题的科学性主要指选题的根据充分、合理。科研设计必须建立在充分回顾国内外文献、获取充分证据的基础上，选择具体、明确的问题，其背景具有可靠的事实依据，研究出发点具有很强的针对性。医学科研的目的是要认识前人还没有认识或者没有充分认识的医学规律，因此，选定的研究课题必须具有一定程度的创新性，要争取在理论研究方面有新发现、新观点和新见解。有所创新，可以是前人或他人没有研究过的课题，可以是对前人或他人重要科研课题的补充和发展，也可以将国内外的科技最新进展结合自己的临床实际进行应用，在应用中予以发展。可行性指的是所选的课题在主观和客观条件的保障下，有正常开展研究并取得预期效果的可能。主观条件是指研究者具有足够的知识和实施科研的能力，对所选课题研究兴趣浓厚。客观条件包括具有保证课题顺利开展时间、人员、设备、经费和必要的行政支持。研究者要从实际出发，尽量选择本人熟悉，考虑比较成熟，兴趣最大，能够扬长避短的课题。应用性是指研究成果可在实践中得到应用，如有利于提高口腔临床医疗质量。

三、选择评价指标

评价指标一般指目标指标或终点指标，其能够确切反应临床研究的结果。终点指标可以直接评估患者的感知、功能或存活等。终点指标的选择上需要考虑其综合性、客观性、易获性。

评价指标应具有综合性，指全面考虑研究因素，确定相应的主要、次要评价层次，构成较完整的评价指标体系，从而能对研究结果进行综合全面的评价和分析。客观性指评价的选取建立在客观性的原则上，尽量选择证据等级高、灵敏度高、特异度高明确的终点事件（存活、病死等）作为测量指标。易获性指指标的测定现阶段较容易获取，通过实验室检测或现场观测能获得，同时指标要尽可能利用第一手资料，才能保证结果的真实、客观。

四、样本量计算

用样本代表总体是科研设计的基本原则之一。一般情况下，样本越大，结果越接近总体的真实情况，但所花费的人力、物力也越多。通常以达到统计学推断的要求估计样本含量。

在临床研究中，首先根据研究目标、研究目的、研究类型，借助适当的公式或工具表，进行样本含量的估计。在试验中期，可进行初步分析，根据结果适度调整，避免样本量过大过小的情况出现，样本量过小易造成假阴性结果，样本量过大，不仅增加了严格控制试验条件的困难，也会造成不必要的资源浪费。

五、明确入选、排除标准

临床研究时必须通过制订明确的、合理的入选和排除标准来定义研究对象，其意义在于：确定研究结果的外推人群，确保研究质量，保证研究的安全性、可行性以及可重复性。同时要注意纳入标准不可过严，排除标准不宜过多，否则，研究结果的代表性和适用性将受到影响。

1. 入选标准　入选标准是依据研究目的确定的目标人群，也就是我们想将研究结果外推应用的人群，明确入选标准可在一定程度上保证研究对象的代表性。如果入选标准制订得过于宽泛，将导致入组样本的同质性不足；反之，如果过于严格虽然会增加研究样本的同质性，但同时会增加研究病例选择的难度，导致符合标准的研究病例过少，妨碍临床研究的进展，并将限制研究结果的外推人群。

入选标准首先必须符合所治疗疾病的诊断标准或某一病程。其次，一般不应有性别和年龄限制，但由于对未成年患者常需采取严格的保护措施，而年老体弱的患者常常由于身体基本素质的限制和其他疾病的干扰而不适于纳入临床试验，为了避免不必要的经费和精力投入，常将年龄范围规定为18～65岁。针对某些疾病有好发年龄段或限于特殊人群，这时可选择特定的年龄段或性别等条件。

2. 排除标准　排除标准是指虽符合纳入条件，但因某些方面的限制不应被纳入试验的患者。入选标准可以最大范围地纳入临床病例到研究中来，而排除标准可对研究对象范围加以控制，以增加研究的安全性、可行性，并且在一定程度上增加研究对象的同质性。排除标准与入选标准并不是非此即彼的关系，不能以不符合入选标准作为排除标准。

临床研究，尤其是很多干预性研究对受试者存在一定的风险，故自身风险较大的人群应被排除。同时，排除标准还需要考虑到受试者的依从性，在达到临床研究观察终点前，受试者是否能如期按质完成研究。

常见的排除标准包括：

（1）患有严重的全身系统性疾病，如血液系统疾病、心血管疾病、肝肾功能障碍等。

（2）智力不健全、有精神障碍者。因为智力缺陷者无法对自身权益受到侵害作出理智判断，许多临床研究要靠受试者的感受和正确表达；若确需该类患者，亦须额外的保护措施，如同时征得其法定监护人的知情同意等。

（3）孕妇和哺乳期妇女。这是为了避免对胎儿和婴儿可能造成的不良影响。除非有特殊需要，才纳入该类患者。

（4）伴有相关疾病且可能影响疗效的判断。

开展临床研究是提高医疗技术水平、提升医疗质量、增进人民健康的需要，对个人而言，通过研究不但可以巩固已有的医学基础知识，总结临床实践经验，还能掌握和跟踪国内国际最新医学发展动态和趋势，扩大知识范围，活跃思维方式，养成严谨务实的科研作风。对社会而言，临床研究是促进医学发展的重要手段，通过研究成果的不断积累能够有效提高医疗质量，为患者制订信息化、个性化的决策，从而增进人类健康、延长寿命和提高生存质量。

（李　佳）

第十二章　口腔正畸科

第一节 错殆畸形的分类

一、安氏分类

1. Andrews 正常殆的六个标准

（1）上下颌牙咬合的接触关系：上下颌牙的咬合关系需同时符合以下特征。

1）磨牙关系：上颌第一恒磨牙的近中颊尖咬合在下颌第一恒磨牙的近中颊沟上；上颌第一恒磨牙的近中舌尖咬合在下颌第一恒磨牙的中央窝；上颌第一恒磨牙的牙冠有一定近中倾斜，使上颌第一恒磨牙的远中颊尖的远中边缘嵴咬合在下颌第二恒磨牙近中颊尖的近中边缘嵴上。

2）前磨牙关系：上颌第一前磨牙的颊尖咬合在下颌两个前磨牙之间的颊侧楔状间隙内，上颌前磨牙的舌尖咬合在下颌前磨牙的中央窝。

3）尖牙关系：上颌尖牙咬合在下颌尖牙和下颌第一前磨牙之间的颊侧楔状间隙内。

4）前牙覆殆覆盖正常，上下牙弓中线一致。

（2）牙冠的近−远中倾斜：正常殆的临床牙冠均略向近中倾斜，但不同牙齿倾斜的角度不同。

（3）牙冠的唇（颊）−舌向倾斜：不同牙冠有不同的唇（颊）−舌向倾斜度，上切牙牙冠唇向倾斜，下切牙牙冠接近直立，尖牙和后牙的牙冠舌向倾斜。

（4）牙弓内无旋转牙：正常殆的牙齿无扭转。

（5）牙齿紧密接触无间隙：牙齿以邻面相互接触无间隙。

（6）殆曲线：正常殆的纵殆曲线（Spee 曲线）较为平直。

2. 错殆畸形分类　由 Angel 提出的根据下颌第一磨牙相对于上颌第一磨牙的位置将错殆畸形分为三类。

（1）安氏Ⅰ类错殆（中性错殆）：上下颌骨及牙弓的矢状向关系正常，磨牙为中性关系，即在正中殆位时上颌第一磨牙的近中颊尖咬合在下颌第一恒磨牙的近中颊沟。可伴有拥挤、个别牙反殆、深覆殆、开殆等畸形发生。

（2）安氏Ⅱ类错殆（远中错殆）：上下颌骨及牙弓的矢状向关系不调，下颌及下牙弓相对于上颌及上牙弓处于远中位置，磨牙为远中关系，即在牙尖交错位时下颌第一磨牙的近中颊沟位于上颌第一磨牙近中颊尖的远中；当上颌第一磨牙的近中颊尖咬合于下颌第一磨牙与下颌第二前磨牙之间时称为完全远中关系。在Ⅱ类关系中，当上前牙唇向倾斜时，称为安氏Ⅱ类1分类；当上前牙舌向倾斜时，称为安氏Ⅱ类2分类。当一侧磨牙中性关系，另一侧磨牙远中关系时称为安氏Ⅱ类错牙合亚类。

（3）安氏Ⅲ类错牙合（近中错牙合）：上下颌骨及牙弓的矢状向关系不调，下颌及下牙弓相对于上颌及上牙弓处于近中位置，磨牙为近中关系，即在牙尖交错位时下颌第一磨牙近中颊沟位于上颌第一磨牙近中颊尖的近中；当上颌第一磨牙的近中颊尖咬合于下颌第一磨牙与下颌第二磨牙之间称为完全近中关系。当一侧为近中关系，另一侧为中性关系时称为安氏Ⅲ类错牙合亚类。

二、常见错牙合畸形的类型

1. **牙列拥挤** 牙列拥挤在错牙合畸形中较为常见，主要原因是牙量（牙冠宽度总和）与骨量（牙弓总长度）不调。它可单独存在，也可伴随其他错牙合畸形同时出现，前者称为单纯拥挤，后者称为复杂拥挤。单纯拥挤常因牙弓内间隙不足表现为不同程度的牙齿唇（颊）-舌向错位或扭转，通常不伴有上下颌骨及牙弓间的关系不调，多为安氏Ⅰ类错牙合畸形。复杂拥挤通常还伴有上下颌颌骨及牙弓间的关系不调，磨牙关系为远中或者近中，软组织侧貌型表现异常，多为安氏Ⅱ类或安氏Ⅲ类错牙合畸形。牙列拥挤既可以表现为个别牙的简单错位，也可以表现为多个牙在各个方向上的错位如唇（颊）-舌向错位、近远中向错位、高位低位、扭转等。

通过测量牙量（必需间隙）与骨量（可用间隙）之间的差值，来具体评估牙列的拥挤程度，牙列拥挤程度主要分为轻度拥挤、中度拥挤、重度拥挤。

（1）轻度拥挤（Ⅰ度拥挤）：牙列拥挤程度≤4mm。

（2）中度拥挤（Ⅱ度拥挤）：4mm<牙列拥挤程度≤8mm。

（3）重度拥挤（Ⅲ度拥挤）：牙列拥挤程度>8mm。

牙列拥挤的基本治疗原则是减少牙量、增加骨量，或者牙齿宽度减径，使牙量和骨量基本达到平衡。

常见的获得间隙的方式包括扩弓、前牙唇倾、推磨牙向远中、邻面去釉、拔牙。

2. **间隙** 牙列间隙是指牙与牙之间存在空隙，主要原因是牙齿的大小与牙弓及颌骨大小不协调，表现为所有牙齿的总宽度小于现有牙弓的总长度。大多数牙列间隙患者多表现为磨牙中性关系，先天性多数牙缺失、先天综合征除外。牙周病、不良习惯等也可能在后期造成牙列间隙问题。

矫治原则是增加牙量，比如集中间隙修复过小牙；减小骨量，通常指减小牙弓长度关闭剩余间隙。若有不良习惯，则应该首先去除病因。

（1）中切牙间隙：临床上多见因中切牙间额外牙，唇系带纤维组织粗壮，附着纤维过多嵌入切牙间而导致中切牙间隙。由额外牙造成的中切牙间隙，应该及时拔除额外牙。由于系带异常造成的中切牙间隙，则应该正畸关闭间隙，必要时结合外科手术修整系带，并且应该认真把控系带修整的时机，同时重视关闭间隙后的保持。

（2）牙列间隙：由于先天性缺牙、牙体过小、拔牙后所造成的牙列间隙应该集中间隙，正畸结束后行修复治疗或自体牙移植。

当前牙存在间隙，同时牙弓需要缩短的患者，可内收前牙关闭间隙。一般先关闭下颌间隙，再关闭上颌间隙，同时应该估计间隙关闭后的覆𬌗覆盖关系，必要时压低切牙。

对于较小的后牙间隙，可通过正畸的方式进行关闭；倘若后牙间隙过大，譬如磨牙缺失引起的较大后牙间隙，一般可通过正畸扩展间隙后期配合种植或修复的方式关闭，对于牙冠和牙根均发育良好的患者，正畸医师也可以通过正畸的方式近中移动下颌磨牙关闭间隙，但对正畸医师要求较高。笔者开发出 Albert 曲配合种植钉可高效实现下颌磨牙的长距离近中移动。

3. 反𬌗　反𬌗常伴随磨牙Ⅲ类关系，包括前牙反𬌗和后牙反𬌗等。可以是单纯的牙性畸形、功能性畸形或骨性畸形，也有同时伴有以上2种或3种畸形。

（1）牙性Ⅲ类错𬌗：由于替牙异常引起错𬌗畸形，磨牙关系为近中关系或中性关系，前牙可以为反𬌗或切𬌗。临床上表现为上颌前牙和/或后牙舌向错位，下颌前牙唇向错位和/或后牙颊向错位。

（2）功能性Ⅲ类错𬌗：由于下前牙唇倾或上前牙舌倾，或个别牙的咬合干扰，导致下颌前移位，从而导致前牙反𬌗、磨牙关系为近中关系。临床上表现为下颌可退至切对切，患者自己也可后退下颌。

（3）骨性Ⅲ类错𬌗：由于下颌骨发育过度、上颌骨发育不足，或者两种同时存在导致前牙反𬌗，磨牙近中关系。

前牙反𬌗多有家族史，但替牙障碍、伸下颌习惯等不良习惯也会导致反𬌗。因此，需要明确反𬌗的病因，进行正确诊断，方可制订合理的治疗方案。

反𬌗的治疗原则是尽早去除病因纠正不良习惯，早期矫治，纠正错位的牙齿、牙弓和颌骨关系的异常，抑制下颌的生长，促进上颌的生长。严重的畸形需要成年后配合正颌手术治疗。

4. 深覆𬌗深覆盖

（1）深覆𬌗是指上下牙弓或上下颌骨垂直向发育异常所致的错𬌗畸形，表现为前牙区牙及牙槽骨发育过度，或者是后牙区牙及牙槽骨发育不足。根据深覆𬌗的形成机制分为牙性深覆𬌗和骨性深覆𬌗。正常覆𬌗为上前牙牙冠覆盖下前牙冠唇面的1/3以内，或者下前牙切缘咬合于上前牙冠舌面切端1/3以内。超出这个范围的即为深覆𬌗，分度如下。

Ⅰ度：上前牙牙冠覆盖下前牙牙冠唇面的1/3～1/2，或者下前牙切缘咬合于上前牙冠舌面切端1/3～1/2处。

Ⅱ度：上前牙牙冠覆盖下前牙冠唇面的1/2～2/3，或者下前牙切缘咬合于上前牙冠舌面切端1/2～2/3或舌隆突处。

Ⅲ度：上前牙牙冠覆盖下前牙冠唇面的2/3以上，甚至咬在下前牙唇侧牙龈组织处，或者下前牙切缘咬在上前牙舌侧牙龈组织或硬腭黏膜上，导致创伤性牙龈炎或者牙周炎。

深覆𬌗的矫治原则是根据患者前后牙和牙槽的具体情况，压低前牙和牙槽，或者升高后牙和牙槽的高度以打开咬合。

（2）覆盖是指上前牙盖过下前牙的水平距离，即上切牙切缘到下切牙唇面的水平距离。正常覆盖为上切牙切缘到下切牙唇面的水平距离在3mm以内。超出这个范围的即为深覆盖，分度如下。

Ⅰ度深覆盖：3mm＜覆盖≤5mm

Ⅱ度深覆盖：5mm＜覆盖≤8mm

Ⅲ度深覆盖：覆盖＞8mm

深覆盖的矫治原则为获得空间内收上颌前牙和/或唇倾下颌前牙，功能矫治前导下颌和正颌手术改正。

5. 后牙锁𬌗　后牙锁𬌗通常发生于上下颌前磨牙区和第二磨牙区，可发生于单侧或者双侧。根据上下颌后牙的颊舌向关系，可分为正锁𬌗和反锁𬌗。正锁𬌗是指下后牙颊尖及其颊斜面咬合于上后牙舌尖及其舌斜面的舌侧，相应上下后牙𬌗面无接触。反锁𬌗是指下后牙的舌尖及其舌斜面咬合于上后牙的颊尖及其颊斜面的颊侧，相应的上下后牙𬌗面无接触。

通常锁𬌗对患者的咀嚼功能，以及颌面部发育的影响较大，应该进行及时矫治。锁𬌗的矫治临床上通常采用交互牵引完成，随着牙齿倾斜角度的纠正，牙齿会出现伸长或者咬合高点，因此应该在锁𬌗矫治过程中注意垂直向的控制，适当地压低牙齿或调𬌗处理。若存在较为严重的锁𬌗，可能会引发颞下颌关节症状或者表现为颜面部不对称，必要时需正颌外科联合治疗。反锁𬌗和正锁𬌗的矫治方法相同，但是交互牵引力学设计的方向相反。

6. 开𬌗　由于上下牙弓及颌骨在垂直方向上的发育异常，导致上下颌部分牙在牙尖交错位及下颌功能运动时，在垂直方向上无𬌗接触，严重者只有个别后牙接触，开𬌗患者通常伴有长、宽、高的三向不调。临床上最常见的是前牙开𬌗，即上下前牙切端间无𬌗接触。

开𬌗分度：按上下切牙切缘间的垂直距离将开𬌗分为三度。

Ⅰ度：上下切牙垂直分开3mm以内。

Ⅱ度：上下切牙垂直分开3～5mm。

Ⅲ度：上下切牙垂直分开5mm以上。

伸舌吞咽等不良习惯会造成前牙开𬌗，发育异常也可能会出现前牙开𬌗。临床上开𬌗矫治首先纠正不良习惯去除病因，然后采取压低后牙及后牙槽和/或升高前牙及前牙槽来改善开𬌗，但严重的由发育引起的骨性开𬌗可能需要正颌外科的辅助治疗。需要注意的是口腔不良习惯的去除对治疗开𬌗十分重要，倘若无法纠正口腔不良习惯，开𬌗很难纠正或者治疗完成后易复发。

7. 双牙弓前突与双颌前突　双牙弓前突是单纯的牙性错𬌗，表现为上下颌前牙前突，但上下颌颌骨矢状向位置在正常范围之内。双颌前突是骨性错𬌗，表现为上下颌颌骨同时前突，并伴有上下前牙前突。

（1）双牙弓前突：临床上表现为上下前牙前突，但上下牙弓矢状向关系正常，磨牙为中性关系，前牙覆𬌗覆盖基本正常，面型上表现为上下唇过突且闭合不全，颏部后缩，以及侧貌凸。

治疗主要目标是减小上下前牙唇倾度和上下唇的突度，改善侧貌和唇闭合功能。临床上常需要减数拔牙，通常拔除四颗前磨牙。

（2）双颌前突：由于骨性发育的异常，导致上下颌骨及牙弓矢状向发育过度，表现为上下颌骨前突。前突的颌骨使上下切牙的位置也随之前突，切牙唇倾或直立。上下唇闭合不全，颏部往往发育不足，侧貌明显凸。通常磨牙关系为中性关系，前牙覆𬌗覆盖基本正常。

对于前突较严重的成年患者可联合正颌手术治疗。畸形较轻的青少年在恒牙列早期多采用牙代偿治疗掩饰骨前突的方法，通常拔除四颗前磨牙，强支抗内收上下前牙。

8. 唇腭裂　唇腭裂是先天发育畸形引起的牙、牙槽、颌骨一系列发育不足，治疗的方法较为复杂，通常需要正畸正颌联合治疗、语音训练、耳鼻喉科等多学科的联合治疗。并且唇腭裂通常会进行序列治疗，在患者的不同生长发育阶段，按照一定的程序，采用不同的方法对患者进行系统治疗，可能会持续到患者成年，整个治疗时间较长。

第二节 错𬌗畸形的检查、诊断及治疗计划的制订

一、临床检查

牙及牙弓 了解牙列的发育阶段、拥挤度以及是否有错位牙等。

（1）牙的情况

牙列：乳牙列、混合牙列、恒牙列。

牙：牙齿的数目、大小、龋齿等情况。

通过对牙的检查，明确不同的𬌗发育阶段，来判断有无乳牙早失、恒牙迟萌、乳牙滞留、恒牙早失等情况。

牙的错位：唇（颊）舌向错位、扭转、高低位错位等情况。

（2）牙弓：牙弓的形态分为尖圆形、卵圆形、方圆形，需要评估左右是否对称，上下牙弓是否协调等。

1）横向关系：上下牙弓的宽度是否协调，上下后牙有无锁𬌗和反𬌗、上下前牙有无反𬌗等。上下牙弓的中线是否对齐及其与颌面部的中线是否一致。

2）垂直向关系：①前牙的覆𬌗状况，包括前牙的覆𬌗程度以及是否有开𬌗、反𬌗。②𬌗曲线的曲度。a.Spee曲线，从侧面观，下颌切牙的切嵴几乎在同一平面上，自尖牙的牙尖向后经前磨牙的颊尖到第一磨牙的远中颊尖逐渐降低，再向后经过第二、第三磨牙的颊尖又上升，由此连接成的下颌一条连续凹向上的纵𬌗曲线；b.补偿曲线，上颌牙列在前段较平直，从第一磨牙近中颊尖起到第二磨牙的远颊尖逐渐向上；c.横𬌗曲线：两侧同名后牙颊舌尖所连成的曲线。上颌的横𬌗曲线略凸向下方，下颌的横𬌗曲线略凹向上方。

3）矢状向关系：①磨牙关系，根据安氏分类可以分为磨牙中性关系、远中关系、近中关系。②尖牙关系，也分为中性关系、远中关系、近中关系。当上颌尖牙咬在下颌尖牙和第一前磨牙颊尖之间为中性关系、咬在下颌尖牙唇面或其近中缘为远中关系、咬在下颌尖牙远中为近中关系。③前牙关系：覆盖是指上前牙盖过下前牙的水平距离，即上切牙切缘到下切牙唇面的水平距离。

（3）咬合关系：矢状向考察尖牙磨牙关系、前牙覆盖；垂直向考察前牙覆𬌗、spee曲线；横向考察牙弓宽度、中线以及有无锁𬌗、反𬌗。

354

（4）颌骨：上下颌骨的大小、形态、位置，有无上颌前突或发育不足，下颌前突或后缩。下颌骨体下缘向下向前的方向，下颌平面角的大小。下颌角的大小可以反映下颌平面的陡峭程度。

（5）面像：正面观面部左右是否对称，颏点有无偏斜，面部上、中、下高度比例是否正常，有无开唇露齿等。侧面观上下唇与E线的关系以及鼻唇角大小和颏唇沟深浅，患者是属于直面型、凸面型，还是凹面型，有无下颌前突和颏部后缩等。

（6）口腔软组织：牙周组织的健康状况，唇系带的位置，舌体的大小和位置等。

（7）颞下颌关节的检查：检查双侧关节区肌肉有无压痛，张闭口运动时有无弹响疼痛杂音、下颌运动轨迹有无偏斜，张口度以及侧方前伸运动等是否有异常。

二、模型分析

1. 拥挤度分析　通过测量牙弓现有长度与牙弓应有长度的差值，评估牙列拥挤程度。轻度拥挤（Ⅰ度拥挤）：牙列拥挤程度≤4mm；中度拥挤（Ⅱ度拥挤）：4mm＜牙列拥挤程度≤8mm；重度拥挤（Ⅲ度拥挤）：牙列拥挤程度＞8mm。

2. Bolton指数分析　Bolton指数有前牙比和全牙比。前牙比是指下颌3-3牙冠宽度总和与上颌3-3牙冠宽度总和的比值，全牙比是指下颌牙弓6-6牙冠宽度总和与上颌牙弓6-6牙冠宽度总和的比值，用以分析上下牙牙冠宽度大小的协调性。

3. 牙弓形态的测量分析　包括牙弓对称性的测量、牙弓宽度和长度的测量、Spee曲线曲度的测量、基骨弓的长度和宽度测量等。

三、影像学检查

1. 全景片　用于判断全口牙的发育情况、牙齿的萌出情况、牙齿数目有无异常、双侧颌骨的发育是否对称、髁突的大小、下颌角的大小等。

2. 头影测量侧位片　以双侧外耳道和鼻根部为标定点，拍摄标准位置的侧位片，用以对牙颌、颅面各标志点描绘出一定的线角、线距等进行测量分析，从而了解牙颌、颅面软硬组织的结构以及未来生长发育趋势等，从而来帮助确定错𬌗畸形的诊断和方案设计。

3. 锥形线束CT　用于定位牙齿（如明确阻生牙的具体位置）、明确牙根与牙槽骨的位置和距离，了解牙根的形态及冠根比例、骨皮质的厚度、牙槽骨的高度以及厚度等。

四、头影测量

X线头影测量主要是以双侧外耳道和鼻根部为标定点确定头位，按照一定的投照距离和投照角度，拍摄可重复对比的头颅X线片，根据此影像标记牙颌、颅面各标志点，并连接标志点描绘出一定的角度、线距、弧形进行测量分析，从而了解牙颌、颅面软硬组织的形态结构特征，并对骨骼结构、生长发育的预测等进行深入分析，以辅助正畸错𬌗畸形的诊断分析和治疗方案设计，必要时也可用于正畸资料前后的对比分析等。

正畸临床上常用的主要有头颅侧位片，还包括头颅正位片、颏顶位片等，下面主要介绍临床上最为常用的侧位片。

（一）侧位片的硬组织测量

1. 侧位片常用硬组织的标志点

（1）颅骨：颅骨标志点见图12-2-1。

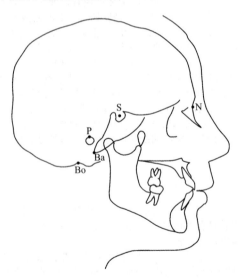

图12-2-1　颅骨标志点

1）蝶鞍点（S）：蝶鞍影像的中心点。

2）鼻根点（N）：鼻额缝的最前点，代表颅面的结合处，是常用的前颅底的标志点。

3）耳点（P）：外耳道的最上点。临床常用的有机械耳点和解剖耳点。机械耳点是指拍摄头侧位片定位仪耳塞影像的最上点，解剖耳点是指外耳道解剖影像的最上点。

4）颅底点（Ba）：枕骨大孔前缘的中点，是常用的后颅底标志点。

5）Bolton点（Bo）：枕骨髁突后切迹的最凹点。

（2）上颌骨：上颌骨标志点见图12-2-2。

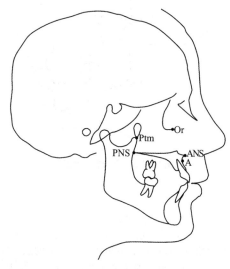

图12-2-2　上颌骨标志点

1）眶点（Or）：眶下缘的最低点，通常X线片上左右两侧无法完全重叠眶影，此时应该选两侧眶下点的中点。

2）翼上颌裂点（Ptm）：翼上颌裂的最下点。通常侧位片上翼上颌裂呈倒泪滴状，其最下点即翼上颌裂点。

3）前鼻棘点（ANS）：前鼻棘的尖端。

4）后鼻棘点（PNS）：硬腭后部骨棘的尖端。

5）上牙槽座点（A）：前鼻棘与上牙槽缘点之间骨部的最凹点，常用于评价上颌骨的前后位置。

（3）下颌骨：下颌骨标志点见图12-2-3。

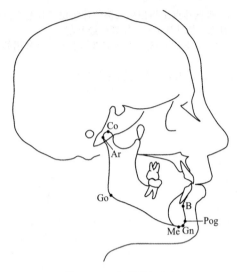

图 12-2-3　下颌骨标志点

1）髁顶点（Co）：髁突的最上点。

2）关节点（Ar）：颅底下缘和下颌髁突颈后缘的交点。

3）下颌角点（Go）：下颌角的后下最突的点。可通过下颌平面和下颌升支后缘平面交角的角平分线和下颌角的交点来确定。

4）下牙槽座点（B）：颏前点与下牙槽缘点之间骨部最凹的点，常用于评价下颌骨的前后位置。

5）颏前点（Pog）：下颌颏部的最突点。

6）颏下点（Me）：下颌颏部的最下点。

7）颏顶点（Gn）：Pog 与 Me 的中点。

（4）牙性指标：牙性标志点见图 12-2-4。

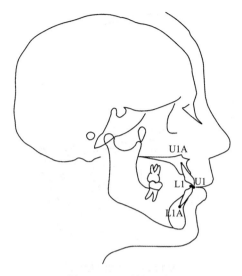

图12-2-4　牙性标志点

1）上中切牙点（U1）：上中切牙切缘之点。
2）上中切牙根尖点（U1A）：上中切牙根尖之点。
3）下中切牙点（L1）：下中切牙切缘之点。
4）下中切牙根尖点（L1A）：下中切牙根尖之点。
（5）软组织指标：软组织标志点见图12-2-5。

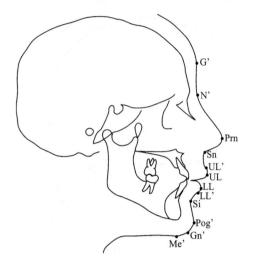

图12-2-5　软组织标志点

1）额点（G'）：软组织额部的最前突之点。

2）软组织鼻点（N'）：软组织侧面上相应的鼻根点。

3）鼻尖点（Prn）：鼻部最前突之点。

4）鼻底点（Sn）：鼻小柱和上唇的连接点。

5）上唇突点（UL）：上唇最突之点。

6）上唇缘点（UL'）：上唇皮肤与黏膜的衔接点。

7）下唇缘点（LL'）：下唇皮肤与黏膜的衔接点。

8）下唇突点（LL）：下唇最突之点。

9）颏唇沟点（Si）：下唇和颏部之间最凹的点。

10）软组织颏前点（Pog'）：软组织颏部的最前点。

11）软组织颏顶点（Gn'）：软组织颏前点与软组织颏下点之间的中点。

12）软组织颏下点（Me'）：软组织颏部的最下点。

2. 侧位片常用的硬组织测量平面

（1）基准平面：是选用的投影测量中相对稳定的平面，通过测量基准平面与其他标志点或测量平面所构成的角度、线距或者比例等，来了解患者牙颌、颅面软硬组织的形态结构特征，从而帮助明确正畸临床诊断、辅助制订合理的正畸治疗方案。

常用的基准平面主要有3个，见图12-2-6。

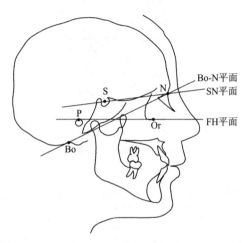

图12-2-6　硬组织测量基准平面

1）前颅底平面（SN平面）：由S点和N点连线构成

2）眶耳平面（FH平面）：由耳点和眶点的连线构成。

3）Bolton平面（Bo-N平面）：由Bolton点与鼻根点N点的连线构成。常作为头影重叠图对准的基准平面。

（2）硬组织测量平面：见图12-2-7。

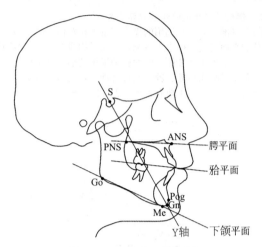

图 12-2-7 硬组织测量平面

1）腭平面（PP）：前鼻棘点 ANS 与后鼻棘点 PNS 的连线。

2）𬌗平面（OP）：𬌗平面常见的有 3 种定义方式。①解剖𬌗平面：上下第一恒磨牙咬合中点与上下中切牙咬合中点之连线。②功能𬌗平面：均分后牙咬合接触点的平面。③上颌𬌗平面：上颌第一磨牙远中颊夹与上颌中切牙切缘点的连线。

3）下颌平面（MP）：一般有 3 种确定方法。①颏下点 Me 与下颌下缘的切线。②下颌角点 Go 与颏顶点 Gn 之连线。③下颌下缘最低点之切线。

4）Y 轴：蝶鞍中心点 S 与颏顶点 Gn 的连线。

（3）软组织测量平面：见图 12-2-8。

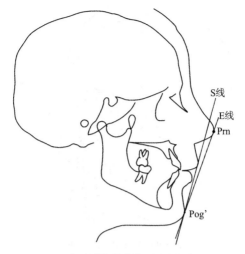

图 12-2-8　软组织测量平面

1）E线：鼻尖点 Prn 和软组织颏前点 Pog' 的连线，又称审美平面。

2）S线：软组织颏部最突之点和鼻S形之中点的连线。

（二）侧位片常用的X线投影测量分析方法

1. 华西综合分析法　华西综合分析法是归纳了一些常用的、有代表性的测量指标，对骨组织、面高、牙及牙槽、软组织侧貌等方面进行测量分析。以下为临床上较为常用的华西综合分析法部分指标（本手册中列出的正常值为恒牙列期男性患者指标）。

（1）骨硬组织：见图12-2-9至图12-2-11。

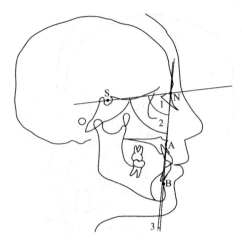

1. SNA；2. SNB；3. ANB。

图12-2-9 骨硬组织指标（一）

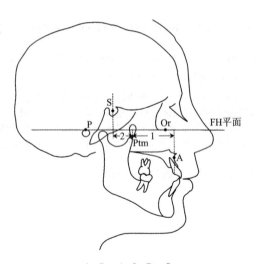

1. Ptm-A；2. Ptm-S。

图12-2-10 骨硬组织指标（二）

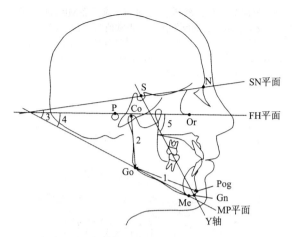

1. Go-Pog; 2. Go-Co; 3. SN-MP; 4. FH-MP; 5. Y-axis。

图12-2-11　骨硬组织指标（三）

1）SNA（°）：由蝶鞍中心S、鼻根点N、上牙槽座点A构成的线角，可以明确上颌相较之于颅部的前后向位置关系。正常值为（84±3）°。

2）SNB（°）：由蝶鞍中心S、鼻根点N、下牙槽座点B构成的线角，能表明下颌相对于颅部的前后向位置关系。正常值为（80±3）°。

3）ANB（°）：上牙槽座点A、鼻根点N、下牙槽座点B构成的角，SNA与SNB的差值也能得出ANB的大小，反映了上下颌骨在矢状向上的相对位置关系。正常值为（4±2）°。

4）Ptm-A（mm）：翼上颌裂点Ptm和上牙槽座点A分别向FH平面上作垂线，两垂足之间的距离，此距离代表了上颌基骨的长度。正常值为（46±3）mm。

5）Ptm-S（mm）：翼上颌裂点Ptm和蝶鞍中心点S分别向FH平面上作垂线，两垂足之间的距离，代表了上颌骨后部相对颅部的前后向位置关系。正常值为（17±3）mm。

6）Go-Pog（mm）：下颌角点Go与颏前点Pog的连线距离，代表下颌体的长度。正常值为（74±5）mm。

7）Go-Co（mm）：下颌角点Go与髁顶点Co的连线距离，代表下颌升支的长度。正常值为（60±6）mm。

8）SN-MP（°）：前颅底平面SN与下颌平面MP的交角的下交角，代表了下颌平面的倾斜角度。正常值为（35±4）°。

9）FH-MP（°）：眶耳平面FH与下颌平面MP的相交的下交角，代表了下颌平面的倾斜角度。正常值为（29±4）°。

10）Y-axis（°）：Y轴（S-Gn）与FH平面所成之间下交角，代表面部的生长方向及颏部突缩的程度。正常值为（65±4）°。

（2）面高：见图12-2-12。

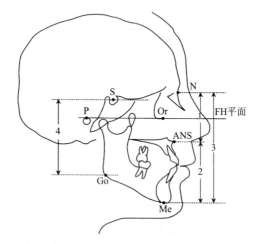

1. N-ANS（上面高）；2. ANS-Me（下面高）；3. N-Me（全面高）；4. S-Go（后面高）。

图12-2-12　面高指标

1）N-ANS（mm）：上面高，即通过鼻根点N和前鼻棘点ANS作FH平面的平行线，测量的两条平行线间的距离。正常值为（56±3）mm。

2）ANS-Me（mm）：下面高，即通过前鼻棘点ANS和颏下点Me作FH平面的平行线，测量的两条平行线间的距离。正常值为（63±5）mm。

3）N-Me（mm）：全面高，即通过鼻根点N和颏下点Me作FH平面的平行线，测量的两条平行线间的距离。正常值为（119±6）mm。

4）S-Go（mm）：后面高，即通过蝶鞍点S和下颌角点Go作FH平面的平行线，测量的两条平行线间的距离。正常值为（80±6）mm。

5）S-Go/N-Me（%）：后面高占全面高的比值。正常值为（67±4）%。

6）ANS-Me/N-Me（%）：下面高占全面高的比值。正常值为（53±2）%。

（3）牙及牙槽：见图12-2-13、图12-2-14。

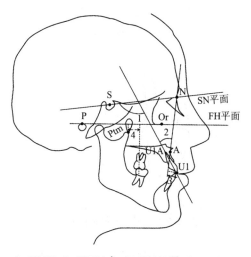

1. U1-SN；2. U1-NA角；3. U1-NA距；4. U6-Ptm。

图12-2-13　牙及牙槽指标（一）

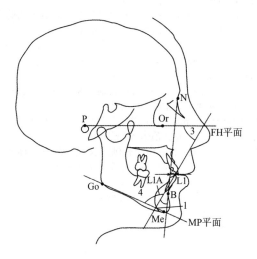

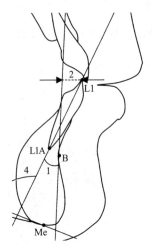

1. L1-NB角; 2. L1-NB距; 3. FMIA; 4. L1-MP。

图12-2-14　牙及牙槽指标（二）

1）U1-SN（°）：上中切牙长轴与SN平面的相交的下内角，角度越大表示上中切牙越唇倾。正常值为（107±6）°。

2）U1-NA角（°）：上中切牙长轴与NA连线的交角，表示上中切牙倾斜角度。正常值为（24±6）°。

3）U1-NA距（mm）：上中切牙切缘U1到NA连线的距离，表示上中切牙突度。正常值为（4±2）mm。

4）U6-Ptm（mm）：上颌第一恒磨牙近中颊沟和翼上颌裂点Ptm在眶耳平面上投影点之间的距离，代表了上颌第一恒磨牙的前后向位置关系。正常值为（15±3）mm。

5）L1-NB角（°）：下中切牙长轴与NB连线的交角，表示下中切牙倾斜角度。正常值为（32±6）°。

6）L1-NB距（mm）：下中切牙切缘L1到NB连线的距离，表示下中切牙突度。正常值为（7±3）mm。

7）FMIA（°）：下中切牙长轴延长线与眶耳平面的交角，角度越小说明下中切牙越唇倾。正常值为（52±7）°。

8）L1-MP（°）：下中切牙长轴与下颌平面相交的上交角，代表了下中切牙的倾斜角度，角度越大表示下中切牙越唇倾。正常值为（97±6）°。

（4）软组织分析：见图12-2-15。

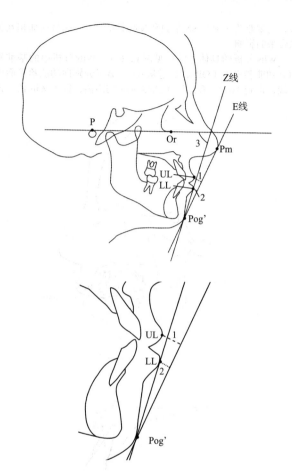

1. UL-EP; 2. LL-EP; 3. Z-Angle。

图 12-2-15 软组织分析指标

1）UL-EP（mm）：上唇最突点距离E线的距离。正常值为（2±2）mm。

2）LL-EP（mm）：下唇最突点距离E线的距离。正常值为（3±3）mm。

3）Z-Angle（°）：从软组织颏部至最突唇部的切线为Z线，其与眶耳平面构成的后下角为Z角。正常值为（69±5）°。

2. Wits分析法 Wits分析用于评估上下颌骨矢状向相互关

系，主要是为了避免SN平面和N点变异给上下颌骨前部相互关系带来的影响。

Wits分析的具体方法：见图12-2-16。Wits分析中的基准平面是功能𬌗平面（OP），通过从A点、B点分别向功能𬌗平面作垂线，得到Ao点、Bo点，测量Ao-Bo的距离，即为Wits值，该

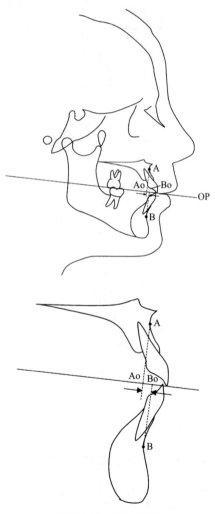

图12-2-16　Wits分析法

值用以反映上下颌骨前部的相互关系。当Ao在Bo前方时，值为正，反之为负，两点重叠时值为零。女性Wits正常值为0，男性Wits正常值为-1，当Wits值超过正常值时，代表Ⅱ类骨性错𬌗关系；当Wits值小于正常值时，代表Ⅲ类骨性错𬌗关系。

3. Tweed分析法　Tweed三角由下中切牙长轴延长线、眶耳平面、下颌平面组成，其中构成的三个角分别为：FMA、FMIA、IMPA，见图12-2-17。

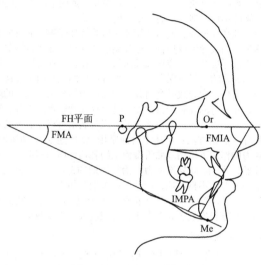

图12-2-17　Tweed分析法

（1）FMA：下颌平面角，即眶耳平面和下颌平面的交角。
（2）FMIA：下中切牙长轴和眶耳平面的交角。
（3）IMPA：下中切牙长轴和下颌平面的交角。

Tweed认为下中切牙的唇舌向倾斜角度与颜面美学关系紧密，他认为FMIA为65°是建立良好侧貌的条件。国内学者研究得出：中国青少年FMIA的最适值为55°。

五、诊断及治疗计划的制订

通过对病史、临床检查、影像学检查、模型分析、头影测量分析等资料的整合，从而明确矫治目标，结合患者主诉制订合适的治疗计划。不同年龄和牙颌发育期的错𬌗畸形的矫治原则如下。

（一）乳牙列期

1. **乳前牙反殆** 若患儿出现乳前牙反殆，首先明确病因，进一步针对性治疗，乳牙反殆的治疗根据患儿配合程度可在3～5岁进行。

（1）乳尖牙磨耗不足。患儿在下颌运动时为避开咬合干扰点而造成乳前牙反殆，需及时调磨乳尖牙，消除咬合干扰。

（2）下颌前伸习惯。当患儿伴有下颌前伸的不良习惯时，导致功能性乳前牙反殆，下颌能退至切对切，此时应配合颏兜改正前伸下颌的不良习惯，从而纠正乳前牙反殆。

（3）乳磨牙早失、上颌乳切牙滞留等替牙障碍，造成恒切牙舌向移位，间接导致或加剧了替牙期前牙反殆，必要时需要早期矫治纠正前牙反殆，但应该以预防为主，在乳牙列时期应当做好乳牙龋病的防治，尽量保存乳牙，促进恒牙的正常萌出替换。

（4）遗传因素导致的乳前牙反殆，应当结合患儿家长的畸形情况、患儿本身的反殆严重程度、是否存在功能性因素等，综合分析后决定是否需要早期矫治，或者观察病情待成年后正畸正颌联合治疗。矫治方法：临床上目前常用上颌殆垫式活动矫治器，在咬合力的作用下运用双曲舌簧使上颌乳切牙唇向移动，矫正乳前牙反殆，平均2周复诊加力，治疗周期约3个月。若患儿同时伴有下颌前伸的不良习惯，应辅助佩戴颏兜纠正。

2. **不良口腔习惯** 下颌前伸、吮指等也会造成乳前牙反殆，因此当家长发现患儿存在不良习惯应及时干预纠正。

（二）替牙列期

1. **恒牙未萌** 当恒牙在萌出年龄未按时萌出时，需要及时行口腔检查、拍摄X线片，排查恒牙是否先天缺失或者阻生，根据情况决定是否需要行间隙维持或正畸牵引。例如，临床上常见上颌尖牙阻生，常引起上颌切牙牙根吸收、阻碍其牙根发育，此时需要及时正畸牵引该尖牙远离上颌切牙的牙根。

上颌恒牙的萌出顺序：6（6～7岁）→1（7～8岁）→2（8～9岁）→4（10～11岁）→3（11～12岁）→5（10～12岁）→7（12～13岁）或6→1→2→4→5→3→7

下颌恒牙的萌出顺序：6（6～7岁）→1（6～7岁）→2（7～8岁）→3（9～10岁）→4（10～12岁）→5（11～12岁）→7（11～13岁）或6→1→2→4→3→5→7

通常下颌恒牙萌出早于上颌同名牙，在恒牙萌出后的3～5年牙根发育逐渐完成。

2. **恒牙异位萌出** 恒牙异位萌出是指牙齿萌出的位置或者方向不正确，一方面会导致该牙本身出现萌出障碍，另一方面可能会影响邻牙，造成邻牙的牙根吸收。当发现恒牙异位萌出影响其他牙时，需要及时纠正该牙的萌出方向。临床上常见上颌第一恒磨牙的异位萌出，上颌第一恒磨牙近中倾斜阻生，引起上颌第二乳磨牙远中牙冠或牙根吸收，此时应及时解除上颌第一恒磨牙的近中锁结，避免第二乳磨牙的早失。

3. 乳磨牙早失　当龋齿治疗不及时，会导致乳磨牙早失，一方面会出现缺失牙的邻牙向缺隙侧倾斜，造成缺失牙根方恒牙萌出空间不足，最终恒牙错位萌出或阻生，导致错𬌗畸形的发生。临床上常见的是上颌第二乳磨牙早失，常伴随出现上颌第一恒磨牙近中移动，导致安氏Ⅱ类错𬌗畸形的发生。因此当发现乳磨牙早失时，应及时行间隙维持治疗，从而预留其恒牙的正常萌出空间。

4. 牙列重度拥挤　根据患者拥挤情况、生长发育趋势、面型的评估等，综合各情况后决定是否需要早期矫治改善拥挤，降低患者二期正畸治疗难度，严重拥挤的病例必要时可以采取序列拔牙。序列拔牙是应用于替牙列期矫治严重拥挤的一种治疗方法，通过有序地拔除乳牙，诱导恒牙进入较好的咬合关系，并最后拔除四颗前磨牙。

（1）序列拔牙的适应证：①严重的牙列拥挤。②无恒牙胚缺失。③无明显的咬合或骨骼关系异常。④肌功能无异常。

（2）序列拔牙的拔牙顺序：①第一期（8～9岁），拔除乳尖牙，让切牙调整至正常位置。②第二期（9～10岁），拔除第一乳磨牙，让第一前磨牙尽早萌出。③第三期（10岁左右），拔除第一前磨牙，获得空间让拥挤的牙列排齐。

5. 前牙反𬌗　同乳前牙反𬌗类似，当在替牙期因牙性因素、功能性因素、不良习惯等导致前牙反𬌗，应及时予以纠正，有利于青少年颅颌面的正常生长发育。临床上常用的矫治器有上颌𬌗垫式活动矫治器（双曲舌簧）、Frankle Ⅲ型矫治器、固定矫治器等。

6. 肌功能训练　当患者因为唇、颊、舌肌的肌力异常导致错𬌗畸形，应该及时进行肌功能训练加以纠正。临床上常见由于舌体肥大或舌肌的力量过大，导致上下前牙唇倾，严重的会导致前牙开𬌗，此时需进行舌肌的肌功能训练，必要时配合腭刺、舌刺等正畸装置纠正。

7. 口腔不良习惯　口腔不良习惯可能会导致错𬌗畸形的发生。正常情况下，婴儿会在2～3岁后逐渐放弃吮指习惯，若后续持续存在则可能导致错𬌗畸形，错𬌗畸形的类型与拇指或示指放置的位置，习惯的持续时间、强度和频率有关，可以造成上前牙前突、前牙深覆盖和开𬌗、后牙反𬌗等。伸舌吞咽可能会导致前牙开𬌗，咬下唇可能会导致深覆盖的发生。口呼吸会导致唇部缺乏约束力而使上颌骨向前发育过度。因此，当发现患儿口腔不良习惯时应及时纠正，必要时配合正畸辅助装置加以纠正。

8. 颌骨发育异常　由于遗传因素、先天发育因素或者后天环境因素的影响，可能会导致颌骨发育异常，在临床上表现为上颌骨狭窄、上颌骨发育不足、上颌骨发育过度、下颌骨发育不足、下颌骨发育过度等。

（1）上颌骨狭窄：当上颌骨横向发育不足时会表现为上颌骨狭窄，临床上多表现为上下牙弓宽度不协调、后牙反锁𬌗，尤其在唇腭裂的患者多见。必要时需在青少年患者的生长发育高峰期之前进行上颌骨的骨性扩弓，刺激促进上颌骨的横向生长，从而增加上颌骨的宽度。常见的矫治器为上颌骨快速扩弓装置。

（2）上颌骨发育不足：多指上颌骨的矢状向发育不足，患者多表现面中份较凹陷，安氏Ⅲ类错𬌗畸形。在评估患者的生长发育趋势后，需把握上颌前牵引的时机，通过功能矫形装置刺激上颌骨向前生长和移位，解除反𬌗、改善面型。常见的矫治器为上颌骨前牵引面具。

（3）上颌骨发育过度：多指上颌骨矢状向的发育过度，临床上多表现为上颌前突、安氏Ⅱ类错𬌗畸形。若患者仍处于生长发育高峰期或其之前，则应利用正畸矫形装置抑制上颌骨的过度发育，常见的矫治器为 Van Beek 矫治器。但最新的研究表明目前的矫治器不能很好地抑制上颌骨的过度生长，而仅能抑制上颌前牙和牙槽骨的突度。若患者处于生长发育高峰期之后，则需待成年后考虑正畸代偿治疗或者正畸正颌联合治疗。

（4）下颌骨发育不足：下颌骨的矢状向发育不足，临床上多表现为下颌后缩、颏部后缩。青少年可以早期进行下颌前导的功能矫形治疗，矫治异常的上下颌骨关系、改善面型，也能降低Ⅱ期正畸矫治的难度。常见的矫治器为 Twinblock 矫治器和 activator 矫治器等。对下颌过小畸形及关节强直的患者，必要时联合正颌外科行早期牵张成骨治疗。

由于上下颌颌骨的差异性生长，下颌骨的生长发育晚于上颌骨，所以当发现下颌骨发育不足程度较轻时，也可以先观察，必要时再进行正畸治疗。严重的发育不足则需要待成年之后采取正颌手术治疗。

（5）下颌骨发育过度：多指下颌骨的矢状向发育过度，临床上多表现为下颌前突、颏部发育过度，骨性Ⅲ类生长型。由于下颌骨的生长发育晚于上颌骨，且发育时间较长，通常早期抑制下颌骨的发育效果不佳，一般建议观察病情，待患者成年后考虑正畸代偿治疗或者正畸正颌联合治疗。

（三）恒牙列期

（1）Ⅰ类错𬌗畸形的矫治：Ⅰ类错𬌗畸形是指磨牙关系表现

为中性关系，骨性Ⅰ类生长型，但可能伴随牙列拥挤、牙列间隙、开𬌗、双颌前突等问题。通过临床检查、模型分析、头影测量等各项综合分析后，针对不同错𬌗表现制订合适的正畸方案。

1）牙列拥挤：一般通过推磨牙向远中、邻面去釉（IPR）、唇倾前牙、扩弓、拔牙五种方式获得间隙进行矫治。

2）开𬌗：一般通过去除伸舌吞咽不良习惯、压低后牙和伸长前牙、正颌手术三种方式矫治。

3）双颌前突：一般通过拔除前磨牙强支抗内收前牙和正颌外科矫治。

4）阻生牙：一般通过正畸开辟间隙后牵引阻生牙，或者拔除牵引困难或者失败的阻生牙后行修复治疗。

5）牙数异常和畸形牙：一般通过正畸-修复联合治疗的方式矫治。

（2）Ⅱ类错𬌗畸形的矫治：Ⅱ类错𬌗畸形是指磨牙关系表现为远中关系，可能伴有骨性Ⅱ类生长型，伴有牙、牙弓、颌骨及颜面的前后向不调。临床上其治疗方法可以采取推磨牙、拔牙等治疗方案。根据前牙唇倾度的不同分为Ⅱ类1分类和Ⅱ类2分类，临床上Ⅱ类2分类的治疗，通常根据上前牙唇倾后患者面型突度决定是否采用拔牙或者推磨牙向远中的方式矫治。临床上Ⅱ类错𬌗畸形的治疗策略概览，见图12-2-18。

（3）Ⅲ类错𬌗畸形的矫治：Ⅲ类错𬌗畸形是指磨牙关系表现为近中关系，可能伴有骨性Ⅲ类生长型或功能性因素，通常表现为下颌骨前突、上颌骨发育不足、凹面型等。依据患者的骨性畸形严重程度、有无功能性因素存在、颜面分析等综合评估，采用正畸代偿治疗或者正畸正颌联合治疗。临床上Ⅲ类错𬌗畸形的治疗策略概览见图12-2-19。

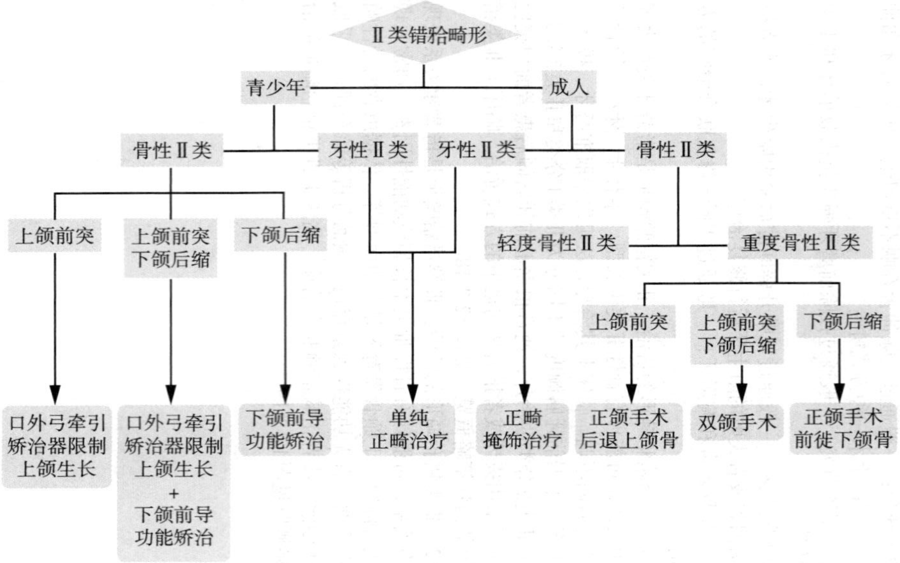

图 12-2-18　Ⅱ类错殆畸形治疗的决策树

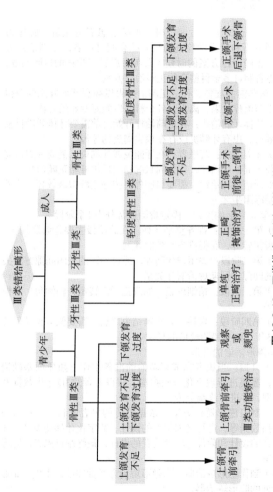

图 12-2-19 Ⅲ 类错𬌗畸形治疗的决策树

第三节　错𬌗畸形矫治技术

一、矫治流程

1. 制订正畸治疗方案　根据正畸前患者的主诉、临床检查、模型分析和影像学检查的结果综合制订患者的正畸治疗方案，制订正畸治疗方案的时候需要考虑患者多学科的口腔问题，综合为患者制订多学科整合的正畸治疗方案。

2. 正畸前的准备工作　正畸治疗得以顺利开展并想要获得良好的正畸治疗效果，离不开各个科室口腔亚专业的合作。

（1）牙体牙髓治疗：在正畸治疗开始之前需要牙体牙髓科辅助治疗龋齿、患有牙髓炎或存在根尖周炎的牙齿。

（2）牙周治疗：若患者存在牙龈炎或牙周炎，需要牙周科完成正畸前牙周基础治疗，待牙周状况稳定后再开始正畸治疗。

（3）牙槽外科治疗：需要口腔外科拔除正畸拟减数牙，或外科开窗暴露阻生牙等。

3. 固定矫治的流程　固定矫治通常分为4个阶段。

（1）第一阶段：排齐整平牙列。在此阶段主要是解除拥挤、改正牙齿扭转等，获得排齐平整的牙列。

（2）第二阶段：关闭拔牙间隙。通过不同的关闭间隙方法关闭剩余的间隙，同期矫治磨牙关系。

（3）第三阶段：精细调整。如改正牙齿转矩、轴倾角、牙根平行度等。

（4）第四阶段：保持。在正畸结束之后，需要佩戴正畸保持器2～3年，防止错𬌗畸形的复发。

4. 隐形矫治的流程

（1）口扫：当患者完成正畸前的准备工作（如牙周基础治疗）后，需要进行数字化口腔扫描，获得患者的3D牙齿数据及咬合模型，并进行终端上传。

（2）制订隐形矫治方案：依据上传的患者资料，包括口内照、口扫数据等，进行终末位置的设计、数字化牙移动设计、牙移动步骤的设计和附件等辅助装置的设计，最终制订患者的隐形矫治方案。

（3）制作隐形矫治器：当隐形矫治方案批准后，由生产企业制作系列的隐形矫治器。

（4）粘接附件：当获得隐形矫治器后，依据提供的隐形矫治器模板，在患者口内粘接树脂附件。并向患者示范如何佩戴隐形矫治器及其注意事项，并进行口腔卫生宣教。

（5）复诊监控：依据数字化牙移动方案定期监控患者的情况，检查牙套是否贴合、牙移动是否符合方案设计等，并在牙移动指定的时间点进行牙齿片切、粘接附件、拔牙等操作。

（6）精细调整附加矫治器：通常当患者的第一套隐形矫治器佩戴结束后，如果有必要则可考虑使用附加矫治器进行牙齿的精细调整，进一步完善咬合关系、调整牙齿转矩和牙根平行度等。详细步骤如前所述。

（7）保持：当患者正畸结束后，需要佩戴保持器防止复发。

二、常见矫治器及相关技术

矫治器是一种治疗错𬌗畸形的装置，通常称为正畸矫治器。通过矫治器将矫治力传递到牙齿，从而实现牙齿的移动；也可将矫形力传递到颌骨，促进或抑制颌骨的生长发育。目前临床上常见的矫治器主要分为固定矫治器、隐形矫治器和活动矫治器。

1. 固定矫治器　固定矫治器是用粘接剂粘接在牙齿上，患者不能自己取下，只有医师用器械方可取下，能长时间持续地发挥矫治力，大大缩短疗程。临床上目前固定矫治器分为唇侧固定矫治器和舌侧固定矫治器。

（1）唇侧矫治：唇侧矫治是指运用唇侧固定矫治器来达到正畸矫治目标。唇侧固定矫治器是指粘接在牙面唇侧的矫治器，多指"固定矫治托槽"，临床上不同的唇侧固定矫治器配合不同的唇侧矫治技术，能高效地实现牙齿的移动。唇侧固定矫治器可分为方丝弓矫治器、直丝弓矫治器、差动力矫治器等。

1）方丝弓矫治器：方丝弓矫治器主要由带环、托槽和矫治方丝等构成。其矫治原理为通过弯制矫治方丝，将牙齿移动至理想的位置。弓丝"三序列弯曲"包括第一序列弯曲（弓丝在水平方面上的弯曲）、第二序列弯曲（弓丝在垂直向上的弯曲）和第三序列弯曲（弓丝在轴向上的弯曲）。

2）直丝弓矫治器：直丝弓矫治器与方丝弓矫治器的最大区别就是直丝弓矫治技术省去了大量的弓丝弯制过程，而将牙齿的最终数据设计在托槽上，医师通过由细到粗更换弓丝，一步一步实现牙齿移动至理想位置。过程中需要注意支抗控制和精细调整。

3）差动力矫治器：差动力矫治器以Begg矫治器和Tip-Edge矫治器为代表，其原理为通过前后牙倾斜移动和整体移动所需的矫治力大小不同，充分巧妙利用差动力原理，实现分步骤的牙移动，最终实现错𬌗畸形的矫治。

（2）舌侧矫治：舌侧矫治是指将矫治器固定粘接在牙面舌侧，该矫治器的底板大而薄、托槽体积较小，常为个性化定制，配合个性化弯制弓丝，结合舌侧矫治技术的优势，美观高效地实现正畸牙移动。舌侧矫治器的优点是不影响美观，但对口腔卫生的要求更高，可能会影响语音功能。

2. 隐形矫治器　隐形矫治器是采用塑胶压模成形固位并施力于牙齿的透明牙套，不用粘接托槽，不影响唇面美观。隐形矫治技术充分地将计算机三维图像技术和快速成形技术有机和深入地结合起来，实现了矫治过程的计算机模拟和隐形矫治器的批量生产，满足了更多成人患者对矫治器美观性、隐蔽性、舒适性和便捷性的要求。

隐形矫治器的矫治原理是通过患者治疗前的牙列初始位置和理想的牙列终末位置确定牙列的移动路径，通过设计一系列牙套，每一副牙套仅移动牙齿少量的距离，患者佩戴完所有的牙套后，理论上牙齿应移动至理想的位置上，从而实现错𬌗畸形的矫治。

由于隐形矫治牙套的材料学和生物力学的不足，隐形矫治不同的牙移动类型其实现率不一致。其中，磨牙远移和扩弓的实现率较高，而前牙伸长和前磨牙去扭转实现率较低，下颌磨牙的近中移动最困难。目前，国际上唯一评价隐形矫治难易程度的系统是CAT-CAT（clear aligner treatment complexity assessment tool），该系统是由四川大学华西口腔医院开发的，可用于全球隐形矫治初学医师评估患者隐形矫治的难度，量力而行，由简入难地开展隐形矫治。

3. 活动矫治器　活动矫治器为可摘式活动矫治器，主要包括功能矫治器和矫形矫治器，通常运用于矫治生长发育期儿童及青少年的肌性和轻度骨性错𬌗畸形。该装置通常运用卡环、邻间钩、基托等借助口内牙齿、硬腭、唇颊组织等辅助固位，将矫治力作用于牙齿，实现牙齿的移动，如临床上常见的纠正乳前牙反𬌗的𬌗垫式矫治器。

功能矫治器的主要目的是通过矫治器的作用对颌骨的生长方向和生长量产生影响，同时还能对唇、舌、升降颌肌群等口周软组织产生作用，改变口颌系统，影响促进𬌗发育和颅面生长，从而矫治错𬌗畸形。就功能矫治器对骨性生长改良的矫治效果而言，其最佳的矫治时期是青春生长发育高峰期前1～2年。临床上常见的功能矫治器有肌激器、Twin-block、Frankle矫治器、Herbst矫治器等。

矫形矫治器是指利用头部、颈部、咬合力、肌力等作为支抗提供力量，通过口外弓、颏兜等将矫形力作用于移动牙弓、颌骨位置，诱发骨改建从而刺激颌骨的生长或抑制颌骨的后续发育，如上颌骨前牵引面具、颏兜等。

三、正畸与其他学科的联合治疗

1. 正畸-正颌　对于骨性畸形较严重的错𬌗畸形，需要正畸治疗联合正颌外科手术，才能获得比较理想的治疗效果。

2. 正畸-修复　对于修复空间不足的病例，需要正畸治疗拓展修复空间之后，才能进行修复治疗。

3. 正畸-牙周　伴有牙列拥挤的牙周病患者，通过正畸治疗将牙齿排列整齐后，利于牙齿清洁，良好地控制口腔卫生，有益于牙周情况的改善。

四、正畸治疗常见并发症

1. 釉质脱矿　由于托槽、带环或者正畸装置的影响，加大了口腔卫生维护的难度，当牙齿清洁欠佳时，可能导致唇颊面上形态不规则的白垩斑，即釉质脱矿。为预防釉质脱矿，最重要的是加强口腔卫生，同时可以辅助局部使用氟化物促进釉质的再矿化。对于已经出现的明显龋损，可以进行渗透树脂治疗或者树脂充填治疗以及时止损。

2. 牙周组织炎症　当口腔卫生欠佳时，易出现牙龈红肿、探诊出血等牙周组织健康问题。若牙周问题进一步加重可能发展为牙周炎，导致附着丧失、牙槽骨吸收等，引发牙齿松动或牙龈退缩。当牙龈炎症或牙周问题明显影响正畸治疗时，需要暂停正畸治疗，而进行系统的牙周治疗，待牙周状况稳定后，再继续正畸治疗。

3. 牙根吸收　正畸治疗过程中，牙根吸收是伴随正畸牙移动而产生的一种比较常见的病理性过程。牙根吸收存在个体的易感性，牙根吸收主要表现为牙根炎症性吸收，通常在前牙多见。所以，在正畸治疗过程中要求医师结合患者的牙齿、颌骨的特点，制订合理的牙移动目标，施加适当的矫治力，且需要在正畸治疗过程中严格监控患者的牙根情况，尽可能减小牙根吸收的风险，必要时暂停正畸治疗。

4. 黑三角　成年人中较容易出现，常出现在前牙区。通常由于治疗前前牙存在牙列拥挤，牙槽嵴已经出现了吸收，正畸排齐前牙后，"黑三角"可能会出现，一般可通过对前牙进行邻面去釉后关闭间隙改善。

五、正畸治疗中的口腔健康教育和卫生保健

正畸治疗过程的口腔卫生维护十分重要，必须反复与患者及

监护人强调其重要性。当患者初戴矫治器时，需指导患者如何正确地选择适合正畸矫治器的牙刷、如何使用牙线，以及如何将矫治器周围的牙面彻底清洁干净，叮嘱患者每次进食后都应刷牙，培养和保持良好的口腔卫生习惯。同时，在正畸治疗过程中，医师则应该时刻监控患者口腔卫生情况，若发现患者口腔卫生欠佳，及时告知患者及家长，督促加强口腔卫生；若发现龋齿等不可逆的损伤时，应及时加以治疗。

（龙　虎　周　红）

第十三章　口腔病理科

口腔病理学既是口腔医学的亚专科，同时也是病理学的一部分。病理检查是重要的临床实验室检查技术之一，对某些疾病，如肿瘤等，是最终确诊的手段，被称为肿瘤诊断的"金标准"。临床应用病理检查技术需要注意以下事项：

（1）病理检查仅能反映送检标本的情况，并不能完全替代临床诊断，所以病理检查有"金标准"之称，但仍然是临床辅助检查，病患的最终诊断仍需要建立在临床检查的基础上。

（2）为了尽可能保证病理诊断的正确性，临床取材时需要注意取材部位和对送检标本的保护，尤其是在切取活检时，不宜在溃烂、坏死部位取材，取材时也不宜直接在病变部位使用电刀以免烧灼标本而致诊断困难。内镜下使用电刀或激光刀取材的标本也应尽量保证标本能用于检查。电刀等设备一般用于取材后创面的止血。

（3）病理诊断必须结合临床症状和体征进行，尤其在疑难疾病的诊断中，病理科医师与临床医师的沟通极为重要。所以，临床医师送检时，应认真填写送检单，为病理科医师提供足够的临床信息。

（4）注意活检取材的时机，对于临床怀疑是良性或临界瘤的病变，病理检查可在门诊完成。恶性肿瘤取材需要考虑肿瘤播散和转移的可能。一般肿瘤疾病可以在门诊取材，明确诊断以便制订后续的治疗方案。个别肿瘤提前取材活检可能极大地促进肿瘤的转移，如黑色素瘤等，以在手术中送冰冻检查为佳。

（5）常规病理检查是苏木精－伊红染色，标本以10%福尔马林液（4%甲醛溶液）做初步处理，可在标本取下后尽快浸入福尔马林液中固定。但有些病理检查，如冰冻活检、免疫荧光检查等需要使用特殊的固定液，临床医师应注意标本保存的特殊要求。

（6）病理报告鉴于标本的局限性和病理科医师诊断水平的差异，并不一定能直接给出确切诊断，临床医师应对病理镜下描述术语有一定的了解，以便结合临床表现进行诊断。

第一节　病理科流程

一、病理科工作流程

临床医师应对病理检查的工作流程有基本的了解，以便与病理科协同和与患者沟通。一般冰冻活检可在30分钟左右出结果，常规病理检查3～5天可出报告。需要特殊染色或会诊的病例，则根据实际需要检查的方法出报告。骨组织传统需要脱钙2周左右才能切片、染色和诊断，如配备硬组织切片机可达到常规病理检查的流程（图13-1-1）。

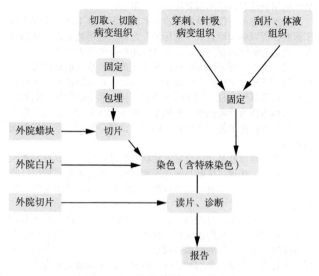

图 13-1-1 常规病理检查工作流程

二、临床病理送检须知

（1）规范填写病理检查申请单。

1）按病理活检申请单的要求填写各项内容：包括患者病史及查体、检查结果、手术所见、临床诊断、送检部位等。

2）既往在外院或本院做过活检的，请在申请单上注明结果和病检号，以便病理医师复查原切片。

（2）检验组织要求全部送检，并保持标本的完整性，不要切开，术后连同病理申请单一起立即送检。

（3）盛装标本的容器，特别是容器入口不能太小，以利标本的取出，并可避免变形，保持标本的原有形状。

（4）标本组织置入固定液时应使组织完全浸入以使组织固定充分，常规病理检查使用10%福尔马林液。

（5）标本容器上，应贴有患者姓名、性别、编号。如同一患者同时取有数种组织，或同一组织由不同部位取出，应分盛容器，并分别注明。

（6）组织标本与病理检查申请单一起送到病理科，核对验收，领取收条兼报告领取单。

（7）门诊患者可自行到病理科报告查询处领取病理报告。

（8）病理诊断报告请妥善保存。

（汤亚玲）

第二节 病理技术

一、石蜡包埋切片

石蜡包埋切片是组织经系列乙醇脱水，经透明剂作用、熔化石蜡的浸渍、包埋后所切成的切片，是目前临床组织病理活检常用的切片方法。

1. 组织脱水　组织脱水即把含于组织内或细胞内的水分用脱水剂把其置换出来的过程。常用脱水剂是乙醇。通常是从低浓度至高浓度，浓度系列通常是70%、80%、90%、95%和100%。可用人工组织脱水法或自动组织脱水机脱水。

2. 组织的透明　为保证后续浸蜡时，石蜡能完全浸透组织，脱水后的标本需要能同时溶解乙醇和石蜡的物质，保证石蜡浸入组织内，目前认为效果最好的是二甲苯。

3. 组织浸蜡、包埋　脱水后，组织中的脂类和类脂等物质在脱水剂的作用下被溶解掉，留下了许多腔隙，原有管腔组织和血管也有许多腔隙，这些空隙会严重影响切片及随后的镜下观察。浸入里面的石蜡便可起到支撑的作用，而且使组织不至于变形、塌陷等，使切片能完整切出，便于镜下观察。常规的浸蜡过程就是石蜡在二甲苯的介导下进入到组织各个角落和空隙，并保存下来。

浸蜡后的组织可用手工或半自动方法包埋制作成包裹组织的石蜡块。从标本最初处理到完成包埋，根据不同单位所用的工艺，时程在1～3天。

4. 切片、裱片　包埋后冷却的石蜡组织块即可进行切片，一般切片厚度4～5μm，超薄切片（1～3μm）一般用于科学研究。冰冻活检和硬（骨）组织切片机是专门设计制造的。

石蜡切片一般切下后将其漂浮于水面上，待其展开、皱折平消后捞于载玻片上的过程称为裱片或捞片。根据组织的大小和镜下检查的需要，一张载玻片可以捞一张或多张石蜡切片。切片裱于载玻片后，竖立控干水分后平放于烘烤箱的烤板上烘烤（70℃）。

5. 染色　组织切片在镜下多为透明，不同组织和细胞结构不易分辨，必须通过一种以上的染料，将切片中各种不同的结构，在不同染液的作用下显示出来，使之在光学显微镜下，能够被清晰观察。普通染色又称常规染色或苏木精-伊红（HE）染色，简称苏-伊染色，是病理检查最基本的一种方法。一般无论是否需要做特殊染色，HE染色都是必须做的。高质量的HE染色切片中，细胞核呈深蓝黑色；细胞质呈粉红色；软骨及钙盐呈淡蓝色；胶原纤维为淡粉红色，嗜酸性细胞及嗜酸性颗粒呈鲜红色；弹力纤维呈淡粉红色。

6. 盖片　染色完成后，经再次脱水、透明，需要树胶覆盖并盖上盖玻片，以便镜检和保存。

二、冰冻切片

冰冻切片的种类较多，有低温恒冷箱冰冻切片法、二氧化碳冰冻切片法、甲醇循环制冷冰冻切片法等。

1. 冰冻切片的适应证　除科研需要外，冰冻切片病检在临床主要应用的方面如下。

（1）术中需要快速确定病理组织性质的，如某些肿瘤的术中活检、确定恶性肿瘤手术边界是否足够、确定是否有淋巴结转移。某些探查性手术需要术中了解病变或异样组织性质也常采用术中冰冻活检的方法。

（2）组织中的脂肪和脂类物质在冰冻切片中保存较好，故而用冰冻病检有其优势。

（3）某些酶的检测或特殊染色、免疫荧光检查不宜用福尔马林液固定，也常采用冰冻切片病检。

2. 制作方法　常用的是低温恒冷箱冰冻切片，其操作方法及步骤如下。

（1）取材：冰冻切片需要在新鲜组织取材，组织不能太大太厚，以24mm×24mm×2mm为佳。

（2）冰冻：组织放置于支承器上，周边滴上包埋剂，速放于冷冻台上冰冻。冷冻箱中冷冻度的高低，主要根据不同的组织而定。如肝、脑组织和淋巴结，在-15～-10℃；甲状腺、肌肉等组织，在-20～-15℃；脂肪组织应调至-30～-25℃。

（3）修平：将冰冻好的组织块粗切修平后，调整好计划切片厚度（一般5～10μm）。

（4）切片：调好防卷板。制作冰冻切片的关键在于防卷板的调节上，这就要求操作者要细心，准确地将其调校至适当的位置。切片时，切出的切片能在第一时间顺利地通过刀与防卷板间的通道，平整地躺在持刀器的铁板上，这时便可掀起防卷板，取一载玻片，将其附贴上即可。

3. 染色方法　常规冰冻切片染色采用快速染色法，冰冻切片附贴于载玻片后，立即放入恒冷箱中的固定液固定1分钟后即可染色。为了防止切片脱落，当切片附贴于载玻片后，可立即用电吹风吹干后再固定。染色步骤如下：

（1）切片固定30～60秒。

（2）水洗。

（3）染苏木素3～5分钟。

（4）分化。

（5）于碱水中返蓝20秒。

（6）伊红染色10～20秒。

（7）脱水，透明，中性树胶封固。

冰冻组织1～2分钟，切片1分钟，固定1分钟，染色5分钟。总共在10分钟内完成快速制片过程。

三、细胞学涂片

细胞学涂片检查是将采集到的少量标本在载玻片涂开形成薄层细胞层，染色后进行检查的技术，是较为常用的病理检查方法之一。所运用的范围也很广泛，如女性生殖系统、食管、胃、肺、泌尿管道、鼻咽部等部位的脱落癌细胞，以及胸腹腔的肿块、淋巴结、乳腺和其他组织器官的细胞学诊断。

1. 标本采集　要注意在准确病变的部位采集病变标本。标本及时处理、固定，以防止细胞自溶腐败。用穿刺法时应注意无菌操作，动作干脆，以防止并发症或病变扩散。采集方法根据病变部位而定，表浅组织可采用刮片、擦拭、印片等方法获取，食道、胃等部位（应用腔道内镜）多采用拉网法，包块或深部密闭腔隙可使用穿刺法等。

（1）刷脱细胞：皮肤、口腔等部位的病变可用签棒、刮片等刮擦表面组织后在载玻片上涂片。内镜下可常用拉网法刮下的组织涂片。

（2）穿刺法：包块或未明肿胀部位可用细针穿刺（或专用的穿刺针）抽得组织用于涂片，肿瘤或病变部位深在或较小时可在超声引导下行穿刺术。

（3）印片法：皮肤或黏膜表浅部位的肿瘤，可用载玻片轻压病变表面，使细胞黏附于玻片上。

（4）浓集法：肿瘤细胞易于脱落，因而可取胸腔积液、腹水等渗出液或冲刷液，经离心或沉淀法浓集后供涂片检查。

2. 制片　理想的细胞学涂片是单细胞涂层，但实际操作中不一定能达成，一般是将采集的细胞成分均匀涂布于载玻片上。细胞涂布范围一般控制在2/3左右，其余1/3留作贴标签。涂片时，不可过于用力挤压或摩擦，防止细胞由于挤压损伤或变形。涂片完成后做好标记和编码，防止错号。

（1）涂抹法：常用棉签棒、针头或吸管将标本均匀涂抹于载玻片上，涂片动作应轻柔利索，沿一个方向，一次涂抹而成，不能来回转圈和往返涂抹。

（2）推片法：即选一个边缘光滑的载玻片做推片，并使推片与载玻片之间成40°左右的夹角，将载玻片上的细胞标本匀速推动，做成细胞涂片。常用于穿刺细胞和体液标本。因癌细胞体积较大，常位于细胞涂膜的尾部，因此推片时不要将尾部推出片外。

（3）拉片法：常用于小滴状标本，将液滴置于两张载玻片之间，稍加压力反向拉开，即成两张厚薄均匀的涂片。拉片法制片可适用于黏液、胸腔积液、腹水和穿刺细胞标本。

3. 标本固定　应在涂片尚未完全干燥前投入固定剂中固定，以防止涂片细胞脱落。常用固定剂可选用95%乙醇、乙醚-乙醇（乙醚与95%乙醇1：1混合）、20%甲醛、甲醇及Carnoy液。

4. 染色　常用的为巴氏染色法，染色简要步骤如下：
（1）固定后经梯度乙醇浸泡（浓度由高到低至水）。
（2）苏木素染5～10分钟。氨水浸泡或流水冲洗返蓝。
（3）OG染液染1～2分钟后，用95%乙醇洗两次。
（4）浸入EA36或EA65染液2～3分钟。
（5）95%乙醇洗两次分色后，用梯度乙醇脱水，二甲苯透明，中性树胶封固。

染色结果：细胞核呈蓝色。表层扁平细胞质呈粉红色。中间与基底旁细胞质呈蓝至绿色。

四、组织化学染色

组织化学染色是把组织学和生物化学结合在一起的一种方法学。在细胞和组织中，利用细胞内某些物质的物理、化学特性，与一种试剂或染料发生反应后产生有色的沉淀，使其在细胞的所在部位显示出来。用于对某些特殊物质、反应基团和酶促活性进行识别、定位和定量。组织化学能够检测化学物质在组织中或胞内的部位，如RNA在胞浆内、DNA在核内。组织化学要求使用新鲜组织，有的需要特殊的固定，有的则只需要常规固定。

（1）一般组织化学的内容使用呈色反应，利用的是组织或细胞内物质的常规理化特性，可检测以下物质：
1）色素和无机盐（钙、铁、黑色素、脂褐素、胆色素）。
2）脂类（中性脂肪、酸性脂肪、碱性磷酸酯、胆固醇）。
3）核酸（DNA、RNA）。
4）糖类（单糖、双糖、多糖、糖胺聚糖、黏蛋白、糖脂）。
5）蛋白质（显示各种氨基酸或某些功能基）。
6）酶（水解酶、碱性磷酸酶、酸性磷酸酶、氧化还原酶、各种脱氧脱氢酶）。

（2）免疫组化、免疫荧光法等是利用抗原抗体反应的原理来对各种组织进行定性，对细胞内的物质进行定位。

（3）放射自显影术是利用合适的放射性同位素的粒子，对某些化学物质进行定位测定。

五、免疫组织化学

免疫组织化学是利用抗原与抗体特异性结合的原理，用标记的已知抗体（或抗原）去检测待检组织中的抗原（或抗体），通过化学反应使标记抗体的显色剂（荧光素、酶、金属离子、同位素等）显色来确定组织细胞内抗原（或抗体）的有无、多少，并对其进行定位、定性及定量的研究。目前免疫组织化学作为病理诊断的重要手段，已经普遍展开并扩展至基层单位，为临床病理学和科学研究作出了卓越的贡献。

1. 免疫组织化学方法　免疫荧光技术是最早实际应用的免疫组织化学技术，需在荧光显微镜下观测。免疫酶细胞化学技术可在普通光学显微镜下观察，在近半个世纪内得到了长足发展并成为主流技术，常用的方法有非标记抗体酶法、亲和组织化学法、ABC法、LSAB法、真空LSAB法等。根据抗原抗体反应级数分为直接法和间接法（彩图7）。

2. 免疫组织化学结果的评判及相关问题

常规情况下，免疫组织化学技术必须以常规染色（如HE染色法）切片阅读为基础。在其基础上进行特定的免疫组织化学染色后再行读片、诊断。

（1）选择恰当的抗体（抗原），必要时需要多种抗体组合以便鉴别。

（2）每批检测的切片，都须设有准确的阳性、阴性或空白对照片，以确保检测病例的准确性和可靠性。

（3）确认主要细胞，即结合常规染色和免疫组织化学染色，对主要目标组织和细胞进行确认，避免误认非目标细胞阳性反应，这在肿瘤性病变的检查中尤其重要。

（4）阳性细胞的阳性物定位要准确。阳性细胞所出现的阳性物，无论是在细胞核、细胞膜还是细胞质，都要准确定位。比如，在判断核内阳性时，除了核内有真正的阳性外，其余都应判为阴性。

（汤亚玲）

第十三章　口腔病理科

第十四章　口腔颌面影像科

第一节 操作规范

一、根尖片投照

【适应证】

（1）龋病、根尖周病、牙周病的诊断。

（2）根管治疗评价及追踪。

（3）阻生牙及额外牙定位。

（4）牙及牙槽突外伤的诊断。

【操作要求】

（1）被照牙位于胶片中心，牙齿及周围解剖结构清晰，重叠较少，牙齿切缘或𬌗面离胶片边缘5～8mm，根尖距离胶片边缘＞3mm。

（2）动作轻柔、快速，减少患者不适感。

【要点提示】 根尖片的投照有分角线投照技术和平行投照技术两种。

（1）分角线投照技术

1）患者体位：患者为坐位，其矢状面与地面垂直。投照上颌后牙时，听鼻线与地面平行；投照下颌后牙时，听口线与地面平行；投照前牙时，前牙唇面与地面垂直，即投照上前牙时低头，投照下前牙时仰头。

2）胶片放置及固定：胶片感光面紧贴被照牙齿的舌（腭）面，边缘高出切缘或𬌗面5～8mm。用手指或持片夹固定胶片非感光面。

3）X线中心线角度

垂直角度：胶片与牙长轴形成一夹角，假想一条直线将该夹角平分，中心射线垂直于此条假想的角平分线，当患者体位标准时，可根据表14-1-1的平均角度进行操作。在临床实际操作时，需要根据患者的体位和患者口腔结构的改变，对X线中心线进行调整。如患者口底较浅，投照下颌牙时，应该适当加大倾斜角度；患者被照牙向腭侧倾斜时，应该适当减小倾斜角度；儿童患者拍摄时，X线中心线都应增加倾斜角度。

表14-1-1　根尖片角平分线投照平均角度

部位	X线倾斜方向	X线倾斜角度
上颌前牙	向足侧倾斜	＋50°～＋60°
上颌前磨牙	向足侧倾斜	＋40°～＋45°

部位	X线倾斜方向	X线倾斜角度
上颌磨牙	向足侧倾斜	+30°
下颌前牙	向头侧倾斜	−40°～−30°
下颌前磨牙	向头侧倾斜	−30°～−20°
下颌磨牙	向头侧倾斜	−10°～0

水平角度：X线与被照牙邻面平行，即尽量与牙弓保持一致，也可根据患者的矢状面进行操作。投照切牙时，X线与矢状面重合；投照尖牙时，X线与矢状面成30°～45°；投照前磨牙时，X线与矢状面成50°～70°；投照磨牙时，X线与矢状面成80°～90°。

4）X线中线位置：通过被照牙牙根的中部。

（2）平行投照技术

1）患者体位：同分角线投照技术。

2）胶片放置及固定：胶片位于被照牙舌（腭）面，远离牙体，与牙长轴平行，用特殊的持片器进行固定。

3）X线中心线角度：与胶片垂直，与被照牙邻面平行。

4）X线中线位置：同分角线投照技术。

【注意事项】

（1）分角线投照技术

1）胶片应贴紧被照牙，否则会造成图像模糊，放大变形。

2）X线球管应尽量靠近患者面部，射线范围应该将整张胶片包括在内。

3）目前牙片机的电压及电流都已固定，只能通过改变曝光时间来改变曝光量，曝光时间越短，曝光量越小。

4）曝光剂量：不同部位投照所需放射剂量不同，投照上颌磨牙时所需剂量最大，应适当增加曝光时间；投照下前牙时所需剂量最小，应适当减少曝光时间。曝光剂量还应根据患者的性别、年龄、面部软组织厚度、身体状况等不同而改变。儿童、老年女性、身体瘦弱的人，应该减少曝光时间；而青年男性、身体强壮者应适当增加曝光时间。

（2）平行投照技术

1）需要特殊的持片器、定位指示装置等，操作费时。

2）投照时，由于X线球管稍远离患者，因此需要适当增加曝光时间。

3）由于胶片远离被照牙，胶片边角容易刺激口腔黏膜，造成患者不适或疼痛。

第十四章　口腔颌面影像科

二、曲面体层片投照和头颅侧位片投照

1. 曲面体层片　可分为上颌、下颌及全口牙位三种，临床上全口牙位最常用。

适用于检查全口牙、牙周、上下颌骨多发病变，可以完整显示下颌骨的全貌及上颌窦、颧骨的影像。

【拍片要点】

（1）核对信息：如姓名、性别、年龄、检查部位等。

（2）体位：颈椎前伸或垂直，下颌颏部置于颏托正中，上、下中切牙切缘置于咬翼板的沟槽内，中线平分面部，粭平面与地面平行，嘱患者在曝光过程中静止不动。

（3）选择适当的曝光条件，对小儿、老年患者应适当减低曝光剂量。

（4）拍片结束及时存储处理图像。

2. X线头测量片（侧位片）　常用于正畸治疗前的常规检查，头影测量发音片可观察腭裂患者的腭咽闭合状态。

（1）核对信息：如姓名、性别、年龄、检查部位等。

（2）体位：颈椎前伸或垂直，双侧耳塞置于患者外耳道内，正中定位板置于鼻根部，中线平分面部，片盒与矢状面平行，嘱患者后牙咬合达正中粭位，曝光过程中静止不动；头影测量发音片是曝光过程中嘱患者发长"yi"音；同样方法将头部旋转90°，片盒与矢状面垂直即可拍头影测量正位片。

（3）选择适当的曝光条件，对小儿、老年患者应适当减低曝光剂量。

（4）拍片结束及时存储处理图像。

三、锥形线束CT检查

【适应证】

锥形线束CT（CBCT）适用于口腔颌面部硬组织的检查，如埋伏牙阻生牙定位、根尖周病变、牙周疾病、颞下颌关节疾病和牙种植的术前检查，大视野曝光可用于颌骨肿瘤、创伤、畸形等疾病诊断。

【操作要点】　以MCT-1型CBCT机为例。

（1）打开计算机电源，开机，双击计算机桌面拍摄软件图标。

（2）打开CBCT机总电源，观察开机时控制面板的显示情况，观察机器启动时有无异常。

（3）双击计算机桌面WORKLIST，根据放射检查申请单，

与患者核实基本资料（包括姓名、性别、年龄），点击相应患者姓名，激活"拍摄准备"键。

（4）体位：坐位，摄片时应该根据患者身高调整患者头位的高度，以方便头位的固定；不能合作的患者建议不要拍摄，根据拍摄部位调整不同曝光因素。

（5）按照CBCT机面板提示顺序逐步进入拍摄程序，选择不同的拍摄视野（常用视野范围有60×60、80×80、100×100、100×140、120×170）；如果不能准确定位，先使用SCOUT扫描定位。

（6）曝光时应该一直按住曝光键，待蜂鸣声停止后再放手，曝光时观察机器的运动轨迹是否正常，是否因为患者的体型影响正常运动，或者照片过程中患者移动造成影像模糊。

（7）待计算机中显示患者图像，观察图像是否达到甲片标准，若达到，保存图像完成数据处理及点击"DICOM"键上传于医院PACS系统，若未达标准，调整患者体位，重复第（4）步骤。

（8）投照完毕，请患者离开照片室，并交代注意事项。

（9）下班前备份当日数据，关闭机器电源。

四、造影检查

（一）唾液腺造影

【适应证】 唾液腺慢性炎症、舍格伦综合征、唾液腺良性肥大、唾液腺肿瘤、导管阴性结石以及确定唾液腺周围组织病变是否已侵犯腺体及导管。

【禁忌证】 对碘过敏者，或者主诉有其他药物过敏史者；唾液腺急性炎症期。

【操作要求】
（1）操作要轻柔。
（2）操作视野清楚，完整暴露导管口。
（3）针头插入的方向及针头大小的选择要合适。
（4）注射药物的剂量和速度应该根据患者的状况进行。
（5）照片可选择斜侧位和后前位，也可以使用全景片，还可以拍摄唾液腺分泌的功能片。

【要点提示】
（1）针头必须磨成圆钝形，有利于插入导管口，一般使用7～12号针头，特殊的病例可以使用更粗的针头。
（2）针头必须将前端弯成125°，顺导管方向进入。
（3）注射药物完成后应该用纱球压住导管口，并且尽快完成拍摄。

（4）药物可根据疾病的不同来选择，常规选用碘水。

（二）颞下颌关节造影

【适应证】

（1）平片提示明显的结构改变。

（2）平片提示明显的骨质改变。

（3）临床检查有摩擦音。

（4）弹响、绞锁或者髁突运动明显受限。

（5）颞下颌关节的肿瘤性病变。

【禁忌证】 对碘过敏者，或者主诉有其他药物过敏史者；急性炎症期；出血性疾病或者正在使用抗凝药物者。

【操作要求】

（1）患者可以大张口或者对刃𬌗，用手指触摸髁突的位置。

（2）常规消毒，进针后先注入麻醉药，然后根据上下腔造影，选择不同的进针方向。

（3）进入腔内注入麻醉药作为引导，回吸无血后才能换对比剂注入，然后及时拍摄。

（4）取出针后用棉签压迫止血。

【要点提示】

（1）严格消毒，耳屏前1cm进针。

（2）定位要准确。

（3）如果针头有落空感，或者注入药物时几乎没有压力，说明进入关节腔内，当注入的剂量足够时，放开手后，注射针内筒可自动后退。

（4）可分为上、下腔或者双腔进行造影，根据疾病的不同情况采取相应的方法。

五、其他常用检查

1. 彩色多普勒超声　彩色多普勒超声检查适用于口腔颌面部软组织的检查，如唾液腺疾病、淋巴结病变、颌面部及口内软组织包块、脉管畸形、感染性病灶、异物等。

2. 螺旋CT　CT广泛用于全身各部位疾病的检查。在口腔颌面部主要用于颞下窝、翼腭窝、鼻窦、唾液腺、颌骨及颞下颌关节疾病等相关部位的检查，CT平扫及三维重建可全面掌握颌面部外伤骨折情况，CT增强扫描可观察颌面部软组织肿瘤、淋巴结转移情况，还可用以帮助制订高水平的正畸正颌治疗计划。

3. 磁共振　磁共振（MRI）对软组织显影效果较好，且无辐射，故在关节软骨、颅内病变和其他颌面部软组织及病变的影像学检查中有较大作用。

六、诊断报告

1. 影像诊断的特点

（1）影像诊断是通过病变部位的密度变化来发现疾病的。所以要熟悉正常的影像解剖，了解疾病的来源、转归，结合病史、体征、实验室检查等临床资料综合分析，才能得出正确判断。

（2）当疾病造成的密度改变没有达到肉眼能够分辨的程度时，病变不能被识别，所以影像检查可能滞后于病理学改变。

（3）影像表现的特点是某些不同的疾病可能有相同或相似的改变；而同一种疾病的不同时期、不同分型可能出现完全不同的影像改变。所以影像诊断在有典型征象时为肯定诊断，反之可能为推论性诊断或排除诊断，有些疾病最后的诊断需要病理学依据。

（4）同一患者，颌面部不同部位发生病损时，需要注意将不同部位发生的病损往同一个疾病诊断考虑。

（5）相同的疾病在不同的影像设备检查图像中呈现出来的影像不同，同样，不同影像设备对同样的疾病具有其特有的诊断优势与不足。

2. 诊断报告书写规范

（1）认真阅读申请单，核对患者信息，了解主诉、病史、专科检查发现、临床医师初步诊断及影像检查目的。

（2）描述主诉部位的影像表现：包括病变的部位、范围、边界（清晰、不清晰、无边界等）；密度变化（透射、阻射、均匀、不均匀等）；与邻牙关系（推挤移位、牙根吸收、牙根悬浮等）；与邻近重要解剖结构（下齿槽神经管、上颌窦壁等）的关系；颌骨有无膨隆、方向如何（颊侧或舌侧等）；骨皮质的变化（变薄、吸收、连续性中断等）；有无骨膜反应；重要的阴性描述（如未见骨折等）。

（3）描述非主诉部位的阳性发现。

（4）结合病史、临床检查得出诊断结论：有典型征象者给予肯定诊断（如骨折、唾液腺结石等）；影像表现非唯一者给予推论性诊断（如多系牙源性囊肿，但不排除单房成釉细胞瘤，依病理明确诊断）；未见阳性改变者给予否定诊断（未见异常等）。

（5）对非主诉部位的阳性改变给予诊断。

（6）对本次检查难于得出诊断者提出建议（如平片观察不清晰，建议CBCT进一步检查等）。

诊断报告应由上级医师审核后完成。

（任家银　刘媛媛）

第二节 常见疾病影像学表现

> Tip：任何疾病的影像学诊断都必须结合临床病史和症状，详细和正确的病史及临床查体记录是保证和提高放射诊断正确率的基础。

一、牙体、牙周组织疾病

（一）龋病

【影像表现】 龋病在X线片上表现为低密度影像。龋损可致牙体密度降低，呈形态不规则的透射影像。

（1）早期由于病变范围小，CBCT有助于诊断早期龋；如发生在窝沟底壁的口小底大、沿釉质牙本质界扩展的潜行龋，实际病变较临床检查范围更为广泛。

（2）隐匿性龋如继发龋及触点以下的邻面龋，常需要拍片检查才能发现。

（3）根面龋又称牙骨质龋，老年人多见，因牙龈退缩、牙槽骨吸收使牙根暴露，清洁不到位造成，好发于下前牙、前磨牙的邻面、颊面，严重者可造成牙齿折断。

（4）猖獗龋指龋病发展迅速，常累及多个牙齿、牙面，多见于接受放疗的颌面部肿瘤患者或全身系统性疾病导致唾液分泌减少的患者，也可见于小儿等易感患者。

【检查方法】

（1）根尖片：是临床最常用的检查方法。可以完整显示牙冠、牙根，但由于投照难以标准化，不同个体、不同牙位存在个体差异，容易造成图像失真、变形。

（2）咬翼片：由于胶片贴近牙面，近似平行投照，较根尖片更利于发现早期龋。同时还可以显示上下颌磨牙的牙冠、部分牙根及牙槽嵴顶的影像。

（3）曲面体层片：可以同时显示全口牙列，便于双侧同名牙对照，缺点是分辨率较差。

（4）CBCT：可以避开重叠，从不同方向准确显示病变部位、范围。往往能够发现二维影像不能发现的隐匿性病变，但费用较高，一般不用于龋病常规检查，有时在做其他检查时偶然发现早期龋。

【鉴别诊断】

龋病应与牙颈部正常的生理稀疏区、非阻射的充填物、垫底材料、楔状缺损等相鉴别。

（二）牙髓病

【影像表现】 拍片只能看到牙髓变性导致的钙化和牙体吸收。

（1）牙髓钙化：指由于炎性、创伤等慢性刺激因素导致的牙髓组织变性，形成大小不等的钙化团块或充满整个髓腔根管。髓石是髓室或根管内的局限钙化，可见密度增高的团块或针状影像；弥散性钙化可使髓腔或根管影像消失。

（2）牙体吸收：包括牙内吸收和牙外吸收。牙内吸收指牙髓组织被炎性肉芽组织替代，牙体硬组织从髓腔、根管内壁向表面的吸收，表现为根管扩大、管壁变薄，重者可发生牙体折裂，可伴慢性根尖周感染或根尖囊肿；牙外吸收指牙体硬组织从表面开始的吸收，好发于根尖。生理性吸收常见于替牙期乳牙根尖吸收；病理性吸收可见于慢性炎症、创伤、囊肿或肿瘤，有些正畸治疗后的前牙也可发生牙根吸收。

【鉴别诊断】 弥散性钙化应与先天性乳光牙本质相鉴别：前者发生于个别牙，髓腔、根管形态消失，密度增高，但牙冠外形没有改变；后者是全口牙同时发病，牙冠形态异常。

（三）根尖周病

【影像表现】

（1）急性根尖周炎：影像表现不明显，有时在影像清晰的根尖片上可以见到根尖区牙周膜间隙的增宽。

（2）慢性根尖周炎：可见三种影像表现：根尖周脓肿、根尖周肉芽肿和根尖周囊肿。慢性根尖周脓肿和根尖周肉芽肿可在病源牙的根尖周见形态不规则、边界模糊、密度不均匀的低密度区，有时可见根尖吸收（图14-2-1、图14-2-2）。根尖周囊肿表现为病源牙根尖周形态规则、边界清晰、中心密度透射均匀的低密度透射影像（图14-2-3）。囊肿发展缓慢，边缘常见致密锐利的骨壁线，又称骨白线，邻牙可见推移，偶有根尖吸收。由于三种病变因机体抵抗力、病源毒力强度、是否治疗等因素共同作用相互转化，所以在病变很小时或变化过程中三种慢性根尖周炎单凭影像难于鉴别。

（3）致密性骨炎：指病源牙根尖周骨质受到轻微、和缓、持续的低毒性刺激后发生的骨质增生，属于正常骨组织的防御性反应。影像特点：包绕患牙根尖周呈带状致密影像，骨髓腔变小、骨小梁增粗、骨质密度增高，与正常骨边界不清晰（图14-2-4）。

（4）牙骨质增生：是由于炎症、殆创伤或其他不明原因的刺激导致根周牙骨质的过度沉积，影像表现为患牙牙根肥大，有时与牙槽骨粘连使其不能正常萌出（图14-2-5）。

第十四章　口腔颌面影像科

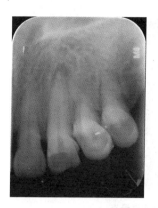

图14-2-1 根尖周脓肿

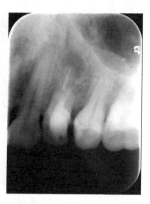

图14-2-2 根尖周肉芽肿

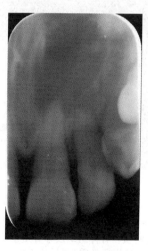

图14-2-3 根尖周囊肿

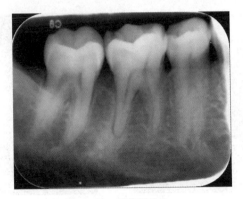

图 14-2-4　致密性骨炎

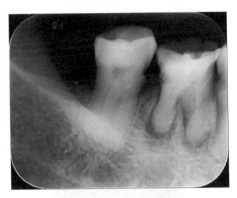

图 14-2-5　牙骨质增生

（5）牙骨质-骨结构不良：也被称为假性牙骨质瘤，是正常骨组织被纤维间质、骨样组织及牙骨质小体替代，根据其发生部位可以分为根尖周牙骨质-骨结构不良、局灶性牙骨质-骨结构不良及繁茂性牙骨质-骨结构不良。其影像表现可以分为三期。

（1）骨质溶解破坏期：根尖区骨质见圆形或类圆形密度降低区，边缘不整齐，牙周膜及硬骨板消失，受累牙牙髓活力正常。

（2）牙骨质小体形成期：根尖区低密度病变区内见点、团片状中高等密度影。

（3）钙化成熟期：根尖区团状、体积增大的中、高等密度影，病损周围可见不规则线状低密度影，病损一般不与牙根融合。

牙骨质-骨结构不良多发于不同位置时可能处于不同的时期,可同时表现出上述三种不同的影像特征(图14-2-6)。

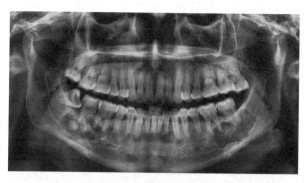

图14-2-6　牙骨质-骨结构不良

（四）牙发育异常

牙在生长、发育、矿化过程中由于遗传、感染、全身性疾病或某些局部因素导致牙的形态、结构、数目、体积、位置异常统称为牙发育异常。

1. 形态异常　包括畸形中央尖、牙内陷、牛牙症、结合牙、融合牙、牙根弯曲等。

【影像学表现】

（1）畸形中央尖:病变牙𬌗面颊舌尖之间突起的额外锥形牙尖(图14-2-7)。可对称性发生,有时看不到高耸的畸形牙尖,但可根据牙根较同名牙短,根尖孔未闭合呈喇叭口样,常伴慢性

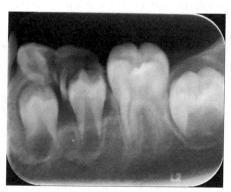

图14-2-7　畸形中央尖

根尖周炎得出诊断；如患牙颊舌向错位没有殆接触，则可见畸形牙尖，不影响牙根发育或根尖孔形成。

（2）牙内陷：多发生在上颌侧切牙，也可见于尖牙或磨牙，由于牙体组织向内包裹牙冠呈圆锥状（图14-2-8），根据内陷的程度及形态变异分为畸形舌侧窝、畸形根面沟、畸形舌侧尖和牙中牙。

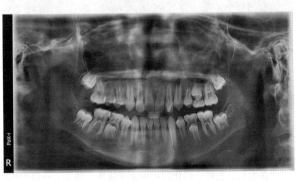

图14-2-8　牙内陷

（3）牛牙症是以髓腔异常扩大、牙颈部缩窄不明显、牙根短小弯曲为特点的牙形态异常，可发生于恒牙或乳牙，磨牙多见，也可见于前磨牙，可左右侧、上下颌同时发生，所以一经发现应检查其他部位的同名牙齿。

（4）结合牙、融合牙、双生牙：结合牙可以发生在两个正常的牙胚，也可见于正常牙和额外牙。两个牙沿根面经牙骨质结合，牙本质不融合；融合牙为两个分别发育的牙胚联合，两个牙的牙本质相连，牙列中牙齿数目减少；双生牙为两个单个牙胚未完全分裂，有两个牙冠共用一个牙根。

（5）牙根异常：包括牙根弯曲、牙根走行异常、根管数目异常、牙根数目异常及根尖分歧等。

2. 结构异常

（1）釉质发育不良：包括釉质基质形成或矿化障碍。釉质基质形成不全可见多数牙釉质缺损或见重度磨耗，牙本质和髓腔根管影像正常。矿化不全见釉质在萌出时厚度正常，但易磨耗，仅遗留颈部牙釉质、牙冠短、牙本质暴露，常有牙本质过敏症，易龋损（图14-2-9）。

（2）先天性乳光牙本质：又称牙本质发育不全。牙冠短小、形态异常，釉质易脱落，矿化不良的牙本质基质代偿性异常增殖，使髓腔及根管形态消失（图14-2-10）。

第十四章　口腔颌面影像科

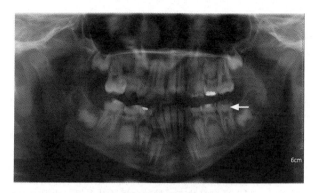

图14-2-9 釉质发育不良

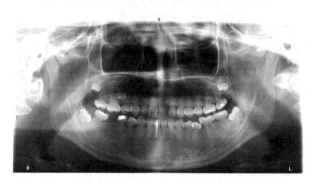

图14-2-10 先天性乳光牙本质

3. 数目异常　影像学可见多于正常牙列数目的额外牙（多生牙）和少于正常牙列数目的先天失牙（少牙）。

4. 牙齿其他异常　包括巨牙、小牙和早萌、迟萌、早脱、乳牙滞留。

（1）巨牙、小牙：分别指牙的体积超过或小于正常的同名牙，界限不明确，可与同名牙对照。

（2）早萌：可能与牙胚位置表浅、乳牙过早脱落等因素有关。

（3）迟萌：与某些内分泌疾病、营养缺乏、染色体异常等因素有关，牙胚的特发性移位、创伤性移位有时也可导致牙齿延迟萌出。

（4）早脱：常见于严重龋损、残冠、残根，也可见于局部的囊肿、肿瘤等。

（5）乳牙滞留：常见于乳牙牙根异常吸收、继承恒牙萌出障碍或先天缺失等，少数患者因佝偻病、侏儒症等全身性疾病引发。

（五）阻生牙

牙齿超出了正常应该完全萌出的时间后仍留在颌骨内未萌出或仅仅部分萌出称阻生牙，可单发、多发或对称性多发。好发部位是下颌第三恒磨牙、上颌尖牙、下颌前磨牙等。

【影像学表现】 根据阻生牙与第二磨牙长轴的关系，下颌第三磨牙阻生可分为前倾、水平、垂直、倒置、异位阻生。

【影像学检查的目的】 了解阻生牙的数目、位置、方向、与邻牙的关系、是否导致邻牙牙根吸收、邻牙龋损；与下齿槽神经管的关系；阻生牙自身状态：是融合根还是多根、牙根方向如何、有无龋损，还应检查阻生牙有无伴发疾病如囊肿、肿瘤，是否有对颌牙伸长移位，有无颌骨发育异常等。

【CBCT检查阻生牙的优势】 三维影像克服了二维影像的重叠、变形、失真，可以清晰定位阻生牙的位置、方向；更清晰显示其与邻牙牙根的关系，提示有无早期牙根吸收；明确显示其与下齿槽神经管或上颌窦的位置关系，有利于防范和诊断拔牙意外；可对拔除路径的设计提供指导，对伴发病变的诊断提供依据。

（六）牙周病

【影像学表现】 牙周病引起牙槽骨吸收的常见影像学表现有三种。

（1）水平吸收：指多数牙或一组牙的牙槽骨从牙槽嵴顶向根尖呈水平方向吸收，吸收程度根据剩余牙槽骨与相邻牙根长度的比值来描述，如吸收至根长的1/3、1/2、2/3等，或分为轻、中、重度。水平吸收的患者临床上常可见牙结石，探及浅而宽的骨上袋。

（2）垂直吸收：指个别牙牙槽骨的某一个侧壁从牙槽嵴顶向根尖退缩，早期仅见牙周膜间隙的增宽、骨硬板消失，随病程进展牙槽骨吸收呈角形、斜形或楔形，患牙根周牙骨质也可因吸收而不光滑，如病变包绕牙根可见弧形吸收。垂直吸收的患者临床上多由于咬合创伤引起，临床检查可探及窄而深的骨下袋。

（3）混合吸收：在水平吸收的基础上伴发个别牙或多数牙牙槽骨的垂直吸收称混合吸收，也可能先有垂直吸收，再出现水平吸收，常见于牙周炎晚期（图14-2-11）。

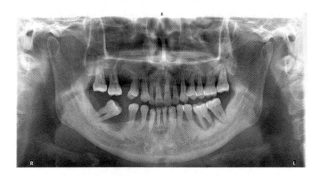

图14-2-11　牙周炎

　　除此之外，牙周病影像改变还有可能是邻面充填体、修复体的悬突刺激导致两牙之间的牙槽间隔吸收及根分叉病变。牙周病治疗期的追踪观察可见病变区牙槽骨的吸收得到一定修复。

　　【检查方法】　主要有根尖片、咬翼片、曲面体层片、CBCT，但各自的特点有所不同。

　　（1）根尖片：可以观察牙周病变的范围、程度，是否波及根尖、有无牙体病变。

　　（2）咬翼片：可以观察上、下颌牙槽嵴顶，适用于发现早期病变。缺点是不能显示根尖周。

　　（3）曲面体层片：可以观察全口牙周的病变，缺点是局部的清晰度较差，不能替代根尖片。

　　（4）CBCT：可以观察牙槽骨吸收的准确部位、范围（颊侧、舌侧等），有利于牙周手术治疗方案的制订。

　　（七）牙外伤

　　【影像学表现】

　　（1）牙脱位：分部分脱位、嵌入性脱位、完全脱位三种：部分脱位表现为外伤后牙齿向𬌗方向移位、根尖周牙周膜间隙增宽、骨硬板连续；嵌入性脱位表现为牙齿向根方移位、牙周膜间隙消失；完全脱位表现为牙槽窝空虚、硬板连续，结合外伤病史可以诊断。

　　（2）牙折：依发病部位可分为冠折、根折、冠根折；依折线的走行又可分为横折、斜折、纵折。冠折时牙体的完整性破坏、牙冠缺损或连续性中断、有不规则的线状透射影；根折表现为牙根连续性中断、骨硬板和牙周膜间隙不连续，可伴牙槽突骨折，甚至颌骨骨折。

　　（3）牙根折裂或纵裂：是病理性的根折，好发于颊（唇）舌径大于近远中径的扁根，一般不累及牙冠。病因可为创伤性咬合力、牙槽骨吸收或牙内吸收，特点是无明显的外伤史，根尖周常见牙槽骨吸收、牙根可见内吸收。

【影像学检查的目的】

（1）初诊时明确有无牙折或脱位。

（2）是否伴有牙槽突或颌骨骨折。

（3）对乳牙、年轻恒牙还要注意根方替继恒牙的状态，注意牙根发育情况、根尖孔是否形成。

（4）随访中观察牙外伤有无引起根尖周炎症、牙内吸收、钙化、牙外吸收及外伤性颌骨骨髓炎等。

二、口腔颌面部囊肿、肿瘤及瘤样病变

（一）根尖囊肿

【影像学诊断要点】

（1）有病源牙存在；或者是根管治疗、牙冠修复等治疗后。

（2）囊肿可发生于上下颌骨任何牙齿的根尖区域；发生于上颌窦区域时有两种表现，一是发生于上颌窦内，整个囊肿完全突入上颌窦，窦腔一般没有扩大；二是发生于上颌窦外，囊肿推压上颌窦致使窦腔变形或者变小。

（3）囊肿没有感染时可以看见完整清晰的骨壁线；存在感染时，完整的骨壁线可以消失或者不完整。

（4）囊肿的体积大小不一。

（5）当缺乏病源牙又可以找到与牙相关的依据时，可以诊断为残余囊肿。

【鉴别诊断】

（1）鼻腭管囊肿：发生于鼻腭管，其形状较规则，与鼻腭管延续，只是在某个区域膨大。

（2）含牙囊肿：也可以发生于根尖部分，但往往是有一个或者几个牙齿包含在内，最重要的特征是所含牙齿的牙冠朝向囊腔，所含的牙可以是正常的牙或者是额外牙。

（3）上颌窦黏膜下囊肿：上颌窦黏膜下囊肿可以出现在上颌窦内的任何部位，可以双侧同时发生，大小不一，形状不一；发生于上颌窦下份的黏膜下囊肿常常为半球形突出改变，密度均匀。与上颌的牙根没有直接关系，即使有时候看起来牙根与囊肿关系密切，但仔细观察不能看见囊壁的存在。

（二）含牙囊肿

【影像学诊断要点】

（1）可以发生在颌骨的任何部位，以第三磨牙或者额外牙常见。

（2）囊腔的形状比较规则，可以大小不一，为单囊。

（3）囊腔膨胀的方向颊舌侧均可出现，囊腔内含有一个不同发育阶段的牙齿，其牙冠的方向朝向囊腔。

（4）囊壁常包含在牙齿的冠根交界处。

【鉴别诊断】 含牙囊肿常常需要和一些囊性改变进行鉴别。

（1）角化囊肿：可以含牙，但其特征性的改变有助于鉴别诊断，如病变沿下颌骨长轴的发展趋势；可以有多发性和多房形的改变；含牙方式可以多种多样，不一定是包绕受累牙的牙颈部。

（2）成釉细胞瘤：病理改变有很多类型，如滤泡型、促结缔组织增生型、单囊型等，所以在X线片上也可以形成多种X线改变。

（三）牙源性角化囊肿

【影像学诊断要点】

（1）有10～29岁和50岁这两个发病高峰。多发在下颌骨磨牙区及磨牙后区，发生在上颌窦内的囊性病变应首先考虑牙源性角化囊肿（图14-2-12）。

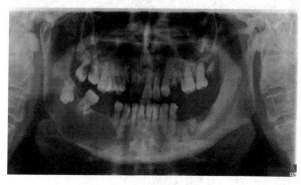

图14-2-12　牙源性角化囊肿

（2）病变以单囊常见，多囊病变囊腔大小不等。

（3）病变边界清晰，中心密度均匀。

（4）下颌骨角化囊肿常沿颌骨长轴生长，颌骨膨隆不明显；

411

发生在上颌窦内的角化囊肿多向外后壁膨隆。

（5）牙根吸收较少，多呈斜面性吸收。

（6）颌骨多发性囊性病变多系角化囊肿，若同时伴有颅骨畸形、钙磷代谢异常、皮肤基底细胞痣时，应考虑痣样基底细胞癌综合征。

【鉴别诊断】

（1）颌骨囊肿：颌骨囊肿一般较小，形态呈圆形或椭圆形，可发生在颌骨的任意部位，发生在上颌前份者较多。

（2）成釉细胞瘤：成釉细胞瘤好发于下颌骨磨牙区及升支，以多囊性病变常见，边缘呈分叶状，可见舌形嵴。病变膨隆明显，且多向颊侧膨隆。成釉细胞瘤早期即可累及牙槽突，牙根吸收明显，多呈截根样吸收。

（四）成釉细胞瘤

【影像学诊断要点】

（1）骨质改变：成釉细胞瘤可呈单房、多房及蜂窝型，以多房多见。多房型和蜂窝型病变内有粗大骨性分隔，前者骨隔多不连续，后者骨隔连续、密集（图14-2-13）。肿瘤发生恶变时，病变内骨隔吸收，有时边缘仍可见少许残留骨隔影。

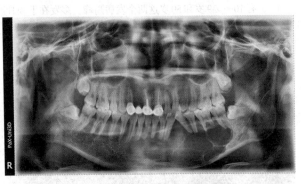

图14-2-13　成釉细胞瘤

（2）骨皮质改变：病区骨皮质变薄，局部骨皮质可不连续。肿瘤发生恶变时，可见骨皮质破坏溶解。

（3）边界与边缘：一般与周围正常骨组织边界清楚，边缘可呈分叶状；多房型病变的骨皮质内侧可见三角形舌形嵴征象。肿瘤发生恶变时，常侵及软组织，与周围正常组织边界不清。

（4）密度：单房型病变呈中心密度较均匀的低密度病损，多房型和蜂窝型病变内由于骨性分隔存在而呈密度不均匀影。

（5）颌骨膨隆：成釉细胞瘤颌骨膨隆明显，多呈唇腭侧/颊舌侧双向膨隆；蜂窝型多呈唇颊向膨隆。下颌骨病变较大时，可累及下颌升支甚至是乙状切迹膨隆明显；上颌骨病变较大时，可突入上颌窦内，造成上颌窦窦腔膨隆。

（6）牙及牙槽突：肿瘤病变内可含有埋伏牙，位于病区内的牙常发生牙根截断样或锯齿样吸收。肿瘤常可突入相邻牙之间造成牙槽突破坏，致使牙根移位。其中多房型病变多见牙根吸收，蜂窝型病变多见牙根移位。

（7）颌骨周围软组织：肿瘤增大常使颌骨膨隆、软组织肿胀、面部左右不对称。肿瘤发生恶变时，可见软组织包块。

（8）发生于上颌骨者：发生于上颌骨的成釉细胞瘤可侵及上颌窦、鼻底等，压迫或突入腔内，造成骨质吸收、变薄或者不连续，但一般不造成骨质破坏。肿瘤发生恶变时，窦腔正常轮廓消失，伴有骨壁破坏。

（9）发生于下颌骨者：发生于下颌骨的成釉细胞瘤常可推挤下颌神经管移位、变形。肿瘤发生恶变时，可侵蚀下颌神经管管壁，使其显示不清，临床上常伴有下唇麻木感。

（10）骨外型成釉细胞瘤：极其少见，发生于软组织内；表现为软组织肿胀，不侵犯颌骨，但在近肿瘤一侧颌骨表面可见呈牵拉伸长样成骨影像。

【鉴别诊断】

（1）颌骨囊肿：与单房型成釉细胞瘤相鉴别。多表现为单个囊腔样病变，病变一般较小，形状较规则，边缘一般整齐光滑，骨皮质完整，极少见颌骨膨隆、牙槽突破坏、牙根吸收等征象。

（2）牙源性角化囊肿：单囊型牙源性角化囊肿与单房型成釉细胞瘤较难鉴别，但前者可多发，少见牙槽突破坏征象，根尖多呈斜形吸收。多囊型牙源性角化囊肿常表现为囊腔大小相差不大，骨隔排列较规则、完整，颌骨颊舌向膨隆程度较牙长轴方向膨隆程度小等征象，可与多房型成釉细胞瘤相鉴别，但临床上两者误诊率较高，一般需要做病理学检查以鉴别。

（3）牙源性黏液瘤：需与多房型成釉细胞瘤相鉴别。多表现为较细、较直的骨性分隔交织成密集多房型低密度病变，骨质浸润程度较成釉细胞瘤高，颌骨骨皮质吸收明显，边缘多呈齿梳样改变。

（4）骨化性纤维瘤：需与蜂窝型成釉细胞瘤相鉴别。在X线平片上，两者表现相似，常呈阻射与透明混杂密度影。但前者多表现为边界清楚的中等密度影像，呈磨砂玻璃样改变，无骨性分隔影；病变较大时颌骨膨隆明显，病变内可见点、片状钙化影，可合并较小囊腔存在。

（五）牙源性腺样瘤

【影像学诊断要点】

（1）常表现为单囊低密度病损，边界清晰，边缘光滑，囊壁较厚。

（2）病变内常包含牙，以上、下颌尖牙最为多见。

（3）全景片示肿瘤两侧囊壁夹持牙根，呈漏斗状。

（4）病变内可见数量不等的粟粒状大小的高密度钙化颗粒，CBCT示钙化点似芝麻撒在果冻上样改变（图14-2-14）。

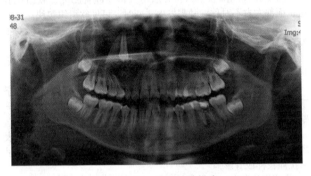

图14-2-14　牙源性腺样瘤

【鉴别诊断】　主要应与牙源性钙化囊肿和牙源性钙化上皮瘤相鉴别。这三种肿瘤的X线表现均可见到病变区内含牙及高密度钙化组织影像，但钙化灶各具特点。

（1）牙源性钙化囊肿：钙化多呈团块状，常位于病损底部，且颌骨中心性的钙化囊肿发生率较低。

（2）牙源性钙化上皮瘤：钙化物形态各异，且常位于未萌牙的牙冠附近。

（六）牙源性钙化囊肿

【影像学诊断要点】

（1）单囊型：此型最常见，X线表现为边界清楚的单囊性病变，有致密的骨壁线，病变内有点状、团块状钙化影，钙化团块边界粗糙不规则，常位于病损底部（图14-2-15）。少数病例未见明显钙化团块。

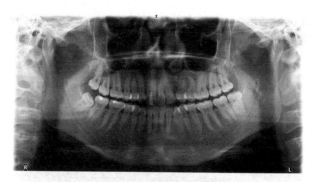

图 14-2-15　牙源性钙化囊肿

（2）牙瘤生成型（牙瘤相关型）：多发生于尖牙区，常伴有尖牙阻生，阻生尖牙可位于囊腔内或囊腔外。病变区内钙化团块类似牙瘤改变，其边缘光滑，但数目不等，大小不一。

（3）牙槽骨型：病变范围在根尖上方的牙槽骨部分，牙槽骨被破坏，边界尚清晰，边缘不规则且无骨壁线。病变内可出现形状不规则的钙化点或团块。

（4）复合型：骨质边缘性溶解破坏，中间残留骨质蜂窝型改变，有多束粗细不均、走行方向不一的骨隔，伴有牙缺失、移位或牙阻生。

（5）恶变型：X线表现为病变范围扩大，边界不清，边缘不规则，有明显的骨质破坏，牙移位明显或缺失，伴牙阻生。病变区内有不规则钙化团块。发生于上颌骨的病变可波及上颌窦，造成窦壁骨质破坏，类似上颌窦恶性肿瘤征象。

（6）其他：发生在颌骨外的牙源性钙化囊肿可见颌骨表面浅碟状吸收，可有邻牙移位，X线检查不能对其作出诊断，需靠病理检查诊断。

【鉴别诊断】　见牙源性腺样瘤。

（七）牙源性黏液瘤

【影像学诊断要点】　颌骨牙源性黏液瘤在影像学上一般表现为单房或多房的密度减低区，与正常骨有边界，但有时不清晰，肿瘤可穿破皮质骨突入软组织，CBCT显示病变内侧壁多不规则，呈"齿状梳样"，可引起邻牙的移位和牙根吸收。多房型黏液瘤的房隔细而不规则，房室形态各异，可呈"网球拍样"或"火焰状"改变（图14-2-16）。CBCT可以清楚地显示出黏液瘤的纤细骨隔，准确进行解剖学定位，有研究认为分隔多发生在病损边缘，在重叠的二维影像上不易显示。CBCT还可明确颌骨膨隆及颊（唇）舌侧骨皮质的破坏情况，尤其是对发生在上颌骨的黏液瘤更具有诊断意义。

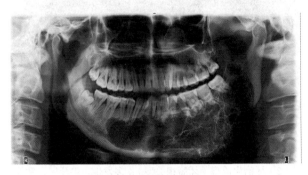

图 14-2-16　牙源性黏液瘤

（1）病变部位：上、下颌骨均可发生，下颌骨多见，最常见于下颌骨前磨牙及磨牙区。

（2）形态和边缘：多数黏液瘤均呈类圆形改变，平片上病变区边界有时不清晰，一般CBCT可以判断病变区和正常骨的边界，边缘常呈"齿状梳样"。

（3）内部结构：病变中心常见多囊改变，分隔长直、纤细，可呈"蛛网状""火焰状""皂泡状"改变。病变内可含牙。

（4）邻近结构改变：可见病变区邻牙移位、牙根吸收，病变区颌骨轻度膨隆，肿瘤可穿破骨皮质，形成软组织包块。

【鉴别诊断】　牙源性黏液瘤因纤维和黏液的含量不同，细胞分化程度不同，其影像学表现呈现多样化，需与以下病变相鉴别。

（1）多房型成釉细胞瘤：成釉细胞瘤轮廓较清楚，边缘呈分叶或切迹状，分隔为圆弧形，房室分隔大小不等、成群排列；而黏液瘤分隔较纤细、长直，边缘多不清晰，无骨白线，CBCT可见病变内侧壁"齿状梳样"是其典型征象。

（2）恶性肿瘤：恶性肿瘤一般边界不清，边缘可呈"虫蚀样"改变，骨肉瘤可为低密度溶骨病灶或高密度瘤骨间杂形成。黏液瘤较恶性肿瘤边界清，CBCT可以显示明确分界，中心见长直、纤细的分隔，应结合临床表现及病史、体征等综合因素考虑鉴别。

（八）成釉细胞纤维牙瘤

【影像学诊断要点】

（1）边界：与周围正常骨界限清楚，病变边缘区呈低密度囊腔影。

（2）密度：病变密度不均匀，病变内含有数量不等、不均匀高密度影，可呈形态类似于牙胚或密度等同于牙本质或牙釉质样阻射影。

（3）颌骨膨隆：病变区域颌骨多呈颊舌向膨隆，骨皮质变薄。

（4）病变边缘：边缘可光滑、整齐，也可表现为边缘内侧舌形嵴刺；病变内有时可见骨性分隔。

（5）邻近组织结构：常造成邻近组织移位、变形及邻牙阻生。

【鉴别诊断】 成釉细胞纤维牙瘤与牙瘤，尤其是囊性牙瘤较难鉴别，牙瘤无骨性分隔，边缘也无舌形嵴等征象。

（九）成牙骨质细胞瘤

【影像学诊断要点】

（1）病变部位：多发生于下颌前磨牙及磨牙根尖区域，最好发于下颌第一磨牙根尖区。

（2）形态和边缘：与受累牙牙根融合的均匀或不均匀团块影，周围有清晰的低密度带状包膜影包绕，与周围骨质分界清晰。

（3）内部结构：可为混杂密度或均质高密度，病变与受累牙牙根融合，牙周膜影像消失，牙根轮廓模糊，可有吸收。

（4）邻近结构改变：病变较大时可导致颌骨向颊舌侧膨隆，骨皮质变薄，甚至吸收破坏而导致其连续性中断；发生于下颌骨的病变增大时向下推挤下颌神经管，发生于上颌骨的病变增大时向上推挤鼻腔及上颌窦。

【鉴别诊断】：

（1）骨结构不良：骨结构不良常发生于中年女性，一般为多发病变，且其高密度病变常不与牙根融合，其周围低密度条带影粗细不均匀。

（2）骨岛：需要与成牙骨质细胞瘤相鉴别的骨岛主要为根尖型骨岛，即集中位于根尖区的骨岛。在CBCT上，根尖型骨岛无低密度带状影包绕，与周围骨质分界清晰，具有特征性的毛刷状边缘，且其发生区域的牙根牙周膜影像连续、完整，不导致颌骨的膨隆。

（十）牙瘤

【影像学诊断要点】

（1）牙瘤可发生在上下颌骨的任何部位。

（2）病变呈高密度，但密度不完全一致。组合性牙瘤表现为由数目不等、大小不一、排列杂乱的类牙样结构构成的高密度团块影；混合性牙瘤表现为颌骨内一团密度较高但不均匀的团块。

（3）多数有包膜存在，周围常可见边界清晰的透射带。

（4）可以造成邻近组织的变形、移位，常见邻牙阻生。

（5）病变体积大小不一；少数可伴有囊样改变，即囊性牙瘤。

（十一）巨颌症

【概述】 巨颌症是一种少见的良性、自限性颌骨多囊性疾病，家族性颌骨纤维异常增殖症。发病年龄小，一般为2～5岁，男性约为女性的2倍，进入青春期后病变发展放缓或停止，40岁左右面容恢复基本正常，80%有家族性遗传倾向。表现为颌骨无痛性、对称性膨大，患者脸型较圆，眼睛凸出且向上凝视，似"天使面容"。

【影像学诊断要点】

（1）颌骨对称性膨胀明显，内见大小不等的多囊性低密度影像，边界清晰，其内可有不规则的弧形或直线形较薄的房隔，颌骨皮质变薄，局部不连续。

（2）发生于双侧下颌者可有牙槽突膨胀，致舌抬高。

（3）多数病例双上颌也受侵，病变推压眶下壁，眼球可被推挤向上。

（4）病变区可见乳牙间隙增大，牙根吸收，牙推挤移位阻生，牙缺失及畸形牙等。

【鉴别诊断】 需与成釉细胞瘤相鉴别。成釉细胞瘤多发于成年人，常单侧发生。多囊性成釉细胞瘤其囊腔大小不等，病变区牙根可呈锯齿状或者截断状吸收，颌骨多向唇颊侧膨隆。

（十二）骨化性纤维瘤

【概述】 骨化性纤维瘤是来源于骨组织的良性肿瘤，由富于细胞的纤维组织和表现多样的矿化组织构成，其边界清晰。"青少年骨小梁状骨化性纤维瘤（JTOF）"和"青少年沙瘤样骨化性纤维瘤（JPOF）"是骨化性纤维瘤的两种组织学变异类型。

【影像学诊断要点】

（1）病变部位：骨化性纤维瘤主要发生于下颌后部，颌骨承牙区。JTOF 和 JPOF 则分别好发于上颌骨和鼻窦骨壁。

（2）形态和边缘：病变区颌骨可见局限性类圆形或不规则形病变区，与周围骨质分界清晰，可见完整包膜影。

（3）内部结构：病变区正常骨纹理消失，根据骨质和纤维组织的比例不同表现出不同的影像特征：当骨组织比例较高时，可表现为均质性高密度影像；含纤维组织较多时，呈单囊或者多囊性的不规则透射影（图14-2-17）。

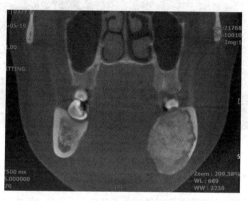

图14-2-17 骨化性纤维瘤

（4）邻近结构改变：病变区颌骨膨隆，常将下颌神经管向下推挤移位，还可导致邻牙移位，牙根吸收，发生在上颌骨的骨化性纤维瘤可导致上颌窦腔变小。

【鉴别诊断】 在临床上最常见的需要与骨化性纤维瘤相鉴别的病变是纤维结构不良。这两种病变在影像学表现上的主要鉴别点是：①纤维结构不良病变区与周围正常骨质之间没有明显边界，而骨化性纤维瘤有完整包膜，与周围正常骨质有明显的分界。②纤维结构不良病变内部常呈较均质的毛玻璃样改变，骨化性纤维瘤内部常不均匀。③骨化性纤维瘤牙根可见吸收。④纤维结构不良可为多骨病变，骨化性纤维瘤常为单发病变。

（十三）纤维结构不良

【影像学诊断要点】

（1）病变部位：全身骨骼均可发病，以四肢长骨居多，脊柱、骨盆相对少见，30% 累及颅面骨。颅面纤维结构不良中，上颌骨和鼻旁区比下颌骨更常见，且常为单侧颌骨受累。

（2）形态和边缘：发生在颅面部的纤维结构不良常沿着受累骨外形弥散性膨大，与周围正常骨组织没有明显的边界。

（3）内部结构：病变区内正常骨纹理消失，根据病变生长期以及病变区内纤维组织、骨样组织含量的比例不同，影像上可有不同的表现：病变以纤维成分为主者主要表现为低密度透光区；以矿化成分为主者则主要表现为高密度改变，呈毛玻璃状、橘皮状等（图14-2-18）。

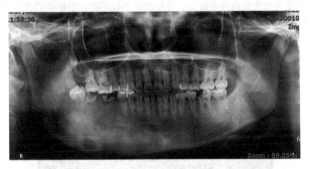

图14-2-18　纤维结构不良

（4）邻近结构改变：颅面部纤维结构不良对邻近解剖结构的影响主要是由于受累颅面骨外形的膨大导致邻近的鼻腔、上颌窦、眼眶以及颅底各孔窦受压迫或者变小、消失。颌骨内的骨纤维结构不良还可导致下颌神经管上移，牙周膜变窄或消失以及硬骨板吸收。

该病可累及单骨或者多骨。影像学检查对纤维结构不良的诊断非常重要，包括全景片及其他X线平片、锥形线束CT、螺旋CT等。

【鉴别诊断】　影像学表现上需要与纤维结构不良相鉴别的疾病主要有骨化性纤维瘤（鉴别点见骨化性纤维瘤部分）、骨结构不良、佩吉特（Paget）病、骨肉瘤等。

（十四）单纯性骨囊肿

【概述】　单纯性骨囊肿是一种由纤维结缔组织组成、缺乏上皮衬里的骨腔，又叫创伤性骨囊肿，部分病损可自愈。

【影像学诊断要点】

（1）年龄及病变部位：发病年龄在20岁以内，多为偶然发现，主要发生于下颌骨。

（2）形态和边缘：单囊多见，呈类圆形囊腔，部分囊腔有沿颌骨长轴生长的特点，边缘光滑。

（3）内部结构及邻近结构改变：颌骨一般不膨隆，病损与牙无关，若有牙受累，受累牙根一般不吸收、不移位（图14-2-19）。

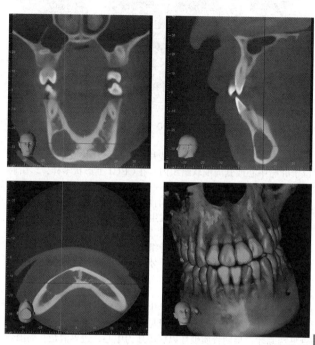

图14-2-19　单纯性骨囊肿

【鉴别诊断】　影像学表现上需要与单纯性骨囊肿相鉴别的疾病主要有根尖周囊肿、单房型成釉细胞瘤、牙源性角化囊肿等。根尖周囊肿有病源牙；单房型成釉细胞瘤颌骨膨隆明显，含牙，受累牙根可见吸收；牙源性角化囊肿颌骨可见膨隆，且沿着颌骨长轴生长，可含牙，受累牙根可见吸收。

（十五）骨肉瘤

【影像学诊断要点】

（1）骨结构改变：骨肉瘤骨结构改变有成骨型和溶骨型之分，二者同时发生称为混合型，其影像表现为高密度的新骨或低密度的骨质破坏，混合型时二者同时存在（图14-2-20）。

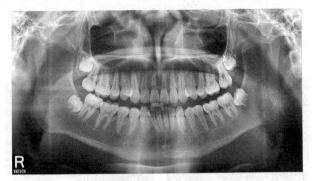

图14-2-20　骨肉瘤

（2）瘤骨形成：瘤骨在X线片上可呈斑片状或日光放射状，位于肿瘤中心或其周围软组织内；在CBCT上形状多样，多由肿瘤为中心向外延伸，粗细长短不一。

（3）骨膜反应：口腔颌面部骨肉瘤所导致的骨膜反应多呈层状。

（4）软组织肿胀明显：当发生于颌骨的骨肉瘤侵入周围软组织时，一般都有软组织肿块形成。

（5）当骨质改变累及牙支持组织时，牙周膜间隙可增宽；当牙槽骨破坏较严重时，可出现"牙立浮"征象；牙体组织也可遭到破坏，牙齿被推压移位。

【鉴别诊断】

（1）溶骨型骨肉瘤与牙源性中央性骨髓炎相鉴别：骨肉瘤无病源牙，骨质破坏边界不清，可见瘤骨形成但无死骨；骨髓炎可查见病源牙，早期骨质破坏以病源牙为中心，边界清楚，周围骨质硬化，可见死骨形成。

（2）溶骨型骨肉瘤与中央性颌骨癌相鉴别：骨肉瘤可见瘤骨形成及骨膜反应；中央性颌骨癌主要表现为边界不清的溶骨性破坏，边缘凹凸不平呈虫蚀状。

（3）成骨型骨肉瘤与下颌骨弥漫性硬化性骨髓炎相鉴别：成骨型骨肉瘤发病年龄轻，生长迅速，牙松动、神经麻木症状常见；下颌骨弥漫性硬化性骨髓炎老年患者多见，反复发作的肿胀和疼痛可持续数年。成骨型骨肉瘤X线检查显示病变边缘不清，骨质密度增高，密质骨轮廓破坏，有日光放射状瘤骨形成，而且牙槽骨骨硬板破坏和牙周膜间隙增宽有助于两者的鉴别。

（十六）中央性颌骨癌

【影像学诊断要点】

（1）常表现为低密度溶骨性破坏，边界不清，呈虫蚀状改变。

（2）一般局限于颌骨内，颌骨破坏范围较广时，可引起病理性骨折。

（3）进一步发展后可侵犯颌骨密质骨和周围软组织，引起软组织肿胀。

（4）中央性颌骨癌的内部和边缘一般无新骨反应性增生和死骨形成。

【鉴别诊断】 中央性颌骨骨髓炎：中央性颌骨骨髓炎病程长，有病源牙可寻，病变破坏颌骨多以病源牙为中心，可有不同程度的增生表现，并可见死骨形成。

（十七）继发性颌骨癌

【影像学诊断要点】

（1）从骨皮质向骨髓腔内侵犯，颌骨表面破坏程度较内部严重。

（2）颌骨骨质呈溶骨性破坏。

（3）颌骨无明显膨胀，无骨硬化线形成。

（4）破坏范围较局限，边界较清。

（5）相应软组织肿胀明显。

【鉴别诊断】 边缘性颌骨骨髓炎：边缘性颌骨骨髓炎多由于间隙感染波及颌骨所致，炎症首先达到骨膜，因此骨膜反应是其重要的表现。边缘性骨髓炎很少出现死骨和大范围的骨松质破坏区。

三、颞下颌关节疾病

（一）颞下颌关节紊乱综合征

1. 关节间隙改变　关节间隙改变有两种方式，增宽和变窄。关节间隙不同部位的变化常提示不同的生理或病理状态，在X线影像学上，为方便观测和描述，多将每侧关节间隙分为前间隙、上间隙和后间隙三部分。比如上间隙增宽，前后间隙变窄；后间隙变窄，前上间隙增宽；整个关节间隙均增宽或者变窄；或者左侧关节间隙增宽，右侧关节间隙变窄等。

2. 形态改变　形态与功能是相辅相成的，髁突或者关节凹、关节结节的形态改变，可以导致其功能的相应变化，也可以说是形态决定功能。在临床上常见的如过小的髁突、过大的髁突，低平的关节结节等都属于形态改变，可以导致关节在行使功能时发生不协调，而造成相应的临床症状。双髁突的发生也可以看见。

3. 骨质改变　骨质改变包括骨质的增生和骨质的吸收，有的情况是在骨质吸收的同时又有骨质增生。骨质改变有着不同的程度，根据马绪臣等的研究，骨关节病（炎）可分为4期，从一个动态的角度了解骨质变化情况，认为1～4期均可存在关节盘穿孔，3～4期可有骨赘形成。单纯从影像上看，可以分为以下几种。

（1）骨质增生样改变包括髁突层状增生、颗粒样增生、不规则增生等，也包括关节凹和关节结节骨质的增生改变。

（2）骨质缺损样改变包括凹陷状缺损、V形缺损，甚至不规则缺损改变。

（3）囊样改变可以发生于髁突的任何部位，也可以是几个囊腔同时出现，大小不一。也有研究认为囊样改变可能与髁突的早期骨坏死相关。

4. 关节运动度的改变　平片拍摄时包括静止位和开口位，开口位是照片时要求患者最大张口并保持稳定，获得的图像可以判定髁突的运动度，帮助临床医师了解是否张口受限或者动度过大。

5. 关节盘移位　关节盘属于软组织性的结构，平片无法显示，常常需要进行造影检查，在关节腔内注入对比剂，从而显示出关节盘的影像。目前认为MRI是显示关节盘结构最好的检查方法。

（二）关节强直

【影像学诊断要点】

（1）髁突膨大及关节凹变形，关节面粗糙不平。

（2）关节间隙变窄，局部可无间隙，完全骨性强直者，无关节间隙。

（3）变窄的关节间隙不均匀，间隙可呈波浪状。

（4）大部分强直的髁突与关节凹可出现不同程度的骨密度增高，骨髓腔缩窄，此区域无正常骨小梁排列；邻近的骨质也出现相应的增生改变，可以波及乙状切迹、颧弓甚至颞骨，以及额骨等，喙突继发性伸长。

（5）颌骨畸形：患侧升支变短，下颌角前切迹加深，下颌角膨隆、突出，颏部向患侧偏斜，双侧关节强直者表现为双侧下颌骨发育不足呈"鸟嘴畸形"改变。

（6）健侧关节可正常，或髁突继发轻度畸形，或关节间隙改变。随着时间的变化也可以出现继发性关节强直。

【鉴别诊断】　与关节区骨瘤或关节软骨瘤相鉴别：关节强直者关节区密度增高，髁突与关节凹之间可出现骨性粘连，关节间隙多呈波浪状变窄，患侧升支变短，颏部向患侧偏斜；关节区肿瘤，髁突与关节凹一般不发生骨性粘连，关节间隙多增宽，闭口时，髁突可呈半脱位状态，患侧升支伸长，颏部向健侧偏斜。

（三）髁突骨软骨瘤

【影像学诊断要点】

（1）髁突不规则增生，增生物内可见正常排列的骨小梁，与正常骨骼相延续，边界不清。

（2）关节凹骨皮质可增厚。

（3）关节间隙清晰，可增宽。

（4）闭口时，髁突可呈半脱位状态。

（5）患侧升支伸长，颏部向健侧偏斜。

【鉴别诊断】 与关节区骨瘤相鉴别：骨瘤向外呈长圆形或山丘状骨性隆起，边缘光滑，一般无正常骨小梁样排列。

（四）关节滑膜软骨瘤病

【影像学诊断要点】

（1）关节间隙增宽，其内见一颗或数颗类圆形或不规则致密影。

（2）髁突与关节凹骨皮质粗糙。

（3）髁突多呈半脱位状态。

【鉴别诊断】 需要与颞下颌关节紊乱综合征相鉴别，后者发病率较高，且关节间隙内的钙化颗粒较少，关节间隙增宽程度较轻。

四、颌骨外伤

（一）上颌骨骨折

CBCT或螺旋CT可以很好地显示上颌骨复杂的解剖结构，能整体地观察上、下颌骨的关系以及骨折线的走行和骨折块的移位情况（彩图8）。上颌骨骨折往往会伴上颌窦的积液或者其他鼻旁窦积液，窦腔密度增高，可见到窦腔内液平面。也可以清楚地观察到颅底部的骨折征象。

1. 上颌牙槽突骨折 上颌牙槽突骨折多发于颌骨前部，常是由于外力（如打击、撞击和跌倒）所致，常伴有牙齿损伤（牙折或脱位）及软组织撕裂。牙槽突骨折可以是线性的，也可以是粉碎性的。CBCT表现为不整齐、不规则的低密度线条状影，常伴有牙损伤，粉碎性的牙槽突骨折还可见到游离的碎骨片。

2. 硬腭骨折 硬腭由上颌骨腭突水平部和腭骨水平板组成。两侧同名腭板在中线对接形成腭中缝。上颌骨骨折可并发腭板骨折。硬腭骨折X线平片及头颅CT扫描多显示不清，CBCT能更好地作出诊断，多为腭中缝骨折或腭中缝旁一侧的矢状骨折。

3. 上颌骨壁性骨折 指发生在上颌窦某一壁的骨折。上颌窦前壁骨折较常见，且多为粉碎性。眶底骨折多发于眼外伤所致眶周骨折，也可单独发生。上颌窦内壁即鼻腔外侧壁骨折时，可伴发鼻骨骨折。上颌窦后壁位置深在，单独发生骨折者少见，X

线平片诊断较困难，后壁骨折常伴发蝶骨翼板骨折。

4. 上颌骨缘性骨折 指上颌骨几个边缘骨棱部（即两个骨面相交的棱角，关系到两个骨面问题）发生的骨折，如眶下缘骨折、颧牙槽嵴骨折等。上颌骨的几个边缘骨棱部是骨质相对较厚的部位，是抗力线所在、能够行坚固内固定的部位。

5. 上颌骨合并颧骨、眼眶骨折 现代社会交通事故频发，造成的颌面骨折非常复杂，即使是其他损伤导致的骨折也并不完全按上颌骨骨质薄弱区域折断。外力较强时，上颌骨骨折可同时伴发颧骨、颧弓骨折。眼眶为介于颅骨和面骨之间的骨性组织，四面为眶壁，分别为眶内壁、眶外壁、眶顶和眶底。眼眶由上颌骨、颧骨、蝶骨、额骨、腭骨、泪骨等共同围成。眶底主要由上颌骨的上壁构成，而眶外壁前部由颧骨额突的眶面组成。外伤引起的上颌骨、颧骨复合骨折，常合并眶外壁及眶下壁骨折。

（二）下颌骨骨折

1. 颏部骨折 发生于正中联合处，可有单发骨折、双侧骨折或粉碎性骨折。单发时骨折折块可以移位，也可以无移位；双侧骨折或者粉碎性骨折时，正中折块可向后下移位，两侧骨折块因受舌骨肌群牵拉向中线靠拢。颏部骨折可以伴发髁突骨折。

2. 颏孔区骨折 颏孔区是下颌骨骨折的常见部位。骨折线多为纵行或者斜行，前份骨折断端多向下移位，后份骨折断端多向上前方移位，可见错位。双侧颏孔区发生骨折时，前骨折断端多向后下方移位，双侧后骨折断端向前上方移位。

3. 下颌角骨折 下颌角区域是骨折的好发部位（图14-2-21）。骨折线多斜行向后下方至下颌角区，如骨折线位于咬肌及翼内肌附着范围内，骨折断端可不移位，若骨折线位于咬肌、翼内

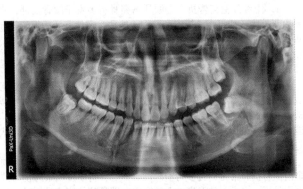

图14-2-21 下颌骨骨折

肌之前，则折块移位方式同颏孔区骨折移位方式相同。

4. **髁突骨折**　一般指发生于乙状切迹水平向后至下颌升支后缘以上的任何部位的骨折，其中髁突颈部易受累。髁突骨折可单侧发生，也可双侧同时发生。根据1999年在荷兰格罗宁根召开的关于髁突骨折的国际共识会议提出的建议，将髁突骨折分为髁头骨折、髁颈骨折和髁突下骨折3种。

（1）髁头骨折：该型骨折发生于髁突头部，折线开始于髁突表面，可能延伸出关节囊。一般为纵行向下的骨折线，可单侧发生，也可双侧同时发生。此型骨折折块常向上移位明显，当病变累及大部分髁突或者整个髁突时，可见下颌升支高度降低。在全景片等平片检查中，线状的髁突骨折因为未见移位或移位不明显，或由于拍摄角度等原因，常常容易被漏诊，通过CBCT检查，能对该型骨折作出较准确的诊断。

（2）髁颈骨折：发生于髁突颈部，折线发生于乙状切迹上方，从矢状位看，一半以上的折线位于A线上方。骨折可单发，也可同时发生于双侧关节。

（3）髁突下骨折：髁突下骨折是指在矢状位时，折线可达下颌孔下方，且大部分折线位于乙状切迹下方，可单发也可双侧同时发生。髁突下骨折一般伴有折块向后倾倒移位。

（三）　颧骨颧弓骨折

华特位是颧骨骨折X线检查的一种检查方法，在显示上颌骨的同时也可以显示颧骨颧弓的影像；颧弓位可较清楚地显示颧弓骨折，但拍摄时需要特殊的体位，对于外伤的患者有时候很难达到理想的效果。CBCT和螺旋CT能更好地显示骨折的类型、骨折块移位的程度，对骨折部位和骨折段移位的诊断具有明显优势（图14-2-22），能较完整地观察骨折形态和骨折线走向。颧骨参与眶外壁、上颌窦的构成，颧骨骨折时可与其相连的上颌骨、额骨、蝶骨和颞骨分离，并常同时伴发上颌骨、眼眶等骨折。通常可将其分为以下4类。

（1）颧骨骨折：颧骨及其邻近骨相接处骨折，但骨折处无明显错位。

（2）颧弓骨折：颧弓由颧骨的颞突与颞骨的颧突相连构成，较细窄，可单独发生骨折，也可与颧骨同时骨折。

（3）颧骨颧弓联合骨折：指颧骨颧弓同时发生骨折。

（4）颧骨合并上颌骨、眼眶等骨折：指颧骨颧弓并上颌骨、眼眶等诸骨联合骨折。颧骨骨折可以单独发生，也可以合并其他相邻的骨的骨折，也可以称为复合型骨折。在观察时一定要仔细，否则容易漏诊。

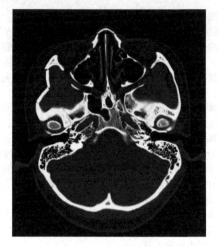

图14-2-22　颧骨颧弓骨折

五、唾液腺疾病

（一）迷走唾液腺
【影像学诊断要点】

（1）发生于下颌骨体内的迷走唾液腺又叫Stafne骨腔，曲面体层平片表现为卵圆形密度降低区，主要位于下颌角前方、下颌神经管与下颌下缘之间，部分病损周缘可见致密骨白线影（图14-2-23）。

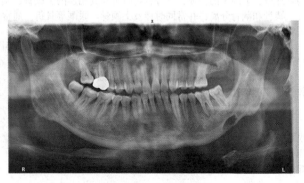

图14-2-23　Stafne骨腔

第十四章　口腔颌面影像科

（2）螺旋CT或CBCT检查可见下颌骨舌侧局部骨质凹陷状缺损，骨皮质不连续，缺损区骨质边缘光滑。

【鉴别诊断】 Stafne骨腔应与下颌骨根尖囊肿相鉴别，前者发生在下颌下缘附近，CT水平位可发现舌侧骨质缺损；根尖囊肿发生在牙区，有病灶牙。

（二）唾液腺结石

【影像学诊断要点】

（1）阳性涎石：用咬合片和CBCT即可查出，显示为单个或多个密度高、卵圆形或条柱状影像，大小可为数毫米至2cm不等，沿导管解剖走行及方向排列，有的可见清晰的层状结构。

（2）阴性涎石：需用对比剂进行检查，在造影片上显示圆形或卵圆形充盈缺损，其远心端导管扩张。若涎石完全阻塞导管，则见导管中断，或其末端呈分叉状。

【鉴别诊断】 唾液腺结石应与下颌下区的钙化淋巴结和静脉石相鉴别，钙化淋巴结多呈不规则的点状聚集且常多发。

（三）唾液腺瘘

对比剂自腺体部外溢为唾液腺瘘，导管系统完整。唾液腺导管瘘分为两种，对比剂自主导管上瘘口外溢，其后方腺体不显影为完全唾液腺导管瘘；若后方腺体部分显影或正常显影，则为不完全性唾液腺导管瘘。

（四）慢性复发性腮腺炎

【影像学诊断要点】

造影显示多数主导管无改变，少数导管继发感染有扩张不齐呈腊肠样改变，末梢导管呈点状、球状、腔状扩张，病变可累及副腺体。

【鉴别诊断】 成人复发性腮腺炎应与舍格伦综合征相鉴别，后者多发于中老年女性，常伴有口干、眼干或其他自身免疫病表现。

（五）慢性阻塞性唾液腺炎

1. **唾液腺造影** 显示为导管系统的扩张不齐，病变从主导管开始扩张变形呈腊肠状，以后逐渐波及叶间、小叶间导管，病变的晚期，腺体的末梢导管可呈不同程度的扩张征象。

2. **CT** 显示腺体增大，密度增高，强化明显。

3. **B超** 显示腺体增大，内部回声不均匀，可探及扩张的主导管呈管道样液性暗区。

（六）唾液腺结核

（1）病变局限于淋巴结内时，在造影片上可见导管移位，腺体内有充盈缺损，似良性肿瘤改变。当病变形成空洞，淋巴结包膜破溃时，在造影片上可见对比剂外溢呈团块状，则如恶性肿瘤所见。

（2）B超显示为边界清楚的低回声区，发生干酪样坏死时，呈界不清楚的液性暗区，病变突破淋巴结包膜时呈边界不清、形态不规则的低回声区。

（七）唾液腺肿瘤

1. CT　良性肿瘤呈圆形或类圆形，边缘光滑，密度均匀，平扫CT值多为30～45HU，增强时可达60HU，肿块邻近组织结构清晰可见；恶性肿瘤表现为形态不规则，界限模糊，内部密度不均匀，邻近组织、周围肌群受累，有时见颞骨岩部或乳突骨质破坏。

2. B超　典型的良性肿瘤表现为圆形或类圆形，边界清楚光滑，内部回声均匀；恶性肿瘤表现呈形态不规则，边界不清楚，内部回声高度不均匀，可见多数簇状强回声或靶状回声或声影。一些具有侵袭性的良性肿瘤和低度恶性肿瘤，B超既有良性肿瘤表现，也有恶性肿瘤表现。

3. 唾液腺造影及平片表现　良性肿瘤多表现为主导管被压移位、拉长或被推成屈曲状，分支导管移位呈抱球状或线束状，主导管或分支导管在肿瘤压迫弯曲处的前后段均可扩张。肿瘤所在部位腺泡充盈缺损区大致呈类圆形，边缘较明显、整齐。下颌骨后缘可被压迫吸收呈边缘整齐的凹陷；压迫侧面则升支或下颌角变薄。恶性肿瘤表现为主导管或分支导管扭曲、排列紊乱，不规则的扩张或变细，主导管或叶间导管可突然中断。肿瘤占位区腺泡不规则充盈缺损，边缘不整齐。对比剂外溢于导管系统或腺体之外，呈单个点状或片状或呈不规则团块状。下颌骨可表现为局部溶骨性破坏，骨膜致密增厚及骨质凹陷性压迫。

（八）舍格伦综合征

【影像学诊断要点】

（1）唾液腺造影：腺体形态正常，排空功能差。唾液腺末梢导管扩张呈点状、球状、腔状，有炎性感染时见主导管扩张呈腊肠样改变，边缘不整齐，呈羽毛状、花边样、葱皮状（图14-2-24）；晚期病变表现为腺体内分支导管数目减少、变细，腺体缩小呈向心性萎缩。腺体内腺小叶受侵融合形成包块，表现为腺泡充盈缺损似肿瘤样占位性改变。

（2）磁共振表现：在MRI上显示腺体增大，T1加权像见腺体中不均匀的低信号点状、球状、腔状区域，T2加权像则为高信号。

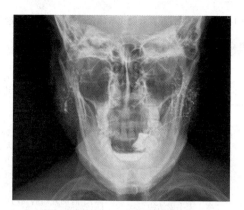

图14-2-24 舍格伦综合征

【鉴别诊断】 舍格伦综合征的唾液腺造影片中部分患者表现为肿块，应与唾液腺肿瘤相鉴别，前者有末梢导管扩张表现。还应与成人复发性腮腺炎相鉴别，两者均有末梢导管扩张或主导管扩张，但成人复发性腮腺炎的主导管扩张边缘整齐，没有呈羽毛状、花边样、葱皮状表现。

（九）唾液腺良性肥大

在唾液腺造影片上腺体形态基本正常，但体积明显增大，排空功能稍差，继发感染患者可伴有主导管及末梢导管扩张。B超显示腺体增大，内部回声增强。

六、颌面部感染

（一）中央性颌骨骨髓炎

【影像学诊断要点】

（1）骨松质腔破坏重：骨小梁溶解破坏，密度降低。

（2）骨皮质破坏较轻：骨皮质变薄、粗糙。

（3）死骨形成。

（4）骨皮质外骨膜反应。

（5）破坏区周围骨质增生硬化。

（6）晚期可出现颌骨变形。

【鉴别诊断】

（1）与边缘性骨髓炎相鉴别：边缘性骨髓炎继发于间隙感染，骨膜反应相对较重，骨松质破坏较轻。

（2）与颌骨恶性肿瘤相鉴别见表14-2-1。

表 14-2-1　中央性颌骨骨髓炎与颌骨恶性肿瘤的鉴别诊断

鉴别要点	中央性颌骨骨髓炎	恶性肿瘤
骨质破坏	正常骨小梁结构消失，或排列紊乱，边界不清，病变多有局限性。急性严重性骨髓炎病变可无局限性，其临床感染症状明显	骨质溶解破坏，正常骨小梁结构消失，边界不清，边缘呈蔓延、侵蚀性改变
死骨	可有死骨形成，死骨形态多样，可成孤立团块状、散在多发线条状等。早期的死骨内可见骨小梁结构，晚期的死骨密度增高，无小梁结构	病变区内可残存未被肿瘤侵蚀的孤立骨块，骨块内多有正常骨小梁结构，密度正常或降低。晚期，残余骨质多被侵蚀，不会出现密度增高骨块游离；有的肿瘤病变内可出现增生的散在瘤骨
骨质增生硬化带	在病变周围可有骨质增生硬化带；急性期，骨质增生硬化带不明显	骨质被肿瘤破坏，一般不出现修复情况，除非继发感染时，才会出现骨质增生硬化带，且多不明显
骨皮质改变	骨皮质粗糙，变薄，甚至不连续，但在骨髓炎后期可出现骨皮质增厚	骨皮质被破坏变薄，不连续
骨膜反应	骨膜反应呈帽状或层状，覆盖在骨皮质外层，厚度不一，密度也可不均匀	骨膜反应形式多样，可呈毛刷状、针刺样、日光放射状，一般不出现层状或帽状骨膜反应；颌骨癌多无骨膜反应，若有，骨膜反应较薄，骨肉瘤骨膜反应较厚；骨膜反应密度比较均匀一致

（二）边缘性颌骨骨髓炎

【影像学诊断要点】

（1）好发于下颌升支区，骨膜反应出现早，程度重。

（2）骨皮质增厚，局部可出现骨皮质由外向内破坏区。

（3）骨松质破坏较轻，病变局限。

（4）很少见到死骨形成。

（5）颌骨变形程度轻。

【鉴别诊断】　应与中央性骨髓炎相鉴别：中央性骨髓炎多继发于根尖感染，骨松质破坏相对较重，骨膜反应较轻。

（三）Garré骨髓炎

【影像学诊断要点】

（1）是一种少见的、非化脓性低毒性骨髓炎，以骨皮质外骨膜增生为主，好发于儿童期。

（2）骨松质内，骨质硬化，骨小梁增粗，密度增高，病变范围边界不清，有时还可见散在小片状局限性骨质溶解破坏区。

（3）骨皮质变薄、粗糙，局部可有不连续。

（4）骨皮质外缘有较厚的骨膜反应，增生的骨膜密度不均匀。

（5）无死骨形成。

【鉴别诊断】

（1）与骨纤维病变相鉴别：Garré骨髓炎病变集中在骨皮质外的骨膜反应，骨松质可有局限破坏，或增生硬化，颌骨局部膨隆。而骨纤维病变主要是骨松质的结构不良，呈低密度、混杂密度或磨砂玻璃样改变，颌骨进行性膨隆。

（2）与朗格汉斯细胞增生症相鉴别：朗格汉斯细胞增生症骨松质内骨质破坏明显，边界清晰，呈穿凿样改变，颌骨内多发或多骨、多系统受累，骨膜反应较轻，抗炎治疗无效。

（四）硬化性颌骨骨髓炎

【影像学诊断要点】 硬化性颌骨骨髓炎可分为局限性和弥漫性两种，其中局限性硬化性颌骨骨髓炎即为致密性骨炎，而弥漫性硬化性颌骨骨髓炎多由于急性感染控制后炎症迁延不愈，或者局限性病灶长期存在导致。

（1）病灶牙根尖区小范围骨质疏松破坏。

（2）病灶牙周围大范围的骨密度增高，骨髓腔缩窄，骨小梁增粗，排列紊乱，与正常骨质边界不清。

（3）骨皮质增厚或无改变。

（4）一般无骨膜反应、无死骨形成。

（5）颌骨形态轻度膨隆或无改变。

【鉴别诊断】 与骨纤维病变相鉴别：硬化性骨髓炎以骨质增生修复为主，骨髓腔缩窄，骨小梁增粗，但骨小梁结构仍可分辨，颌骨膨隆程度一般较轻，骨皮质清晰，正常或增厚；骨纤维病变发病年龄较小，病变主要集中在骨松质区域，可呈低密度、混杂密度或磨砂玻璃样改变，骨皮质与骨松质分界不清，颌骨进行性膨隆。

（五）颌骨放射性骨坏死

【影像学诊断要点】

（1）继发于头面部放射治疗之后；放射性骨坏死可在放射线

照射后数月至数年甚至十余年后才发病。

（2）可以单发，也可对称性或上下颌骨同时发生。

（3）病变边界不清，呈弥散性骨质疏松，可见散在斑点状或虫蚀样骨质破坏区，破坏区之间有时可见正常骨小梁结构。

（4）可出现死骨及骨皮质破坏。

（5）骨质增生硬化少见，一般无骨膜反应。

（6）颌骨可出现病理性骨折，且多发生于下颌骨。

【鉴别诊断】 与肿瘤转移或肿瘤复发相鉴别：后者病情发展迅速，症状较重，可出现神经麻木等症状，并且很少出现死骨，很少双侧颌骨或者上下颌骨同时发生。

（六）颌骨化学性坏死

【影像学诊断要点】

（1）有特殊化学物质接触史（主要是磷、砷、汞等）。

（2）砷毒性坏死：根尖区牙槽骨破坏，周围界限清楚，可有死骨形成。

（3）磷毒性坏死：双侧颌骨同时发生，牙槽突破坏多见，表现为牙槽突增生硬化同时伴有牙槽骨不同程度的吸收。

【鉴别诊断】 与牙周炎相鉴别：磷毒性坏死必须具备磷的密切接触史，牙槽骨吸收程度较同龄阶段普通人群重，同时伴牙槽骨骨质增生硬化。

第三节 影像学检查在根管治疗中的应用

影像学检查可以明确病变，了解根管数目、走行、弯曲情况，测量根管的工作长度，评估根管预备、充填的质量及术后治疗效果。

1. X线检查在根管治疗中的应用 规范的根管治疗全过程应该拍5张以上的根尖片。

（1）术前片：明确病变牙，了解病因、根尖周感染的部位和范围。

（2）初尖片：了解根管的数目、方向、走行、弯曲情况，测量根管的工作长度，当后牙多个根管排列与中心射线的方向一致时，还要加拍偏移方向的照片。

（3）主尖片：评估根管预备的质量，有无方向偏移、形成台阶，是否侧穿。

（4）充填片：评估根管充填的质量，是否充填密实、到达根尖，由于生理性根尖孔可位于牙根侧方，所以根尖孔与根尖止点不一定重合，距根尖止点2mm以内均属恰填，如距离大于2mm即欠填，超出根尖孔即超填。

（5）追踪片：评价根管治疗的效果，判断根尖周病变部位是否有骨质修复，一般2～6个月可见根尖周病变区骨质密度增高。

2. CBCT在根管治疗中的应用 CBCT与传统X线检查相比有以下优势：①清晰显示复杂根管。②明确病变的颊（唇）舌侧位置。③准确测量根管工作长度。④显示复杂根管的变异。

3. 影像学检查诊断根管治疗中的医源性意外 由于根管系统的复杂多变，临床医师在进行根管治疗之前，应该对根管解剖有详细的了解，否则可能出现一些医源性意外。影像学检查（X线和CBCT）可以帮助发现下列根管治疗中所出现的医源性意外：根管预备时方向偏移形成台阶和欠填、髓室底穿、侧穿、超填、漏填、器械分离等。

第四节 口腔种植影像学

口腔种植离不开影像学的支撑，常规检查有牙片、全景片及近年来在种植中应用越来越广泛的CBCT检查。

（一）前牙区种植影像学评价

前牙缺失后，仅仅通过口腔的检查或者二维图片的检查很难了解前牙区牙槽骨的真实情况，所以前牙区种植前应该做好足够和必要的检查，做好术前评估。

前牙区种植可以分为骨量足够和骨量不足两种，当骨量足以容纳欲植入的种植体的体积时，种植过程中几乎没有任何困难和风险存在。相反，当骨量不足甚至严重不足时，种植手术就会变得相对复杂，需要GBR或者移植骨才能完成。

1. 前牙区牙槽骨的形态表现 细长形、弯曲形、短形、直线形、三角形、骨质缺损或其他形状。

2. 前牙区CBCT骨量判断

（1）牙槽骨的密度：高密度、中密度、低密度、骨质疏松。

（2）前牙区骨量是否足够。

3. 前牙区的神经与血管 鼻腭管位于上中切牙后方，几乎呈垂直方向，所以在牙片上只能显示隐隐约约的卵圆形的稍低密度影，但往往不能清楚辨认；在全景片上也无法清楚地显示鼻腭管的结构。但对于前牙区的种植来说，鼻腭管是一个不得不考虑的重要结构。CBCT可以清楚地显示鼻腭管的形状、大小与位置；水平位常常显示为类心形结构。鼻腭管是一个不规则的管道样结构，有的人鼻腭管较细，有的人则很粗大，也可以见到2个鼻腭管或者是分支改变。由于鼻腭管是发育性结构，也可以发生鼻腭管囊肿。在种植时要考虑到该结构的变异。

以前我们的认识是前牙区没有大的血管和神经，所以认为前牙区是一个安全的种植部位。CBCT的出现和应用，发现前牙区实际上有一个非常复杂的血管网系统，存在很多的血管和神经，甚至非常粗大。有些管道会有出口，现在称为下颌正中管和下颌舌侧管，开口于舌侧，但不止一个开口，往往有多个开口，其位置高低不一，形状也各不相同。

（二）上颌后牙区种植影像学评价

1. 上颌窦形态CBCT影像 上颌窦是位于上颌骨体内一个形状不规则的锥体形的腔隙，可分为尖、基底部和前、后、上、下壁，窦腔大小不等，左、右两侧常不对称或大小不等。

在CBCT图像上，可以从冠状面、矢状面、轴面以及三维重建出来的图像上多角度多层面地观察和比较上颌窦的形态。上颌窦的下壁与上颌后牙紧邻，通常覆盖了上颌第一前磨牙到第三磨牙区域，甚至前界可达中切牙。

2. 与上颌窦相关的组织结构影像学评价　牙槽骨高度、牙槽骨嵴宽度、上颌窦内壁长度、上颌窦宽度、上颌窦分隔、骨壁厚度、上颌窦底线、骨壁的血管、上颌窦黏膜、相邻牙根尖位置及病变情况。

3. 上颌窦异常状况的种植评价　随着CBCT的应用，医师们已经开始重视上颌窦的状况，对其进行术前或者术后检查成为常规。

（1）上颌窦黏液囊肿：常常表现为上颌窦内半球样的改变，可发生于任何位置，可以双侧同时出现，也可以出现数量及大小不等的情况。

（2）上颌窦黏膜增厚：表现为上颌窦内均匀或者不均匀的软组织增厚改变。

（3）上颌窦积液：常常表现为有液平面，但经过拔牙或者根管治疗的病例，表现为厚的黏膜，有的层面还可以见到积液的痕迹。上颌窦术前没有积液征象，术后出现积液征常常是种植术后发生了病理改变，出现了上颌窦积液的征象。

（三）下颌骨种植影像学评价

下颌神经管包含神经血管，临床称为下牙槽神经管，其位置和走向一直是下颌骨种植的关注重点，对于神经管的评价还存在一定的误差或者争议。曲面体层片可以显示下颌神经管的形状及位置和缺牙区的相关关系，但是其影像的失真往往会困扰临床医师。CBCT可以观察下颌神经管在下颌骨颊舌向的位置，并能够清楚地显示下颌神经管在下颌骨中的实际位置和走行，同时可以较准确测量牙槽骨顶端与下颌神经管的距离。

（任家银　刘媛媛　游　梦）

第十四章　口腔颌面影像科

参考文献

[1] 白璇，袁鹤，李继遥. 对使用双膦酸盐患者进行规范化口腔治疗的研究进展 [J]. 中华口腔医学杂志,2020,55（10）: 6.

[2] 陈谦明. 口腔黏膜病学 [M]. 5版. 北京：人民卫生出版社,2020.

[3] 冯希平. 口腔预防医学 [M]. 7版. 北京：人民卫生出版社,2020.

[4] 高岩. 口腔组织病理学 [M]. 8版. 北京：人民卫生出版社,2020.

[5] 葛立宏. 儿童口腔医学 [M]. 5版. 北京：人民卫生出版社,2020.

[6] 宫苹. 口腔种植学 [M]. 北京：人民卫生出版社,2020.

[7] 龚怡. 牙外伤 [M]. 2版. 北京：人民卫生出版社,2017.

[8] 郭淑娟，刘倩，丁一. 牙周病和植体周病国际新分类简介 [J]. 国际口腔医学杂志,2019,46（2）: 125-134.

[9] 胡开进. 牙及牙槽外科学 [M]. 北京：人民卫生出版社,2016.

[10] 华成舸. 上牙槽后神经阻滞麻醉相关问题探讨 [J]. 国际口腔医学杂志,2019,46（05）: 497-502.

[11] 华成舸. 微创拔牙的刚体力学分析 [J]. 华西口腔医学杂志,2017,35（02）: 119-123.

[12] 黄定明，谭学莲，张岚，等. 根管治疗工作长度确定之惑及解决之道 [J]. 华西口腔医学杂志,2016,34（2）: 109-114.

[13] 金玥，陈斌，泥艳红，等. 牙周来源的牙周牙髓联合病变和牙周牙髓共存病变患牙牙周治疗时机的系统评价 [J]. 华西口腔医学杂志,2018,36（2）: 167-173.

[14] 李秀芬，刘畅，刘济远，等. 硬腭前份神经支配增龄性变化的临床研究 [J]. 华西口腔医学杂志,2021,39（02）: 170-174.

[15] 李祖兵. 口腔颌面创伤外科学 [M]. 2版. 北京：人民卫生出版社,2023.

[16] 林久祥. 口腔正畸学 [M]. 2版. 北京：人民卫生出版社,2022.

[17] 刘济远，刘畅，潘剑，等. 远中三角瓣在下颌阻生第三磨牙拔除术中的应用 [J]. 华西口腔医学杂志,2021,39（5）:

598-604.

[18] 孟焕新. 牙周病学 [M]. 5版. 北京：人民卫生出版社，2020.

[19] 潘剑，王杞章，刘济远. 双膦酸盐相关性颌骨坏死 [J]. 华西口腔医学杂志，2017，35（1）：8.

[20] 彭彬. 牙髓病学 [M]. 2版. 北京：人民卫生出版社，2019.

[21] 邱蔚六. 口腔医学人文 [M]. 北京：人民卫生出版社，2020.

[22] 史宗道，华成舸，李春洁. 循证口腔医学 [M]. 3版. 北京：人民卫生出版社，2020.

[23] 万学红，卢雪峰. 诊断学 [M]. 9版. 北京：人民卫生出版社，2018.

[24] 王传林，刘斯，邵祝军，等. 外伤后破伤风疫苗和被动免疫制剂使用指南 [J]. 中华流行病学杂志，2020，41（2）：167-172.

[25] 王家良. 临床流行病学－临床科研设计、测量与评价 [M]. 4版. 上海：上海科学技术出版社，2014.

[26] 王美青. k学 [M]. 8版. 北京：人民卫生出版社，2020.

[27] 王晓娟. 口腔临床药物学 [M]. 5版. 北京：人民卫生出版社，2020.

[28] 魏习，胡波，彭海洋，等. 血液透析患者龋病和牙周健康状况的系统评价 [J]. 华西口腔医学杂志，2017，35（2）：155-161.

[29] 殷文武，王传林，陈秋兰，等. 狂犬病暴露预防处置专家共识 [J]. 中华预防医学杂志，2019，53（7）：668-679.

[30] 张成，刘斯，孙玉佳，等. 世界卫生组织破伤风立场文件解读与动物致伤后破伤风的预防 [J]. 中国急救复苏与灾害医学杂志，2018，13（11）：1051-1055.

[31] 张大明，周斌，张善义，等. 头颈部严重木竹异物外伤的诊治经验 [J]. 口腔疾病防治，2018，25（12）：761-766.

[32] 张志愿. 口腔颌面外科学 [M]. 8版. 北京：人民卫生出版社，2020.

[33] 张祖燕. 口腔颌面医学影像诊断学 [M]. 7版. 北京：人民卫生出版社，2020.

[34] 赵吉宏. 现代牙槽外科新技术 [M]. 北京：人民卫生出版社，2015.

[35] 赵铱民. 口腔修复学 [M]. 8版. 北京：人民卫生出版社，2020.

[36] 赵志河. 口腔正畸学 [M]. 7版. 北京：人民卫生出版社，

参考文献

2020.

［37］中国疾病预防控制中心. 狂犬病预防控制技术指南（2016版）.

［38］中华口腔医学会口腔黏膜病学专业委员会, 中华口腔医学会中西医结合专业委员会. 口腔扁平苔藓诊疗指南（修订版）［J］. 中华口腔医学杂志, 2022, 57（02）: 115-121.

［39］周文梅, 黄国伟, 李婧. 口腔颌面部异物56例临床治疗分析［J］. 浙江创伤外科, 2014, 19（3）: 2.

［40］周学东. 牙体牙髓病学（第5版）［M］. 北京: 人民卫生出版社, 2020.

［41］Beth-Tasdogan N H, Mayer B, Hussein H, et al. Interventions for managing medication-related osteonecrosis of the jaw［J］. The Cochrane database of systematic reviews, 2017, 10（10）: Cd012432.

［42］Caton J G, Armitage G, Berglundh T, et al. A new classification scheme for periodontal and peri-implant diseases and conditions-Introduction and key changes from the 1999 classification［J］. Journal of clinical periodontology, 2018, 45 Suppl 20: s1-s8.

［43］Coulthard P, Bailey E, Esposito M, et al. Surgical techniques for the removal of mandibular wisdom teeth［J］. The Cochrane database of systematic reviews, 2014,（7）: Cd004345.

［44］Dahiya P, Kamal R, Sharma V, et al. "Hepatitis" -Prevention and management in dental practice［J］. Journal of education and health promotion, 2015, 19; 4: 33.

［45］Ghaeminia H, Nienhuijs M E, Toedtling V, et al. Surgical removal versus retention for the management of asymptomatic disease-free impacted wisdom teeth［J］. The Cochrane database of systematic reviews, 2020, 5（5）: Cd003879.

［46］James R. Hupp, Edward Ellis III, Myron R. Tucker. Contemporary Oral and Maxillofacial Surgery（6th edtion）［M］. 2014.

［47］Kumbargere Nagraj S, Prashanti E, Aggarwal H, et al. Interventions for treating post-extraction bleeding［J］. The Cochrane database of systematic reviews, 2018, 3（3）: Cd011930.

［48］Liu C, Cahill J D. Epidemiology of rabies and current US vaccine guidelines［J］. Rhode Island Medical Journal, 2020, 103（6）: 51-53.

参考文献

[49] Liu J, Li X, Ma L. A Hypothesis and Pilot Study of Age-Related Sensory Innervation of the Hard Palate: Sensory Disorder After Nasopalatine Nerve Division [J]. Med Sci Monit. 2017, 23: 528-534.

[50] Lodi G, Azzi L, Varoni E M, et al. Antibiotics to prevent complications following tooth extractions [J]. The Cochrane database of systematic reviews, 2021, 2 (2): Cd003811.

[51] Louis H. Berman, Kenneth M. Hargreaves. Cohens Pathways of the Pulp (12th Edtion) [M]. 2020.

[52] Qu T, Lai Y, Luo Y, et al. Prognosis of Second Molars with External Root Resorption Caused by Adjacent Embedded Third Molars [J]. J Endod. 2022, 48 (9): 1113-1120

[53] Rollason V, Laverrière A, Macdonald L C, et al. Interventions for treating bisphosphonate-related osteonecrosis of the jaw (BRONJ) [J]. The Cochrane database of systematic reviews, 2016, 2 (2): Cd008455.

[54] Ruggiero S L, Dodson T B, Aghaloo T, et al. American Association of Oral and Maxillofacial Surgeons' Position Paper on Medication-Related Osteonecrosis of the Jaws-2022 Update [J]. Journal of oral and maxillofacial surgery: official journal of the American Association of Oral and Maxillofacial Surgeons, 2022, 80 (5): 920-43.

[55] Ruggiero S L, Dodson T B, Fantasia J, et al. Medication-related osteonecrosis of the jaw-2014 update [J]. Journal of Oral & Maxillofacial Surgery, 2014, 72 (10): 1938-1956.

[56] World Health Organization. Rabies vaccines: WHO position paper, April 2018-Recommendations [J]. Vaccine, 2018, 36 (37): 5500-5503.

参考文献

彩色插图

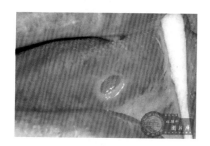

彩图1　创伤性溃疡

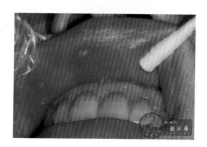

彩图2　复发性口腔溃疡

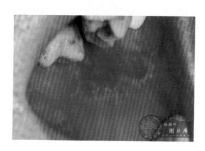

彩图3　口腔扁平苔藓

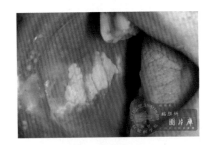

彩图4　口腔白斑病

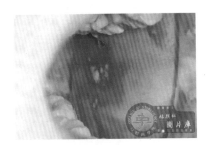

彩图5　单纯疱疹

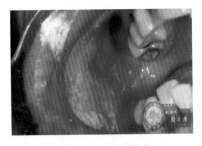

彩图6　口腔念珠菌病

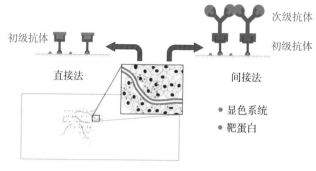

初级抗体

次级抗体

初级抗体

直接法

间接法

- 显色系统
- 靶蛋白

彩图7　免疫组织化学原理图

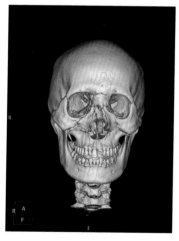

彩图8　上颌骨骨折

ISBN 978-7-5679-2264-8

定价: 58.00元